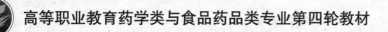
高等职业教育药学类与食品药品类专业第四轮教材

中药学 第④版

（供中药学专业用）

U0232705

主　编　方文清　黄丽平

副主编　崔立勋　秦建设　史国玉　李跃军　吕建军

编　者　（以姓氏笔画为序）

王惠颖（福建生物工程职业技术学院）　　方文清（福建生物工程职业技术学院）

丑　安（长沙卫生职业学院）　　　　　　冉海霞（遵义医药高等专科学校）

史　洁（北京卫生职业学院）　　　　　　史国玉（山东医学高等专科学校）

吕建军（山西药科职业学院）　　　　　　闫　萍（山东药品食品职业学院）

李姝梅（红河卫生职业学院）　　　　　　李跃军（益阳医学高等专科学校）

郑慧芝（湖南食品药品职业学院）　　　　秦建设（重庆三峡医药高等专科学校）

黄丽平（安徽中医药高等专科学校）　　　崔立勋（黑龙江生物科技职业学院）

中国健康传媒集团
中国医药科技出版社

内容提要

本教材是"高等职业教育药学类与食品药品类专业第四轮教材"之一，根据本课程教学大纲的基本要求和课程特点编写而成，内容上涵盖了中药的起源和发展、中药的产地与采集、中药的炮制、中药的性能、中药的应用以及具体药物的性能特点、分类、功效、适应证、配伍应用、使用注意等知识。本教材编写将"价值塑造、知识传授、能力培养"三者融为一体，突出高等职业教育技能培养的特点，强调了知识的基础性、综合性、实用性和趣味性，增加了课程的人文性、时代性、引领性和开放性。本教材为书网融合教材，配套有视频、PPT、题库、知识点体系等数字资源，使教学资源更多样化、立体化。

本教材供高职高专中药学专业使用。

图书在版编目（CIP）数据

中药学/方文清，黄丽平主编 . —4 版 . —北京：中国医药科技出版社，2021.7

高等职业教育药学类与食品药品类专业第四轮教材

ISBN 978 - 7 - 5214 - 2542 - 0

Ⅰ. ①中⋯　Ⅱ. ①方⋯ ②黄⋯　Ⅲ. ①中药学 - 高等职业教育 - 教材　Ⅳ. ①R28

中国版本图书馆 CIP 数据核字（2021）第 146914 号

美术编辑　陈君杞

版式设计　友全图文

出版　**中国健康传媒集团** | 中国医药科技出版社

地址　北京市海淀区文慧园北路甲 22 号

邮编　100082

电话　发行：010 - 62227427　邮购：010 - 62236938

网址　www. cmstp. com

规格　889 × 1194mm $^1/_{16}$

印张　17 $^1/_4$

字数　471 千字

初版　2008 年 1 月第 1 版

版次　2021 年 7 月第 4 版

印次　2024 年 1 月第 4 次印刷

印刷　三河市万龙印装有限公司

经销　全国各地新华书店

书号　ISBN 978 - 7 - 5214 - 2542 - 0

定价　**48.00 元**

获取新书信息、投稿、为图书纠错，请扫码联系我们。

出 版 说 明

　　"全国高职高专院校药学类与食品药品类专业'十三五'规划教材"于2017年初由中国医药科技出版社出版，是针对全国高等职业教育药学类、食品药品类专业教学需求和人才培养目标要求而编写的第三轮教材，自出版以来得到了广大教师和学生的好评。为了贯彻党的十九大精神，落实国务院《国家职业教育改革实施方案》，将"落实立德树人根本任务，发展素质教育"的战略部署要求贯穿教材编写全过程，中国医药科技出版社在院校调研的基础上，广泛征求各有关院校及专家的意见，于2020年9月正式启动第四轮教材的修订编写工作。在教育部、国家药品监督管理局的领导和指导下，在本套教材建设指导委员会专家的指导和顶层设计下，依据教育部《职业教育专业目录（2021年）》要求，中国医药科技出版社组织全国高职高专院校及相关单位和企业具有丰富教学与实践经验的专家、教师进行了精心编撰。

　　本套教材共计66种，全部配套"医药大学堂"在线学习平台，主要供高职高专院校药学类、药品与医疗器械类、食品类及相关专业（即药学、中药学、中药制药、中药材生产与加工、制药设备应用技术、药品生产技术、化学制药、药品质量与安全、药品经营与管理、生物制药专业等）师生教学使用，也可供医药卫生行业从业人员继续教育和培训使用。

　　本套教材定位清晰，特点鲜明，主要体现在如下几个方面。

　　1. 落实立德树人，体现课程思政

　　教材内容将价值塑造、知识传授和能力培养三者融为一体，在教材专业内容中渗透我国药学事业人才必备的职业素养要求，潜移默化，让学生能够在学习知识同时养成优秀的职业素养。进一步优化"实例分析/岗位情景模拟"内容，同时保持"学习引导""知识链接""目标检测"或"思考题"模块的先进性，体现课程思政。

　　2. 坚持职教精神，明确教材定位

　　坚持现代职教改革方向，体现高职教育特点，根据《高等职业学校专业教学标准》要求，以岗位需求为目标，以就业为导向，以能力培养为核心，培养满足岗位需求、教学需求和社会需求的高素质技能型人才，做到科学规划、有序衔接、准确定位。

　　3. 体现行业发展，更新教材内容

　　紧密结合《中国药典》（2020年版）和我国《药品管理法》（2019年修订）、《疫苗管理法》（2019年）、《药品生产监督管理办法》（2020年版）、《药品注册管理办法》（2020年版）以及现行相关法规与标准，根据行业发展要求调整结构、更新内容。构建教材内容紧密结合当前国家药品监督管理法规、标准要求，体现全国卫生类（药学）专业技术资格考试、国家执业药师职业资格考试的有关新精神、新动向和新要求，保证教育教学适应医药卫生事业发展要求。

4.体现工学结合，强化技能培养

专业核心课程吸纳具有丰富经验的医疗机构、药品监管部门、药品生产企业、经营企业人员参与编写，保证教材内容能体现行业的新技术、新方法，体现岗位用人的素质要求，与岗位紧密衔接。

5.建设立体教材，丰富教学资源

搭建与教材配套的"医药大学堂"（包括数字教材、教学课件、图片、视频、动画及习题库等），丰富多样化、立体化教学资源，并提升教学手段，促进师生互动，满足教学管理需要，为提高教育教学水平和质量提供支撑。

6.体现教材创新，鼓励活页教材

新型活页式、工作手册式教材全流程体现产教融合、校企合作，实现理论知识与企业岗位标准、技能要求的高度融合，为培养技术技能型人才提供支撑。本套教材部分建设为活页式、工作手册式教材。

编写出版本套高质量教材，得到了全国药品职业教育教学指导委员会和全国卫生职业教育教学指导委员会有关专家以及全国各相关院校领导与编者的大力支持，在此一并表示衷心感谢。出版发行本套教材，希望得到广大师生的欢迎，对促进我国高等职业教育药学类与食品药品类相关专业教学改革和人才培养作出积极贡献。希望广大师生在教学中积极使用本套教材并提出宝贵意见，以便修订完善，共同打造精品教材。

姚腊初（益阳医学高等专科学校）

贾　强（山东药品食品职业学院）

葛淑兰（山东医学高等专科学校）

韩忠培（浙江医药高等专科学校）

覃晓龙（遵义医药高等专科学校）

委　　员（以姓氏笔画为序）

王庭之（江苏医药职业学院）

牛红军（天津现代职业技术学院）

兰作平（重庆医药高等专科学校）

司　毅（山东医学高等专科学校）

刘林凤（山西药科职业学院）

李　明（济南护理职业学院）

李　媛（江苏食品药品职业技术学院）

李小山（重庆三峡医药高等专科学校）

吴海侠（广东食品药品职业学院）

何　雄（浙江医药高等专科学校）

何文胜（福建生物工程职业技术学院）

沈必成（楚雄医药高等专科学校）

张　虹（长春医学高等专科学校）

张春强（长沙卫生职业学院）

张奎升（山东药品食品职业学院）

张炳盛（山东中医药高等专科学校）

罗　翀（湖南食品药品职业学院）

赵宝林（安徽中医药高等专科学校）

郝晶晶（北京卫生职业学院）

徐贤淑（辽宁医药职业学院）

高立霞（山东医药技师学院）

郭家林（遵义医药高等专科学校）

康　伟（天津生物工程职业技术学院）

梁春贤（广西卫生职业技术学院）

景文莉（天津医学高等专科学校）

傅学红（益阳医学高等专科学校）

评审委员会

数字化教材编委会

主　编　方文清　黄丽平

副主编　崔立勋　秦建设　史国玉　吕建军　王惠颖

编　者　(以姓氏笔画为序)

王惠颖（福建生物工程职业技术学院）

方文清（福建生物工程职业技术学院）

丑　安（长沙卫生职业学院）

冉海霞（遵义医药高等专科学校）

史　洁（北京卫生职业学院）

史国玉（山东医学高等专科学校）

吕建军（山西药科职业学院）

闫　萍（山东药品食品职业学院）

李姝梅（红河卫生职业学院）

郑慧芝（湖南食品药品职业学院）

秦建设（重庆三峡医药高等专科学校）

黄丽平（安徽中医药高等专科学校）

崔立勋（黑龙江生物科技职业学院）

本教材是"高等职业教育药学类与食品药品类专业第四轮教材"之一。本教材的修订适应现代职教改革需要，依据《高等职业学校专业教学标准》要求，针对高中起点的三年制高职生和初中起点的五年制高职生，设定培养目标为中药生产、经营和临床应用一线岗位的高级工。

中药学是专业基础课，其教学目的是使学生掌握中药行业高级工必备的中药基本知识，并培养学生运用中药知识开展健康服务的基本技能，培养学生自学中医药知识的基本能力。

全教材分总论、各论两部分。总论分为五章，较系统地介绍了中药的起源与发展、中药的产地与采集、中药的炮制、中药的性能、中药的应用等基本理论知识。各论为第六章至第二十六章，共收载常用中药 423 味，其中要求掌握 137 味，熟悉 96 味，了解 73 味，自学 117 味。每章开头设置"学习引导"和"学习目标"模块，首先按照含义、性能特点、分类、适应证、配伍应用、使用注意逐项叙述，然后对具体药物按照来源、处方用名、性味归经、功效应用、性能特点、用量用法、使用注意等项目进行阐述。每章设置"即学即练""实例分析""知识链接""目标检测"等模块。对自学药物以列表的形式作了简要的介绍，以满足部分学生的知识需求。本教材提炼中药学知识体系中蕴含的思想价值和精神内涵，体现课程思政，紧跟行业发展。教材同步配套视频、课件、练习题库等数字化教学资源，为提高教学质量提供有力支撑。

本书由来自全国 10 余所高职院校一线教师编写而成：黄丽平负责编写总论第一、二、三章，方文清负责编写总论第四、五章与解表药，李跃军负责编写清热药，史国玉负责编写活血化瘀药，秦建设负责编写化痰止咳平喘药，吕建军负责编写平肝息风药与开窍药，崔立勋负责编写补益药，王惠颖负责编写泻下药与解毒杀虫燥湿止痒药，丑安负责编写化湿药与拔毒化腐生肌药，冉海霞负责编写利水渗湿药与驱虫药，闫萍负责编写温里药与涌吐药，史洁负责编写理气药与祛风湿药，郑慧芝负责编写安神药与消食药，李姝梅负责编写收涩药与止血药。

本书在编写过程中，得到了福建生物工程职业技术学院、安徽中医药高等专科学校、山东医学高等专科学校等多所院校编委老师的大力支持。在此一并表示感谢！

由于编者水平所限，书中如有不妥之处，恳请专家、学者以及广大读者提出宝贵意见，以便再次修订时一并改正。

编　者
2021 年 4 月

目录
CONTENTS

第一篇
总　论

第一章

中药的起源和中药学的发展

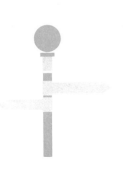

中药学是专门研究中药基本理论和各种中药的来源、采制、性能、功效、临床应用等知识的一门学科，是中药学、中医学等专业的专业基础课程。如何学好中药学这门课程？让我们从了解中药的起源和中药学的发展开始吧！

本单元主要介绍中药的起源、中药学的发展历程以及每个历史阶段的主要成就。

学习目标

知识要求

1. **掌握** 中药、中药学的概念；《神农本草经》《本草经集注》《新修本草》《证类本草》《本草纲目》《本草纲目拾遗》的成书年代、作者、载药数及主要贡献。

2. **熟悉** 中药的起源和中药学的发展。

3. **了解** 现代本草学的成就。

中药是指在中医药理论指导下认识和应用的药物，也是人们对我国传统药物的总称。中药以中医药理论为基础，具有独特的理论体系和应用形式，充分反映了我国历史、哲学、文化、自然资源等方面的若干特点。由于中药来源以植物类药材居多，故古代习惯称其为"本草"。历代本草类的典籍和文献资料十分丰富，且很多都较完整地保存和流传下来了，成为中华民族优秀文化宝库中的一个重要内容。直至近代，西方医药学在我国传播，国人将西方医药称为"西医"、"西药"，将祖国传统医药称为"中医"、"中药"，本草学逐渐改称为"中药学"，以示区分两类不同的医药体系。

中药学是专门研究中药基本理论和各种中药的来源、采制、性能、功效、临床应用等知识的一门学科，是中医药学的一个重要组成部分，也是中医药从业人员必备的专业知识。

第一节 中药的起源

PPT

中药的发现和应用，与人类的社会发展同步，历史悠久。远古时期到先秦时期是中药的起源阶段。人类对药物的认识，最初是与觅食活动紧密相连的。在原始社会，我们的祖先通过采食植物和狩猎，逐渐了解这些植物和动物，有的可以充饥果腹，有的可以减缓病痛，有的则会引起中毒，甚至造成死亡。汉代《淮南子》记载："神家尝百草之滋味，水泉之甘苦，令民知所避就，当此之时，一日而遇七十毒。"生动形象地反映了人们认识药物的艰难过程。古人经过无数次的试验、观察，逐渐获得分辨食物、药物和毒物的知识，进而有意识地加以利用，形成了最初的药学知识。

据医史学家的研究，原始社会人类用以充饥的食物大多是植物类，因此最先发现的药物也是植物药。随着生产力的发展，农耕技术、动物驯养技术、渔猎技术逐渐进步，人们对药物和食物的认识不断提高，随之对植物药和动物药的认识也逐渐深化。原始社会晚期，随着采石、开矿和冶炼的兴起，又相继发现了矿物药。在这一时期，人们从野果与谷物自然发酵的启示中，逐步掌握了酒的酿造技术。至殷商时期，酿酒业已十分兴盛。因酒具有温通血脉，行药势和可作为溶媒等多方面的作用，故古人将酒誉为"百药之长"。

随着文字的出现，药物知识也有了文字记载。文物考古表明，在数千年前的钟鼎文中，已有"药"字。《说文解字》将其训释为："治病草，从草，乐声。"明确指出了"药"即治病之物，并以"草"说明（植物）类居多的客观事实。西周时期宫廷已设有"医师"一职，"掌医之政令，聚毒药以供医事"。《诗经》中记载的植物和动物共 300 多种，其中不少是后世本草著作中收载的药物。《山海经》是一部包含古代地理学、方物志等内容的著作，其中载有 120 余种药物，并明确记述了它们的医疗用途。《万物》是 1977 年安徽阜阳出土汉简的一部分，其编撰年代约在春秋战国时期，所载药物 70 余种，各药所治疾病的记载较《山海经》更为进步，并有复方治疗的记载。这一时期，《黄帝内经》也已出现。该书对中药的四气五味、归经、升降、用药宜忌等理论都有论述，为中医药的发展提供了理论依据。20世纪 70 年代初出土的帛书《五十二病方》载方药约 300 个，涉及药物 247 种，对炮制、制剂、用法、禁忌等均有记述，说明中药的复方应用具有十分悠久的历史。

PPT

第二节　中药学的发展

一、秦汉时期 ⓔ 微课1

秦汉之际，随着科学文化的进步，国内外交通的发展，人们对药物的知识日益丰富。西汉时期已有药学专著出现，如《史记·扁鹊仓公列传》记载名医公孙阳庆曾传其弟子淳于意《药论》一书。从《汉书》中的有关记载可知，西汉晚期不仅已用"本草"一词指称药物学及药学专著，而且拥有一批通晓本草的学者。汉代张骞出使西域，开辟了丝绸之路，通过境内外的交流，西域的红花、大蒜、胡麻、越南的薏苡仁等相继传入我国；边远地区的麝香、羚羊角、琥珀、龙眼等药源源不断地进入内地，都在不同程度上促进了本草学的发展。

现存最早的药学专著《神农本草经》（简称《本经》）就是此期的代表作。该书虽托"神农"之名，实则并非出于一人之手，而是古代劳动人民长期用药经验和集体智慧的结晶，其成书年代大约在东汉末年（约公元 2 世纪），原书早佚，目前的各种版本，均系明清以来学者考订、整理、辑复而成。它的主要贡献包括：①系统地总结了汉以前的药学成就，对后世本草学的发展具有十分深远的影响，成为我国医药学经典著作之一。②初步奠定了中药理论的基础——其"序例"部分，言简意赅地总结了药物的四气五味、有毒无毒、配伍法度、服药方法、剂型选择等基本原则。③各论载药 365 种，按药物有毒无毒、养身延年与祛邪治病的不同，分为上、中、下三品，即后世所称的"三品分类法"。每药之下，依次介绍正名、性味、主治功用、生长环境，部分药物之后还有别名、产地等内容。所记各药功用大多朴实有验，历用不衰，如黄连治痢，阿胶止血，人参补虚，乌头止痛，半夏止呕，茵陈退黄……

《本经》为研究秦汉以至战国时期医药的情况，留下了宝贵的资料，对后世本草学的发展具有十分深远的影响。

 知识链接

　　古代很多神农像都有"头生牛角、口尝药草"的特征，正是突显神农对我国农业与医药的贡献。"神农尝百草，一日遇七十二毒"，强调的是一种勇于实践、勇于探索的精神。吃苦耐劳、自强不息、舍己救人更是中华民族的优秀品质。从某种程度上说，一部《神农本草经》，就是一部华夏民族的奋斗成长史。岐黄有术，本草无疆。中医药的种子已经撒向世界，中医药之花已经开遍全球。

二、魏晋南北朝时期 微课2

　　魏晋南北朝时代，医药学术有了新的发展，但由于战乱，"文籍焚靡，千不遗一"，后人对这一时期本草学的了解还很不全面。但是，此间留下的本草书目仍有近百种之多。重要的本草著作，除《吴普本草》《李当之药录》《名医别录》《徐之才药对》外，首推梁·陶弘景所辑《本草经集注》，该书约完成于南北朝梁代（约公元 500 年），原书已佚，仅存残卷。

　　《本草经集注》的序例部分，首先回顾本草学的发展概况，接着对《本经》序例条文逐一加以注释，具有较高的学术水平。针对当时药材伪劣品种较多的状况，补充了大量采收、鉴别、炮制、制剂及合理配方取量方面的理论和操作原则，还增列了"诸病通用药"、"解百毒及金石等毒例"、"服药食忌例"等，大大丰富了药学总论的内容。各论部分，首创按药物自然属性分类的方法，将所载 730 种药物分为玉石、草木、虫兽、果、菜、米食及有名未用七类。该书较全面系统地搜集、整理了古代药物学的各种知识，标志着综合本草模式的初步确立。其对本草学的主要贡献有：①对《本经》进行了整理和纠错。②首创药物自然属性分类法，各类中又结合三品分类安排药物顺序。③反映了魏晋南北朝时期的主要药学成就。

　　南北朝刘宋时期雷敩著《雷公炮炙论》，该书收录了 300 种药物的炮制方法，叙述药物通过适宜的炮制，可以提高药效，减轻毒性或烈性。该书是我国第一部炮制专著。

三、隋唐五代时期

　　隋唐时期，我国南北统一，经济文化日渐繁荣，交通、外贸更加发达，医药学也有较大发展。从海外输入的药材品种亦有所增加，丰富了我国药学宝库，各地使用的药物总数已达千种。但由于长期分裂、战乱等多种原因造成药物品种及名称混乱，加之《本草经集注》在一百多年来的传抄中出现了不少错误，因此对本草学进行一次大规模的整理，已是本草学发展的必然。唐显庆四年（公元 659 年），朝廷颁行了由李勣、苏敬等主持编纂的《新修本草》（又称《唐本草》）。全书共 54 卷，收载药物 844 种（一说 850 种）。该书的主要贡献有：①增加了药物图谱，这种图文对照的方法，开创了世界药学著作的先例，从而保证了其科学性和先进水平。②反映了唐代药学的高度成就。③是我国历史上第一部药典性（官修）本草。④开创了药典的先河，比公元 1542 年欧洲《纽伦堡药典》早出 800 多年。该书依靠国家的行政力量和充分的人力、物力，全书卷帙浩博，内容丰富，图文并茂，形式和内容都有很大的创新，具有较高的学术水平和科学价值。当时名医孙思邈在他的名著《千金翼方》中，全部收录了《新修本草》的目录和药物正文。唐政府将本书规定为医学生必修课程之一。该书于公元 731 年即传入日本，并广为流传。日本古书《延喜式》还有"凡医生皆读苏敬新修本草"的记载。可见，《新修本草》对当时国内外医药发展起到了极大的促进作用，对后世药学的发展也影响深远。

此期还有一些有代表性的著作，例如《本草拾遗》，作者陈藏器，该书增补了大量民间药物，将药物按功用概括为十类，即宣、通、补、泻、轻、重、滑、涩、燥、湿十种，成为日后中药和方剂按临床功效分类的发端。《海药本草》，作者李珣，该书主要介绍海外输入药物及南药，扩充了本草学的内容，也反映出唐代对外来药物引进的情况和认识水平。《食疗本草》，为孟诜原著，后经张鼎改编增补而成，该书全面总结了唐以前的营养学和食治经验，是这一时期最有代表性的食疗专书，具有较高的科学性和实用性。

即学即练 1 - 1

"三品分类法"出自（　　　）

答案解析
A.《神农本草经》　　　B.《新修本草》　　　C.《本草纲目》　　　D.《证类本草》

四、宋、金元时期

宋代火药、指南针、活字印刷术的发明，大大促进了社会科学文化的发展，尤其是雕版印刷的应用，为本草学的发展提供了有利条件。宋代开国一百年内，朝廷曾多次组织大型官修本草的编纂。公元973～974年刊行了《开宝本草》，1060年刊行《嘉佑补注本草》，1061年刊行《本草图经》。《本草图经》亦称《图经本草》，所附900多幅药图是我国现存最早的版刻本草图谱。而个人撰写的本草代表作有《经史证类备急本草》（后世简称《证类本草》），作者唐慎微收集了宋以前经史百家典籍中有关药学的资料，在《嘉佑补注本草》和《本草图经》的基础上，于公元1082年撰成。《经史证类备急本草》的主要贡献有：①增加了附方，这种方药兼收、图文并重的编写体例较前代本草又有所进步。该书以《嘉佑补注本草》为基础，将《本草图经》之图文融入其中。②它不仅具有很高的学术价值和实用价值，而且还具有很高的文献价值，研究整理了大量经史文献中有关药学资料，将247种方书、经史百家及佛书道藏中有关药学的内容增补了进来。该书几乎包罗了北宋以前所有的药学资料，这些原书多已亡佚，全靠唐氏得以传世。正如李时珍所说："使诸家本草及各药单方，垂之千古，不致沦没，皆其功也"。

国家药局的设立，是北宋的一大创举，也是我国乃至世界药学史上的重大事件。1076年，宋政府在京城开封开设由国家经营的熟药所，其后又发展为修合药所（后改名为"医药和剂局"）及出卖药所（后改名为"惠民局"）。药局的产生推进了药材检验、成药生产的发展，带动了炮制技术、制剂技术的提高，促进了制剂方法的规范制定。《太平惠民和剂局方》即是这方面的重要文献，该书是第一部由官方主持编撰的成药标准，是世界上最早的成药专书。

金元时期，医药学界的学术争鸣推动了药学理论的发展。这一时期的本草著作多出自医家之手，具有明显的临床药物学特征。如刘完素的《素问药注》《本草论》，张元素的《珍珠囊》《脏腑标本药式》《医学启源》，李东垣的《药类法象》《用药心法》，王好古的《汤液本草》，朱丹溪的《本草衍义补遗》等。上述本草的主要特点包括：①发展了医学经典中有关升降浮沉、归经等药物性能的理论，使之系统化，并作为药物记述中的重要内容。②大兴药物奏效原理探求之风。他们在宋人基础上，以药物形、色、气、味为主干，利用气化、运气和阴阳五行学说，建立了一整套法象药理模式。这丰富了中药的药理内容，但其简单、机械的推理方式，又给本草学造成了一些消极后果。

元代忽思慧所著《饮膳正要》是饮食疗法的专门著作，记录了不少回、蒙民族的食疗方药和元蒙宫廷食物的性质及有关膳食的烹饪方法，至今仍有较高的参考价值。

五、明代

明代中外交流日益频繁，医药学也快速发展，本草学的成就达到了封建社会的最高峰。弘治 16 年（1503 年），刘文泰奉敕修订本草，花费两年时间编成《本草品汇精要》。全书 42 卷，载药 1815 种，所载药物的内容分名、苗、地、时、收、用、质、色、味、性、气、臭、主、行 14 项记述。这种分项解说的体例是本书的一大特色，但分项过于繁杂，反而招致一些混乱。本书绘有 1385 幅精美的彩色药图和制药图，是古代彩绘本草之珍品。该书是我国封建社会最后一部大型官修本草。

明代本草学的最高成就当推明代后期李时珍所著《本草纲目》。伟大的医药学家李时珍（1518～1593 年）以毕生精力，对本草学进行了全面的研究整理，历时 27 年，于明万历六年（公元 1578 年）著成《本草纲目》。全书共 52 卷，约 200 多万字，收载药物 1892 种（新增 374 种），附图 1109 幅，附方 11096 首。主要贡献包括：①按药物的自然属性，分为 16 纲，60 类，是当时最完备的分类体系，各论具体分为金、玉、石、卤、草、谷、菜、果、木、服器、虫、鳞、介、禽、兽、人 16 部，以下再细分为 60 类。各药之下，分正名、释名、集解、正误、修治、气味、主治、发明、附方诸项，逐一介绍。②《本草纲目》集我国 16 世纪以前药学成就之大成。③在训诂、语言文字、历史、地理、植物、动物、矿物、冶金等方面也有突出成就，被誉为"十六世纪中国的百科全书"。本书 17 世纪初即传播海外，先后有多种文字的译本，对世界自然科学也有举世公认的卓越贡献。

明代的专题本草也取得瞩目成就。1406 年朱棣撰《救荒本草》，选择可供灾荒时食用之物 414 种，记述其名称、产地、形态，又介绍性味、有毒无毒的部位、食用和加工烹饪的方法等，并精心绘制成图，在医药、农学、植物学方面均有较高价值。15 世纪中期，兰茂实地调查和搜求云南地区药物 400 余种，辑为《滇南本草》，它是我国现存内容最丰富的古代地方本草。李中立《本草原始》偏重于生药学研究，缪希雍《炮炙大法》则是明代影响最大的炮制类专著。

这个时期人工栽培的药物已达 200 余种，种植技术也有很高的水平，如川芎茎节的无性繁殖，牡丹、芍药的分根繁衍。《本草蒙荃》所载五倍子制百药煎，早于欧洲 200 余年。约为 16 世纪的著作《白猿经》所记的用新鲜乌头制取冰晶状的"射罔"，实为乌头碱的结晶。比起欧洲人在 19 世纪初从鸦片中提炼出号称世界第一种生物碱——吗啡，还要早 100 多年。

六、清代

清代研究本草之风盛行。一是由于医药学的发展，有必要进一步补充修订《本草纲目》的不足，如赵学敏《本草纲目拾遗》；二是配合临床需要，以符合实用为原则，撷取《本草纲目》精粹，编撰成重要性本草，如汪昂《本草备要》、吴仪洛《本草从新》、黄宫绣《本草求真》等；三是受考据和崇古之风影响，从古代文献中重辑《神农本草经》，如孙星衍、顾观光等人的辑本，或对《本经》进行注释发挥，如张璐《本经逢原》、邹澍《本经疏证》等。

在综合性本草方面，成就最高者首推《本草纲目拾遗》（1765 年）。该书共 10 卷，载药 921 种。主要贡献有：①对《本草纲目》已载药物备而不详的，加以补充，错误之处加以订正。②新增了 716 种药物的，如马尾连、金钱草、鸦胆子等大量疗效确切的民间药，鸡血藤、胖大海、冬虫夏草、太子参、银柴胡等临床常用药，同时收载了金鸡纳（奎宁）、香草、臭草等外来药，极大地丰富了本草学的内容，书中还记录了一些其他方面的自然科学成就，如用强水制铜版的方法，即首见于此书中。③本书不但总结了我国 16 ~ 18 世纪本草学发展的新成就，还保存了大量今已失散的方药书籍的部分内容，具有重要文献价值。

清代专题类本草门类齐全，其中也不乏佳作。如张仲岩的《修事指南》，为炮制类专著；郑肖岩的《伪药条辨》，为优秀的辨药专书；唐容川的《本草问答》、徐灵胎《医学源流论》中的 10 余篇药理论文，都属药理专著；章穆的《调疾饮食辨》、丁其誉的《类物》、王孟英的《随息居饮食谱》等，则属较好的食疗专著。

七、民国时期

辛亥革命以后，西方文化及西方医药学在我国进一步传播，这对我国的社会及医药事业的发展产生了重大影响，随之出现了一股全盘否定传统文化的思潮，中医药学的发展受到阻碍。但是，在志士仁人的努力下，本草学以其顽强的生命力，在继承和发扬方面均有新的发展。

随着中医学校的建立，涌现了一批适应教学和临床运用需要的中药学讲义，如浙江兰溪中医学校张寿颐的《本草正义》、浙江中医专科学校何廉臣的《实验药物学》、上海中医专科学校秦伯未的《药物学》、天津国医函授学校张锡钝的《药物讲义》等。这些中药讲义，对各药功用主治的论述大为充实，其中尤以《本草正义》的论述和发挥最为精辟中肯。

药学辞典类大型工具书的出现，是民国时期本草学中的一件大事。其中成就和影响最大者，当推陈存仁的《中国药学大辞典》（1935 年）。该书收录词目 4300 条，汇集古今有关论述，资料繁博，方便查阅，虽有不少错讹，仍不失为近代第一部具有重要影响的大型药学辞书。

这时期本草学现代研究亦开始起步。植物学、生药学工作者对确定中药品种及资源调查方面做了大量工作。许多药学工作者则致力于中药化学及药理学研究。在当时条件下，多是进行单味药的化学成分和药理作用研究，但取得的成就和对中药学发展所做的贡献是应当充分肯定的。

八、现代的中药学成就

中华人民共和国成立后，政府高度重视中医药事业的继承和发扬，并制定了一系列相应的政策和措施。从 1954 年起，各地出版部门根据卫生部的安排和建议，积极进行中医药文献的整理刊行。在本草方面，陆续影印、重刊或校注点评了《神农本草经》《新修本草》（残卷）、《证类本草》《滇南本草》《本草品汇精要》《本草纲目》等数十种重要的古代本草专著。20 世纪 60 年代以来，对亡佚本草的辑复也取得突出成绩，其中有些已正式出版发行，对本草学的研究具有重大意义。

随着中药学术的发展，中药新著也不断涌现，不仅数量多，而且门类齐全，从各个角度将本草学提高到崭新的水平。其中最能反映当代本草学术成就的，有各版《中华人民共和国药典》《中药志》《中药大辞典》《全国中草药汇编》《原色中国本草图鉴》《中华本草》等。《中药志》由中国医学科学院药物研究所等编写，本书对全国常用的 500 余种中药资料进行了系统的整理，编为 4 册，后修订为 6 册。《中药大辞典》由江苏新医学院编纂，分上、下册和附编三部分，载药 5767 味。《全国中草药汇编》由中国中医研究院中药研究所、中国医学科学院药物研究所等编写，分上册、下册及图谱，收载中草药

2202 种，彩图 1156 幅。《原色中国本草图鉴》共 25 册，收载彩绘中药约 5000 种。《中华本草》由国家中医药管理局主持编纂，全书共 34 卷。前 30 卷为中药，分为 19 册，收载药物 8980 味，插图 8534 幅，篇幅达 2808 万字。涉及中药品种、栽培、药材、化学、药理、炮制、制剂、药性理论及临床应用等中药学科的各个方面。后 4 卷为民族药，分为藏、蒙、维、傣药各一卷。该书集中反映了 20 世纪中药学科发展水平，不仅对中医药教学、科研、临床治疗、资源开发及新药研制有一定的指导作用和实用价值，而且对中药走向世界具有十分重要的历史意义。

1950 年，卫生部成立了国家药典委员会，第一部《中华人民共和国药典》（简称《中国药典》），于 1953 年 8 月颁布施行。《中国药典》以法典的形式确定了中药在当代医药卫生事业中的地位，其对统一我国药品标准，提高药品质量和保障人民用药安全有效起到重要的作用。2020 年颁布的《中国药典》分为一、二、三、四共四部。其中一部收载 2711 种中药，二部收载 2712 种化学药，三部收载 153 种生物制品，四部收载通用技术要求 361 个，收载药用辅料 335 种。本版《中国药典》加强对中药安全性的监测，内容包括加强对中药材（饮片）33 种禁用农残的控制，加强对中药材（饮片）真菌毒素、中药内源性毒性成分药材的质量控制，完善《中药有害残留物限量制定指导原则》。同时，还完善了中药有效性的检测方法，内容包括显微检查法、薄层色谱法、高效液相色谱法、聚合酶链式反应（PCR）法以及核酸序列检测法等一系列中药材（饮片）鉴别方法；建立与临床疗效相关的成分含量控制；建立专属性高的指标成分控制项目等。

2020 年版《中国药典》的编制，正值我国"国民经济和社会发展第十三个五年规划纲要"实施期间，是实现全面建成小康社会的决胜阶段，也是实施健康中国战略，建立创新型国家、由制药大国向制药强国迈进的重要时期。新版药典的问世，充分展现了我国科学技术和医药发展的成果，对提升我国医药产业和产品的整体水平，促进我国医药卫生事业高质量发展发挥重要的作用。

随着现代自然科学和中医药学的迅速发展，中药学的分支学科分化日臻成熟。药用植物学、中药鉴定学、中药化学、中药药理学、中药炮制学、中药药剂学等分支学科都取得了很大发展。1956 年起，国家在北京、上海、广州、成都和南京等地相继建立了中医学院，使中医药教育纳入了现代正规高等教育行列。1978 年以来，国家先后设立了中医药专业硕士点、博士点，从而中医药教育形成了从中专、大专、本科到硕士、博士等不同层次人才培养的完整体系。为适应中药教育的需要，各种中药教材也不断修订，以提高质量。

随着当代中医药的发展，国外天然药品市场不断扩大，中药将为世界人民的健康做出更大贡献。

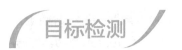目标检测

答案解析

一、单项选择题

1. 我国现存的最早的药学专著是（　　）

　　A.《神农本草经》　　　　B.《新修本草》　　　　C.《证类本草》　　　　D.《本草纲目》

2. 被誉为"十六世纪中国百科全书"的是（　　）

　　A.《神农本草经》　　　　B.《新修本草》　　　　C.《本草纲目》　　　　D.《证类本草》

3. 我国第一部药典性本草是（　　）

　　A.《神农本草经》　　　　B.《新修本草》　　　　C.《本草纲目》　　　　D.《证类本草》

4. 《新修本草》收载的药物数是（　　　）

    A. 921 种   B. 844 种   C. 730 种   D. 1892 种

5. 《经史证类备急本草》的作者是（　　　）

    A. 唐慎微   B. 李时珍   C. 张元素   D. 王好古

6. 《本草纲目》出书的年代是（　　　）

    A. 汉代末年   B. 唐代   C. 宋金元时期   D. 明代

7. 首创按药物自然属性分类的本草著作是（　　　）

    A. 《本草纲目》   B. 《本草经集注》   C. 《神农本草经》   D. 《新修本草》

8. 我国最早的中药炮制专著是（　　　）

    A. 《雷公炮炙论》   B. 《本草拾遗》   C. 《新修本草》   D. 《神农本草经》

9. 《神农本草经》载药（　　　）

    A. 100 余种   B. 844 种   C. 365 种   D. 730 种

10. 第一部《中华人民共和国药典》是（　　　）颁布施行的

    A. 1950 年   B. 1953 年   C. 1963 年   D. 1985 年

二、思考题

1. 何谓中药和中药学？

2. 试述中药的起源。

3. 试述《神农本草经》《新修本草》《证类本草》《本草纲目》的成书年代、作者、载药品种以及主要贡献。

书网融合……

知识回顾　　　　微课 1　　　　微课 2　　　　习题

学习引导

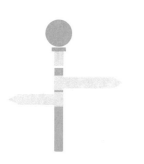

俗话说："药材好，药才好。"中药材的质量受很多因素影响，尤其与产地和采收时节关系密切。要采收到质量优良的药材，必须了解什么是"道地药材"，掌握中药材正确的采集方法。

本单元主要介绍中药的产地、道地药材的概念、中药的采集方法和采集时的注意事项。

学习目标

知识要求

1. **掌握**　道地药材的含义与著名药材的产地；中药的产地与药效的关系。
2. **熟悉**　药用植物采集季节与药效的关系，以及不同药用部位的一般采收原则。
3. **了解**　采收中药的季节性。

中药的来源，除部分人工制品外，绝大部分都是来自天然的动物、植物、矿物三大类，其中植物药占绝大多数。中药的产地、采收与贮藏是否合宜，直接影响到药物的质量和疗效。《神农本草经》中即说："阴干曝干，采造时月，生熟土地所出，真伪陈新，并各有法。"《用药法象》也谓："凡诸草木昆虫，产之有地；根叶花实，采之有时。失其地则性味少异，失其味则性味不全。"可见，研究药物的产地、采集规律和贮藏方法，对于保证和提高药材的质量和保护药源都有十分重要的意义。

第一节　中药的产地

PPT

除机制冰片、人工麝香、轻粉、升药等极少数的人工制品外，绝大多数的中药材均以天然的植物、动物及矿物直接入药。这些天然药物的生长或形成，都离不开一定的自然条件。我国疆土辽阔，地形复杂，气候、日照、湿度、温差、土质等生态环境因地而异。在某地区适宜于某些植（动）物的生长，而不宜于另一些品种的生长。即使是分布很广的物种，也由于自然条件不同，其药用质量并不一样。因此，天然药材大多具有一定的地域性。如黄花蒿所含的青蒿素，因日照等差异，南方生长者明显高于北方。对于这种现象，古人早有认识。如陶弘景认为"诸药所生，皆有境界"。《千金要方》指出"用药必依土地"。《本草蒙筌》强调"地产南北相殊，药力大小悬隔"。

为了保证天然药材质量，自唐宋以来，人们逐渐形成了"道地药材"的概念。所谓"道地药材"，是指具有明显地域性，因其品种优良，生长环境适宜，栽培（或养殖）及加工合理，生产相对集中而产量较大，其质量优于其他产地的药材。确定道地药材的依据是多方面的，药材的品质和临床疗效是确定道地药材的主要标准，其中最关键的是临床疗效。

　　道地药材的产区在实践中形成以后，并不是一成不变的。如三七原以广西为上，称为广三七或田七（以田州，即今之百色为集散地），云南后来居上，成为新的道地药材产区。长时期以来，四川的黄连、附子、川芎、川贝母，东北的人参、细辛、五味子，河南的地黄、山药、牛膝，甘肃的当归，山东的阿胶，山西的党参，宁夏的枸杞子，广东的砂仁，广西的肉桂，江苏的薄荷，福建的泽泻，浙江的郁金等等，都是著名的道地药材。这些药材习惯上冠以产地名称，如宁枸杞、北细辛、川芎、秦归等等。　📱微课Ⅰ

📖 知识链接

东三宝：人参、鹿茸、五味子

浙八味：浙玄参、浙贝母、浙元胡、浙白术、杭菊花、杭白芍、杭麦冬、温郁金

四大怀药：怀地黄、怀牛膝、怀山药、怀菊花

四大南药：阳春砂仁、巴戟天、益智仁、槟榔

四大北药：潞党参、北（西）大黄、北黄芪、岷当归

四大亳药：亳芍、亳菊花、亳桑皮、亳花粉

四大藏药：冬虫夏草、雪莲花、藏红花、炉贝母

　　研究表明，优良的品种遗传基因是形成道地药材的内在原因。这种内在因素控制着物种的稳定性、抗病虫害能力及有效成分合成等诸多特点，是道地药材质优效佳的保证。如甘草有植物甘草、光果甘草、胀果甘草等多个品种，而道地品种植物甘草中甘草甜素、甘草次酸的含量，大大高于其他品种；紫草以新疆紫草和紫草两个品种入药，而前者的色素含量可达后者的 3～5 倍。适合的生态环境及合理的种植（驯养）、采收、加工方法，则是形成道地药材的重要外在原因。在植物的进化过程中，环境因素对其形态、解剖、生理等方面均有影响。一旦生态环境改变，药材的性状、组织特征和所含成分也会随之变化，从而影响其药用质量。如川芎为不规则结节状拳形团块，而甘肃引种的川芎颇似藁本，呈不规则结节状圆柱形。越南产的肉桂含挥发油可达 6.4%，而国内引种的越南肉桂含挥发油最高只有 2.3%。欧乌头生长在寒冷气候环境中无毒，而生长于温暖环境中则有毒。人参古时以山西上党地区为道地产区，由于植被的破坏使之绝迹。栽培、采收与加工技术对四川的附子、江西的厚朴、安徽的牡丹皮等都有重要的影响。因此，自然环境条件的改变、过度采挖、栽培技术的进步、产区经济结构的变化等诸多因素，皆可导致药材道地的变迁。

　　随着中医药事业的不断发展，药材消费量的日益增加，有的道地药材已无法满足临床的需要。因而，在积极扩大道地药材生产的同时，进行植物药异地引种及药用动物的人工驯养，就成了趋势，但必须确保原有药材的性能和疗效，注重科学性，避免盲目性。如原主产于北美的西洋参在国内引种成功，原主产于贵州的天麻在陕西大面积人工培育以及人工驯养鹿、麝，以锯茸取香等，都是较为成功的例子。

　　总之，合理规划发展道地药材，积极保护生态环境，保护珍稀药材品种，加强基础研究，阐明药材品种、品质与生态环境的内在联系，对发展优质中药材意义深远。

即学即练 2-1

下列中药产于四川的道地药材是（　　）

A. 川芎　　　　B. 枸杞子　　　　C. 甘草　　　　D. 地黄

答案解析

PPT

第二节　中药的采集

我国药材品种繁多，野生、家种均有，产区分散，入药部位、采收季节和方法也不相同。中药材所含的有效成分是药物防病治病的物质基础，而有效成分含量的高低与中药材的采收季节、采收方法有着密切的关系。合理的采收对保证药材质量、保护和扩大药源有着重要意义。中药材的采集，一般应该以其入药部分有效成分含量最高，产量最大时采收为原则。

一、植物类药物的采收 微课2

植物类药其根、茎、叶、花、果实、种子等各器官的生长成熟期有明显的季节性，根据前人的实践经验，其采收时节通常在入药部位生长最茂盛时采收。

（一）全草类

全草类药材通常在植物充分生长、枝叶茂盛的花前期或刚开花时采收。割取地上部分入药的如薄荷、益母草、荆芥、紫苏等。以带根全草入药的如车前草、蒲公英、紫花地丁等。以茎叶同时入药的藤本植物如夜交藤、忍冬藤等。

（二）叶类

叶类药材采集通常在花蕾将放或正在盛开的时候进行。此时正当植物生长茂盛的阶段，性味完壮，药力雄厚，最适于采收。如荷叶在荷花含苞欲放或盛开时采收者，色泽翠绿，质量最好。有些特定的品种，如桑叶、枇杷叶须在深秋或初冬经霜后采集。

（三）花类

花类药材一般在花含苞欲放或正在开放时采收。由于花朵次第开放，所以要分次适时采摘。若采收过迟，则易致花瓣脱落和变色，气味散失，影响质量，如菊花、旋覆花等。有些花要求在含苞欲放时采摘花蕾，如金银花、辛夷、槐花等；有的在刚开放时采摘最好，如月季花等；而红花则宜于管状花充分展开呈金黄色时采。至于蒲黄之类以花粉入药的，则须于花朵盛开时采收。

（四）果实和种子类

多数果实类药材在果实成熟后或将成熟时采收，如瓜蒌、马兜铃等。容易变质的浆果应在略熟时于清晨或傍晚采收为好，如女贞子、五味子、枸杞子等。有些果实成熟后很快脱落或果壳裂开，种子散失，最好在开始成熟时适时采取，如茴香、白豆蔻、牵牛子等。少数品种有特殊要求，应当采用未成熟幼果，如乌梅、青皮、枳实、西青果等。

（五）根及根茎类

多数根及根茎类药材，古人经验以阴历二、八月采收为佳，认为春初"津润始萌，未充枝叶，势力淳浓","至秋枝叶干枯，津润归流于下"，并指出"春宁宜早，秋宁宜晚"，这种认识是很正确的。早春二月，新芽未萌；深秋时节，多数植物的地上部分停止生长，其营养物质多贮存于地下部分，有效成分含量高，此时采收质量好、产量高，如天麻、苍术、葛根、桔梗、大黄、玉竹等。此外，也有少数例外的，如半夏、延胡索、太子参、浙贝母等则以夏季采收为宜。

（六）树皮和根皮类

树皮类药材通常在春夏之交时采剥树皮。此时植物生长旺盛，不仅质量较佳，而且树木枝干内浆汁丰富，形成层细胞分裂迅速，树皮易于剥离，如黄柏、厚朴、杜仲等。但肉桂多在十月采收，因此时油多容易剥离。木本植物生长期长，应尽量避免伐树取皮等简单方法，以保护药源。至于根皮类药材，则与根和根茎相类似，应于秋后苗枯，或早春萌发前采集，如牡丹皮、地骨皮、苦楝皮等。

二、动物类药物的采收

动物类药材因品种不同，采收各异。其具体时间，以保证药效及容易获得为原则。如桑螵蛸应在每年秋季至翌年春季采集，此时虫卵未孵化；鹿茸应在清明后45～60天截取，过时则角化；驴皮应在冬至后剥取，其皮厚质佳；小昆虫等应于数量较多的活动期捕获，如斑蝥于夏秋季清晨露水未干时捕捉。

三、矿物类药物的采收

矿物类药材大多可随时采收。

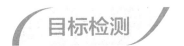

目标检测

答案解析

一、单项选择题

1. 根及根茎类药材一般的采收期是（ ）

    A. 秋季   B. 秋冬至翌年初春   C. 春夏之交   D. 春季

2. 宁夏的道地药材是（ ）

    A. 枸杞   B. 肉苁蓉   C. 党参   D. 大黄

3. 道地药材的确定，关键因素是（ ）

    A. 药材产地   B. 生长环境   C. 药材品种   D. 临床疗效

4. 须在含苞欲放时采收花蕾的药物是（ ）

    A. 辛夷   B. 菊花   C. 蒲黄   D. 月季花

5. 采收成熟果实入药的药物是（ ）

    A. 乌梅   B. 枳实   C. 青皮   D. 枸杞子

6. 品种优良、炮制考究、疗效突出、带有地域特点的药材，传统被称为（ ）

    A. 特产药材   B. 道地药材   C. 名产药材   D. 贵重药材

7. 二月、八月最宜采集的药材是（ ）

    A. 叶类   B. 根及根茎   C. 全草类

    D. 果实类   E. 花类

8. 大黄的采收季节是（ ）

A. 夏季   B. 冬春之交   C. 深秋   D. 春季

9. 桑叶的采收季节是（   ）

A. 夏季   B. 初秋   C. 深秋或初冬   D. 春季

10. 驴皮应在（   ）剥取

A. 夏季   B. 秋季   C. 春季   D. 冬至后

二、思考题

1. 何谓道地药材？导致道地药材变迁的因素有哪些？

2. 药材各部位一般在何时采收为好？

3. 中药的产地、采收与药效有何关系？

书网融合……

知识回顾   微课1   微课2   习题

第三章　中药的炮制

学习引导

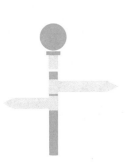

中药材大多来源于原生动物、植物，在临床应用或制成各种剂型之前，需要适当的加工处理，才能符合临床所需，充分发挥药效。中药材加工处理的过程即为"中药炮制"。中药炮制有什么作用？中药炮制技术有哪些呢？

本单元主要介绍中药炮制的概念、炮制目的、炮制方法等内容。

学习目标

知识要求

1. **掌握**　中药炮制的含义和目的。
2. **熟悉**　五类炮制法的炮制方法，及其具体品种的适用方法。
3. **了解**　炒、炙、蒸、煅等炮制方法所用的辅料与炮制目的。

中药炮制是指药物在应用或制成各种剂型以前，必要的加工处理过程，包括对原药材进行一般修治整理和部分的特殊处理。炮制古代称为"炮炙"、"修治"、"修事"等。"炮"和"炙"的原义是指用火烧烤肉类食物，后逐渐用于处理药物。随着人们用药经验的丰富和药物加工处理方法的增多，炮制的方法已不限于用火处理药物的范畴。一般来讲，按照不同的药性和治疗要求，中药材有多种炮制方法，有些药材的炮制还要加用适宜的辅料，并且注意操作技术和火候。正如《本草蒙筌》所谓"不及则功效难求，太过则性味反失"。所以，炮制是否得当，直接关系到药效，而少数毒性和烈性药物的合理炮制，更是确保用药安全的重要措施。

第一节　炮制目的

历代本草多倾向于强调炮制操作方法和辅料对药物疗效的影响，如明代陈嘉谟在《本草蒙筌》中论述炮制的作用指出"酒制升提，姜制发散，入盐走肾脏，乃使软坚，用醋注肝经且资住痛，童便制除劣降下，米泔制去燥性和中"。不同的中药，由于炮制方法、添加辅料的不同，炮制目的各不相同。而在炮制某一具体药物时，又往往兼具有几方面的目的。总的说来，炮制目的大致可以归纳为以下 6 个方面。

一、减低或消除药物的毒性，烈性或副作用，保证用药安全 📱微课

有些药物虽有较好的治疗效果，但又有较强的毒性或较明显的副作用。如附子、川乌、草乌、半夏、天南星、马钱子等即使在常用的有效剂量内，生用内服也易于中毒，经特殊的炮制处理后能降低毒性，确保临床用药安全。巴豆、千金子泻下作用剧烈，宜去油取霜用。常山用治疟疾疗效好，但却引起呕吐，故用酒炒，可减轻其催吐的副作用。一般说来，药物的有毒成分也是其主要有效成分时，可在保证安全而有效的前提下进行适度炮制，不可太过或不及，以尽量降低其毒性。如巴豆制霜，应保留脂肪油在 18%～20%；马钱子砂烫，其士的宁生物碱含量应在 0.8% 左右，含量偏高，容易中毒，除去或破坏太过，疗效难以保证。

二、增强药物的作用，提高临床疗效

在中药的炮制过程中，常常加入一些液体辅料或固体辅料，其目的主要是增强药物的作用，提高临床疗效。如蜂蜜、酒、姜汁、胆汁等，其本身就是药物，与被拌和的药物的某些作用存在着协同配伍关系。如蜜炙枇杷叶、紫菀能增强润肺止咳作用；酒炒川芎、当归能增强温通活血作用；醋制延胡索、香附能增强止痛作用；姜汁炙黄连、竹茹可增强止呕作用。不加辅料的其他炮制方法，也能增强药物的作用，如清炒决明子、莱菔子等，可使其表面爆裂，有利于有效成分溶出而增强作用；明矾煅为枯矾，可增强燥湿、收敛作用；槐花炒制，能增强止血作用。

现代研究还发现一些药物经过炮制有利于稳定药效。如含苷类有效成分的药物经加热处理以后，其相应的酶被破坏或失去活性，可防止苷类水解而避免重要的有效成分含量下降，如人参、黄芩等。

三、改变药物的性能或功效，使之更能适应病情的需要

药物的某些性味功效，在某种条件下不一定适应临床应用的需要，但经过炮制处理，则能在一定程度上改变药物的性能和功效，以适应不同的病情和体质的需要。如吴茱萸性味辛热燥烈，宜用于里寒证，若用黄连水拌炒，或用甘草水浸泡，去其温烈之性，也可治疗肝火犯胃之呕吐腹痛；生地黄本为苦寒之品，长于清热凉血，经黄酒蒸晒后而为熟地黄，其药性微温而以补血见长，适宜于血虚证；何首乌生用能泻下通便，制熟后则失去泻下作用而专补肝肾等。又如天南星晒干生用或用白矾、生姜水炮制后，性温，功能燥湿化痰、祛风解痉，用治湿痰、寒痰、风痰有寒诸证；用牛胆汁拌制加工后，即为胆南星，其性凉，功能清热化痰、息风止痉，用治热痰、痰火、风痰有热诸证。这些药物经炮制后不但改变了性能和功效，使之适应病情的需要，还可以在原药物的基础上扩大了应用范围。

四、改变药材的某些性状，便于调剂、制剂和贮藏

药材大都可以随采随用，不少动植物药使用鲜品疗效更佳。但因产地季节等因素的制约，皆要干燥后贮存备用。一般药材都可以采用阴干、晒干或烘烤使之干燥。有的药材则必须经过特殊的炮制，才能贮存和运输。如肉苁蓉之肉质茎富含汁液，春季采者所含水分较少，可半埋于沙中；而秋季采者，茎中水分较多，需投入盐水湖中，加工为盐苁蓉，方可避免腐烂变质。桑螵蛸是螳螂的卵鞘，内有虫卵，应蒸后晒干，杀死虫卵，以防贮存过程中因虫卵孵化而失败，而且生用还有滑肠之弊。

此外，将植物药切制成一定规格的饮片，矿物药的煅、淬、砸、捣，均是便于制剂和调配。

五、纯净药材，保证药材品质和用量准确

药材采收、运输、保管过程中，常混有杂质、霉变品及残留的非药用部分等，必须经过严格的分离和洗刷等纯净处理，使其达到规定的净度，保证药材品质和用量准确。如根和根茎类药材应去泥沙、去芦头；花类去枝梗；皮类药材剥去粗皮；某些动物类药须去头、足、翅等。

六、矫臭矫味，便于服用

某些药物具有令人不适的气味，难以入口，口服后出现恶心呕吐、心烦等反应。为了利于服用，常将这些药物采用漂洗、酒制、醋制、麸炒等方法处理，能起到矫味矫臭的效果。如酒制乌梢蛇，麸炒僵蚕，醋制乳香，用水漂去海藻、昆布的咸腥味等。

第二节 炮制方法

PPT

炮制是否得当，直接关系药效，而少数毒性和烈性药物的合理炮制，更是确保用药安全的重要措施。炮制方法是经历代中医学家逐渐发展和充实起来的，其内容丰富，方法多样。现代的炮制方法在古代炮制经验的基础上有了很大的发展和改进，根据目前的实际应用情况，可分为五大类型。

一、修治

1. 纯净处理 采用挑、拣、簸、筛、刮、刷等方法，去掉灰屑、杂质及非药用部分，使药物清洁纯净。如拣去合欢花中的枝、叶；刷除枇杷叶、石韦叶背面的绒毛；刮去厚朴、肉桂的粗皮等。

2. 粉碎处理 采用捣、碾、镑、锉等方法，使药物粉碎，以符合制剂和其他炮制法的要求。如牡蛎、石决明捣碎便于煎煮；川贝母捣粉便于吞服；水牛角、羚羊角镑成薄片，或锉成粉末，便于调配、制剂或服用。

3. 切制处理 采用切、铡的方法，把药物切制成一定的规格，便于进行其他炮制，也利于干燥、贮藏、制剂调剂和有效成分煎出。根据药材的性质和医疗等需要，切制有很多规格，如天麻、槟榔宜切薄片；泽泻、白术宜切厚片；黄芪、鸡血藤宜切斜片；枇杷叶、黄柏宜切丝；白茅根、麻黄、薄荷宜铡成段；茯苓、何首乌宜切成块等。

即学即练 3−1

下列炮制方法不属于修治的是（ ）

答案解析 A. 纯净处理 B. 粉碎处理 C. 烘焙处理 D. 切制处理

二、水制

水制是用水或其他液体辅料处理药物的方法。水制的目的主要是清洁、软化药材以便于切制和调整药性。常用的水制方法有洗、淋、泡、漂、浸、润、水飞等。主要内容如下：

1. 洗 清水洗。将药材放入清水中，快速洗涤，除去上浮杂物及下沉脏物，及时捞出晒干备用。

此法适用于质地松软，水分易于渗入的药材，如陈皮、桑白皮等。但少数易溶或不易干燥的花、叶、果肉类药材不能淘洗。

2. 淋 将不宜浸泡的药材，用适量清水浇洒、喷淋，使其清洁和软化。此法适用于质地疏松的全草类药材，如薄荷、佩兰等。

3. 泡 将质地坚硬的药材，在保证其药效的原则下，放入水中浸泡一段时间，使其变软。

4. 润 又称闷或伏。根据药材质地的软硬，加工时的温度、工具，可以用淋润、洗润、泡润、晾润、浸润、盖润、伏润、露润、包润、复润、双润等多种方法，使清水或其他液体辅料徐徐入内，在不损失或少损失药效的前提下，使药材软化，便于切制饮片。适用于洗、淋、泡处理后软化程度仍不能达到切制要求的药材。如淋润荆芥，泡润槟榔，黄酒洗润当归，姜汁浸润厚朴，伏润天麻，盖润大黄等。

5. 漂 将药物置宽水或长流水中反复多次换水浸渍一段时间。适用于含腥味、盐分及毒性成分的药材。如将昆布、海藻、盐附子漂去盐分；紫河车漂去腥味；吴茱萸漂去烈性等。

6. 水飞 系借药物在水中的沉降性质分取药材极细粉末的方法。将不溶于水的药材粉碎后置乳钵或碾槽内加水共研，大量生产则用球磨机研磨，再加入多量的水，搅拌，较粗的粉粒则下沉，细粉混悬于水中，倾出，粗粒再加水共研，倾出的混悬液沉淀后，分出，干燥即成极细粉末。此法所制粉末既细，又减少了研磨中粉末的飞扬损失。常用于矿物类，贝甲类药物的制粉，如水飞朱砂、水飞炉甘石、水飞雄黄。

三、火制

火制用火加热处理药物的方法。本法是使用最为广泛的炮制方法，常用的火制法有炒、炙、煅、煨、烘焙等，其主要内容如下：

1. 炒 炒有炒黄、炒焦、炒炭等程度不同的清炒法。用文火炒至药物表面微黄称炒黄；用武火炒至药材表面焦黄或焦褐色，内部颜色加深，并有焦香气者称炒焦；用武火炒至药材表面焦黑，部分炭化，内部焦黄，但仍保留有药材固有气味（即存性）者称炒炭。炒黄、炒焦使药物易于粉碎加工，并缓和药性。种子类药物炒后则煎煮时有效成分易于溶出。炒炭能缓和药物的烈性、副作用，或增强其收敛止血的功效。除清炒法外，还可拌土、麸、米等固体辅料炒，减少药物的刺激性，增强疗效，如土炒白术、麸炒枳壳、米炒斑蝥等。与砂或滑石、蛤粉同炒的方法习称烫，药物受热均匀酥脆，易于煎出有效成分或便于服用，如砂炒穿山甲，蛤粉炒阿胶等。

2. 炙 是将药材与液体辅料拌炒，使辅料逐渐渗入药材内部的炮制方法。通常使用的液体辅料有蜜、酒、醋、姜汁、盐水、童便等。如蜜炙黄芪、蜜炙甘草、酒炙川芎、醋炙香附、盐水炙杜仲等。炙可以改变药性，增强疗效或减少副作用。

3. 煅 将药材用猛火直接或间接煅烧，使质地松脆，易于粉碎，充分发挥疗效。直接放炉火上或容器内而不密闭加热者，称为明煅，此法多用于矿物药或动物甲壳类药，如煅牡蛎、煅石膏等。将药材置于密闭容器内加热煅烧者，称为密闭煅或焖煅，本法适用于质地轻松，可炭化的药材，如煅血余炭、煅棕榈炭。

4. 煨 将药材包裹于湿面粉、湿纸中，放入热火灰中加热，或用草纸与饮片隔层分放加热的方法，称为煨法。其中以面糊包裹者，称为面裹煨；以湿草纸包裹者，称纸裹煨；以草纸分层隔开者，称隔纸煨；将药材直接埋入火灰中，使其高热发泡者，称为直接煨。

5. 烘焙 将药材用微火加热，使之干燥的方法叫烘焙，如焙虻虫、焙蜈蚣。焙后可降低毒性和腥臭气味，且便于粉碎。

四、水火共制

常见的水火共制包括蒸、煮、燀、淬等。

1. 煮 是用清水或液体辅料与药物共同加热的方法，如醋煮芫花、酒煮黄芩。

2. 蒸 是利用水蒸气或隔水加热药物的方法。不加辅料者，称为清蒸；加辅料者，称为辅料蒸。加热的时间，视炮制的目的而定。如改变药物性味功效者，宜久蒸或反复蒸晒，如蒸制熟地、何首乌。为使药材软化，以便于切制者，以变软透心为度，如蒸茯苓、厚朴。为便于干燥或杀死虫卵，以利于保存者，加热蒸至"圆汽"，即可取出晒干，如蒸银杏、女贞子、桑螵蛸等。

3. 燀 是将药物快速放入沸水中短暂潦过，立即取出的方法。常用于种子类药物的去皮和肉质多汁药物的干燥处理，如燀杏仁、桃仁以去皮，燀马齿苋、天门冬以便于晒干贮存。

4. 淬 是将药物煅烧红后，迅速投入冷水或液体辅料中，使其酥脆的方法。淬后不仅易于粉碎，且辅料被其吸收，可发挥预期疗效。如醋淬自然铜、鳖甲，黄连煮汁淬炉甘石等。

五、其他制法

常用的有发芽、发酵、制霜及部分法制法等。其目的在于改变药物原有性能，增加新的疗效，减少毒性或副作用，或使药物更趋效高质纯。如稻、麦的发芽，发酵法制神曲、淡豆豉，巴豆的去油取霜，西瓜的加工制霜，法制半夏等。

知识链接

2014 年，樟树中药炮制技艺列入第四批国家级非物质文化遗产。樟帮中药材炮制，作为全国中药炮制的主要流派，不论炒、浸、泡或烘、晒、切均独树一帜。樟树药工对中药炮制素有"术遵岐伯，法效雷公"之训，崇尚"制虽繁，不惜工"精益求精的工匠精神，其炮制的饮片"薄如纸、吹得起、断面齐、造型美"，被同行赞为"鬼斧神工，不类凡品"。

目标检测

答案解析

一、单项选择题

1. 蜜炙的目的不是为了 （　　　）

　　A. 增强补气作用　　　　B. 增强润肺止咳作用　　　　C. 缓和药性　　　　D. 降低毒性

2. 水制中的漂法不适用于 （　　　）

　　A. 烈性中药　　　　B. 含杂质中药　　　　C. 含盐分中药　　　　D. 有腥味中药

3. 僵蚕的炮制方法是 （　　　）

　　A. 酒炙法　　　　B. 醋制法　　　　C. 煅制法　　　　D. 麸炒法

4. 巴豆的炮制方法是 （　　　）

　　A. 发酵法　　　　B. 醋制法　　　　C. 煅制法　　　　D. 制霜法

5. 角类药材的加工多采用（　　　）

    A. 捣法　　　　　　　B. 碾法　　　　　　　C. 镑法　　　　　　　D. 锉法

6. 用于矿物类、贝甲类药物的制粉，宜采取的炮制方法是（　　　）

    A. 润　　　　　　　　B. 煅　　　　　　　　C. 水飞　　　　　　　D. 淬

7. 清水漂洗海藻的目的是（　　　）

    A. 消除烈性　　　　　B. 改变性能　　　　　C. 便于制剂　　　　　D. 清洁药物，去掉盐分

8. 醋炙香附的目的是（　　　）

    A. 增强疗效　　　　　B. 减低毒性　　　　　C. 改变药性　　　　　D. 有利贮藏

9. 生首乌制熟的目的是（　　　）

    A. 减低毒性　　　　　B. 改变药性　　　　　C. 增强疗效　　　　　D. 便于服用

10. 将药物快速放入沸水中短暂潦过，立即取出的炮制方法，称为（　　　）

    A. 煮法　　　　　　　B. 蒸法　　　　　　　C. 淬法　　　　　　　D. 焯法

二、思考题

1. 何谓炮制？举例说明中药炮制的主要目的。

2. 清炒的不同程度炒法有几种？

3. 修治法有几种？其他制法有哪些？

书网融合……

    知识回顾　　　　　　　　微课　　　　　　　　习题

第四章　中药的性能

学习引导

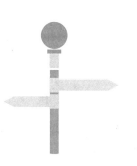

中医认为，一切疾病的发生和发展都是由于致病因素作用于人体，引起机体阴阳偏盛偏衰，脏腑经络功能活动失常的结果。中药可以扶正祛邪，纠正机体阴阳失衡的病理状态，恢复脏腑正常功能。中药之所以有这些功效，是由于其具有的一定的性质和功能，即中药性能。

本单元主要介绍中药性能的含义、中药性能的主要内容以及其对于临床治病用药的指导意义。

学习目标

知识要求

1. **掌握**　中药性能的含义；四气的概念、所表示的药物作用；五味的概念、所表示的药物作用、气与味的综合效应；升降浮沉的概念、升降与浮沉的作用、升降浮沉与药物性味的关系和影响升降浮沉的因素；归经的概念；毒性的概念及引起中毒的原因。

2. **熟悉**　四气五味、升降浮沉、归经理论对临床的指导意义。

3. **了解**　性能和形状的区别。

中药的性能，是中药基本性质和功能的概括。前人在长期的实践应用过程中将中药的性质功能，从不同的角度加以总结，逐步形成了中药的性能理论。它是运用中医基本理论对中药功用特点的高度概括，是中药基本理论的核心内容，也是在中医药理论指导下认识和使用中药的重要依据。

中药性能的主要内容有四气、五味、归经、升降浮沉和毒性，这是本章要着重介绍的。此外，历代医药文献中所论述的药物补泻、润燥、走守、猛缓、动静等方面的性质，也属于性能的范畴，但由于目前较为少用，故本章不予探讨。 📱微课

中药的性能与药材的性状是两个不同的概念。性能是用以描述药物作用的特性，主要以服药后的人体为观察对象。性能的总结要以阴阳、脏腑、经络、治则治法等中医基础理论为基础，并以药物作用为依据。药材的性状是以药物本身为观察对象，用于描述药材的各种天然物理特征，其主要内容为形状、颜色、气臭、滋味、质地（如轻重、黏润、疏密、软硬、坚脆）等。二者应加以区分。

第一节 四 气

PPT

一、四气的含义

四气，是指药物的寒、热、温、凉四种药性，又称为四性。四气主要用以反映药物影响人体寒热病理变化的作用性质，是药物最主要的性能。"药有寒热温凉四气"，最早出自《神农本草经》，宋代寇宗奭在《本草衍义》中提出"凡称气者，即是香臭之气。其寒、热、温、凉，则是药之性。"后世李时珍认为："自《素问》以来，只以气味言，卒难改易，姑从旧尔。"此后"四气"与"四性"二者并用。

在寒、热、温、凉四种药性中，凉次于寒，温次于热，温热与寒凉分别属于两类不同的性质，即温热属阳，寒凉属阴。为了进一步区分药物的寒热程度，在一些本草文献中又使用了"大热""大寒""微温""微寒"等概念，以表示其更细微的差异。此外，还有不少药物对人体的寒热病理变化没有明显的影响，古人称其为平性。此类药物寒热偏性不明显、药性平和，作用缓和。称其性平是相对而言的，平性仍有略偏凉或略偏温的特点，未超出四性的范围。

二、四气的确定

《内经》指出："所谓寒热温凉，反从其病也"。《神农本草经百种录》又指出："入腹则知其性"。说明四气的确定，是从药物作用于机体所发生的反应中概括出来的，它与所治疾病的寒热性质相对应。能够减轻或消除热证的药物，一般为寒性或凉性，其清热力强者为大寒或寒性，力较弱者，为微寒或凉性。如石膏、知母能治疗高热、汗出、口渴、脉洪数有力等热病气分热证，因而这两种药属于寒性。反之，能够减轻或消除寒证的药物，一般为温性或热性，其祛寒力强者为大热或热性，力稍次者为温性，力再次者为微温。如麻黄、桂枝能治疗恶寒、发热、无汗、头身痛、脉浮紧等风寒表证，因而这两种药物属于温性。这是确定药性的主要依据。历代对于各种药物寒热药性的认识都经历了长期的临床实践过程，在不同的历史时期或者同一时期不同的本草学中，由于认识上的差异，诸本草对部分药物药性的记述不尽一致。在用药实践中，修正原来不当的药性，是中药学发展的必经过程。特别是利用现代科学技术，揭示中药寒热温凉的实质，探索其客观内涵尤为重要。

一般来说，寒凉性的药材多具有清热泻火、凉血解毒等功效，适用于热证、阳证。温热性的药材多具有温里散寒、补火助阳等功效，适用于寒证、阴证。要正确掌握药物的功效，还必须认识到，药性寒热只是从药物对机体阴阳盛衰、寒热变化的影响这一特定角度来概括药物的性能，只是药物功效的抽象概括，并不说明药物的具体功效，所以理解药性寒热，不能脱离药物的具体功效，正如徐灵胎所说："同一热药，而附子之热与干姜之热迥乎不同；同一寒药，而石膏之寒与黄连之寒迥乎不同。"

三、四气的临床意义

分清疾病的寒热证性，进行针对性的药物治疗是临床辨证用药的一大纲领。《神农本草经》云："疗寒以热药，疗热以寒药"和《内经》曰："寒者热之，热者寒之"，是治疗寒热病证的基本原则。中药的四气，对于临床治病用药具有重要的指导意义。一要根据病证的寒热不同来选用药物。治疗热性疾病用寒凉药物，治疗寒性疾病用温热药物。反之，如果寒证用寒凉药，热证用温热药，必然会造成以寒增寒、以热益热的不良后果。二是要根据病证寒热程度的差别来选用药物。如当用热药而用温药，或当用寒药而用凉药，则病重药轻达不到治愈疾病的目的；反之，当用温药而用热药则反伤其阴，当用凉药而用寒药则易伤其阳，都于治疗不利。三是对于寒热错杂之证，应当寒药与热药并用，以寒热并除。四是对于真寒假热之证，当以热药治本，必要时反佐以寒药；若为真热假寒之证，当用寒药以治本，必要时反佐以热药。

<h1 style="text-align:center">第二节 五 味</h1>

PPT

一、五味的含义

最初，五味的本义是指辛、甘、苦、酸、咸五种口尝而直接感知的真实滋味。滋味实际上不止此五种，为了能与五行学说相结合，前人将淡味视为甘味的"余味"，而附于甘味；又将涩味视为酸味的"变味"，而附于酸味。因此，一直习称五味。作为中药性能中的五味，不一定是用以表示药物的真实滋味，更主要是用以反映药物作用在补、泄、散、敛等方面的特性。自《神农本草经》提出"药有酸、咸、甘、苦、辛五味"并在各药下首先标明其具体的性味以来，历代本草均遵循之，并在长期的实践中不断补充和发展，逐步完善了中药五味。以上各味中，辛、甘、淡属阳，苦、酸、涩、咸属阴。

二、五味与药物作用的关系

在性能理论中，药物的五味除了用以表示其实际滋味以外，主要是用以反映该药的作用特点。根据前人的论述，目前一般认为：

1. **辛能散、能行** 用辛味表示药物具有发散、行气、活血等方面的作用。故发散表邪的解表药、消除气滞血瘀的理气药和活血化瘀药，一般都标以辛味。如生姜味辛，能发散风寒；木香味辛，能行气止痛；红花味辛，能活血祛瘀。

还有一些气味芳香辛辣的药物，如化湿药、开窍药、温里药及若干祛风湿药，也具有"行"或"散"的作用特点，一般也标有辛味。

2. **甘能补、能缓、能和** 用甘味表示药物有补虚、缓急止痛、缓和药性或调和药味等方面的作用。故补虚药（包括补气、补阳、补血、补阴、健脾、生津、润燥等）和具有缓急止痛、缓和毒烈药性、调和药味的药物，大多标以甘味。如党参味甘，补中益气；百合味甘，养阴润燥；甘草味甘，缓急止痛，调和药性。此外，对于消食和中的麦芽、山楂等药，也常标以甘味。

3. **苦能泄、能燥** 泄有通泄、降泄、清泄之分。通泄是指泻下通便，如大黄味苦，能泻下攻积。降泄是指下降上逆之气，如杏仁味苦，能降肺气而止咳平喘；枇杷叶味苦，能降胃气而止呕吐呃逆。清泄是指清热泄火，如黄芩味苦，能治肺热咳嗽。燥是指燥湿，结合药性又有苦温燥湿和苦寒燥湿（又称清热燥湿）之分。如苍术苦温，能治寒湿证。所以，攻下药、止咳平喘药、止呕逆药、清热药及燥湿药，多标以苦味。

此外，还有"苦能坚"或"苦以坚阴"的说法。其意思是苦寒药通过清热作用，消除热邪，有利于阴液的保存。其与苦寒药能清泄并无实质上的区别，只是习惯上多用于表示知母、黄柏等药物治疗肾阴亏虚、相火亢旺的作用特点。

4. 酸与涩都能收、能涩　用酸味或涩味表示药物有收敛固涩作用。故能治疗滑脱不禁证候的敛肺、涩肠、止血、固精、敛汗药，一般标以酸味或涩味。如酸枣仁味酸，能敛阴止汗；五倍子味酸，能涩肠止泻；金樱子味酸，能固精缩尿。习惯上多将滋味为酸的收涩药多标为酸味，其滋味不酸者，多标以涩味；因为涩附于酸，故又经常酸味与涩味并列。

酸味与涩味的作用特点是不尽相同的。有的酸味药能生津止渴，或与甘味相合而化阴。涩味药则均无此特点。

5. 咸能软、能下　用咸味表示药物有软坚散结或泻下作用。所以，能治疗癥瘕、痰核、瘿瘤等结块药物，多标以咸味，如牡蛎、鳖甲、昆布等。以上结块多与瘀血、气滞、痰凝相关，故软坚散结药亦多辛味之品。至于咸能下的使用十分局限，相沿仅指芒硝等少数药的泻下特点。实际上各论中药物所描述的咸味，更多用以反映动物药、海洋药的滋味特征。

6. 淡能渗、能利　表示药物有渗湿利水作用。利水渗湿药中的茯苓、猪苓、薏苡仁等药物标以淡味，而且往往甘味与淡味并列。

即学即练 4-1

五味中辛味药物的功效有（　　）

答案解析　A. 补益和中　　　　B. 发散行气　　　　C. 收敛固涩　　　　D. 软坚散结

三、五味的确定

最初，药物的各种味是用以表示其真实滋味的，通过口尝可直接感知。随着用药知识的积累，逐步发现辛味与发散、甘味与补虚、酸味与收涩之间存在很大的相关性，便以药物滋味来表示这些相关的作用特点，并形成了早期的五味理论。由于药物品种的增多，药物功用的拓展，有的药物具有某种滋味，却并无其相应的作用特点；而另一些药物具有相同的作用特点，又没有相应的滋味。如早期的五味理论认为辛味药的作用特点是发散，酸味药的作用特点是收敛。麻黄虽有较强的发散作用，但其滋味却无明显的辛味；山楂的滋味虽有浓烈的酸味，却不具有收涩的作用特点。因此，在麻黄的"味"中，增加辛味以反映其能散的功效性质；或保留山楂的酸味，只用以反映其实际滋味。这样一来，对于各种药物五味的确定，主要存在滋味和作用两大依据。多数药物的真实滋味和上述味的作用特点是一致的，仅有部分药物后面所标定的味或只表示作用特点，或只表示真实滋味。这是学习各论药物时必须清楚认识的。

中药的功效是复杂的，在确定某药的药味时，一般只列出一至两种主要或较为主要的味为代表。如大黄有泻下、清热、活血、止血等多种功效，但以通泄和清泄为主，习惯上只强调其味苦，至于活血、止血等功效的作用特点则从略，不再言其辛、涩之味。此外，五味所表示的作用特性相对较为局限，有些药物的作用如驱虫、潜阳、止痉、安神、涌吐、逐水、截疟及多种外用药的作用特性，尚不能用五味理论来加以概括和反映。

四、五味的临床意义

掌握药物的五味特点，可以增强临床用药的准确性。据《神农本草经》记载，主治"咳逆上气"（即咳嗽喘急）的药物有 20 余种，却并未指明这些药物以什么样的作用治疗咳逆上气。认识药物的五味后，就可能用辛散者去治疗外邪郁闭引起的咳逆上气，用甘补者去治疗肺虚引起的咳逆上气，用酸收者去治疗肺气不敛引起的咳逆上气，这就在很大程度上避免了用药的盲目性。

此外，四气（四性）和五味是从不同角度阐述药物的功效，要结合二者才能较全面地认识药物的作用和性能。例如黄连、浮萍都是寒性，均能清解热邪，但黄连苦寒，能清热燥湿；而浮萍辛寒，则能发散风热。说明药物性同而味不同，则功效不同。又如紫苏、薄荷都有辛味，均能发散表邪，但紫苏辛温，能发散风寒；而薄荷辛凉，则能发散风热。说明药物味同性不同，功效也不同。一种药物只有一种药性，但可以有一种或多种药味。味越多，其功效也就越多。

知识链接

　　五味的现代研究：辛味药多含芳香性挥发油，其次为苷类、生物碱类，具有发汗、解热、抗菌、抗病毒、抗炎、镇静、镇痛、扩张血管改善微循环等作用。甘味药多含糖类、蛋白质、氨基酸等人体代谢所需的营养成分，具有强壮机体、增强或调节免疫功能等作用。酸味药多含有鞣质和有机酸，能凝固组织蛋白起到收敛固涩或抑制细菌生长等作用。寒性的苦味药多含生物碱和苷类，具有抗菌、抗病毒、抗炎、解热、利胆等作用。咸味药多含碘及钠、钾、钙、镁等无机盐类，具有泻下通便、抗凝血、抗结缔组织增生、抗癌、抗惊厥等作用。

PPT

第三节　升降浮沉

一、升降浮沉的含义

中药的升降浮沉是指药物在人体内作用趋向的性能。升就是上升、升提之意，表示作用趋向于上；降就是下降、降逆之意，表示作用趋向于下；浮就是轻浮、上行发散之意，表示作用趋向于外；沉就是重沉、下行泄利之意，表示作用趋向于内。

在四种作用趋向中，升与降，浮与沉，都是相对而言的。在实际应用中，升与浮，沉与降，往往相提并论。因此，升浮与沉降基本分属于同一大类。结合阴阳之理，则升浮属阳，沉降属阴。

二、升降浮沉的确定

药物作用的升降浮沉趋向，是与疾病的病势趋向相对而言的。应用升降出入理论，对于各种证候，往往可以辨出不同的病势趋向。如喘咳为肺气上逆，呕吐为胃气上逆，其病势趋向于上；泄泻、脱肛而因于脾气不升者，其病势趋向于下；表虚不固的自汗盗汗，气不摄血之肌衄，其病势趋向于外；外感邪气由表入里、麻疹初起疹出不畅，其病势趋向于内。能够改变上述病势趋向，治疗这些病证的药物，便分别具有相对应的升降浮沉的作用趋向。如杏仁止咳平喘、枇杷叶止呕降逆，其性当降；黄芪、柴胡益气升阳，可治久泄、脱肛，其性当升；荆芥、薄荷解表、透疹，其性浮散；山茱萸、白芍敛汗、止血，其性收敛。因此，可以将药物功效直接作为确定药物升降浮沉趋向的依据。一般来说，具有解表、透疹、祛风湿、升阳举陷、开窍醒神、温阳补火、行气解郁及涌吐等功效的药物，其作用趋向主要是升浮的；而具有清热、泻下、利湿、安神、止呕止呃、平抑肝阳、息风止痉、止咳平喘、收敛固涩及止血等功效的药物，其作用趋向主要是沉降的。

由于药物作用的多样性，有些药物的升降浮沉趋向不明显，如消食药及外用的攻毒杀虫药等。而有些药物有二向性，既能升浮，又可沉降。如麻黄发散风寒作用为升浮趋向，而其平喘、利水作用则为沉降趋向。菊花发散风热作用为升浮趋向，而清泄里热作用却是沉降趋向。川芎能"上行头目、下行血海"，其上行头目为升浮趋向，下行血海则为沉降趋向。也由于作用趋向不明显及二向性的药物较多，趋向性很典型的药物又可直接从功效中认识其升降浮沉的性能。所以，目前的中药学中已不再逐一标明其作用的趋向性。

三、影响升降浮沉的因素

影响药物升降浮沉的主要因素是炮制和配伍。通过炮制或配伍，可以在一定程度上减弱或增强，甚至改变药物的升降浮沉性质。

炮制方法和炮制辅料对药物升降浮沉的影响非常明显。多数情况下，酒炒则性升，姜汁炒则性散，醋炒则收敛，盐水炒则下行。如川芎酒炙，更能祛风活血，升浮之性增强；杜仲盐水炒，下行肝肾，沉降之性增强。又如荆芥生用，解表透疹，为升浮之品；而炒炭入药，专入止血，则性偏沉降。这是炮制完全改变药材升降浮沉趋向的一个例子。

在复方中，药性升浮的药物与较多性质沉降的药物配伍，其升浮之性会受到制约；反之，药性沉降的药物与较多性质升浮的药物配伍，其沉降之性会受到抑制。当两类药物的作用相互拮抗时尤其明显。如麻黄与大量石膏同用，其升浮发汗之力可受到了制约，可主治肺热喘咳证。大黄与川芎、防风、白芷及荆芥等同用，其沉降清泄之性受到制约，可主治上焦风热证。这说明药物升降浮沉的性能，在一定条件下可以相互转化，并不是一成不变的，故李时珍说："升降在物，亦在人也"。

药物的升浮沉降性能还与药物的性味、质地有着密切的联系。一般而言，升浮药的药性大多温热，药味大多辛甘；沉降药的药性大多寒凉，药味大多酸苦咸。凡质轻的植物花、叶、皮、枝类药物，大多属升浮药；质重的种子、果实、矿物、贝壳类药物，大多属沉降药。但这只是一般规律，如古人说："诸花皆升，旋覆独降"；"诸子皆降，蔓荆独升"；"芫花沉降，苍耳升浮"等，均属例外。所以说，药物的性味、质地与其升浮沉降的特性虽然有着一定的联系，但并非是决定因素。

四、升降浮沉的临床意义

临床运用药物升降浮沉的性能，可以调整脏腑功能，或使药物作用于机体的不同病变部位，顺势驱邪，从而达到治愈疾病的目的。其临床意义主要包括：①利用药物的升降浮沉性能，纠正人体气机的升降出入失调，使之恢复正常。如胃气上逆者，可用降胃止呕药治疗。②顺应气机趋向，因势利导，祛邪外出。如饮食过多，胃腑拒纳而欲作呕者，可用涌吐药，助胃上逆，吐出食物，避免宿食伤胃。

PPT

第四节　归　经

一、归经的含义

归经是用以表示药物作用部位的一种性能。归有归属的意思，经是人体脏腑经络及所属部位的概称。所谓某药归某经或某几经，则表明该药的有关功效对这一（或这些）脏腑或经络具有明显作用，而对其余部位的作用则不明显，或者没有作用。

由于性味等其他性能相同、功效亦相同的药物，存在作用部位的差异，古人将这些认识加以总结，便形成了归经理论。在《内经》中已有"五味入五脏"的记载，《伤寒论》的六经辨证用药理论是归经理论形成的先声。金元时期归经理论逐步充实，并成为本草记述药物的必备内容。但其用语不一，有入某经、行某经、走某经、某药为某经之药等不同提法。清代沈金鳌《要药分剂》将其统一称为"归经"，得到医药界的认同，至今沿用。

归经理论中所指的脏腑，是中医学中特有的定位概念，其与解剖上的实际脏器有较大的区别，不能与之混淆。对于药物归经的理解，也不一定是指药物有效成分实际到达的部位，而主要是药物产生效应的部位所在。

二、归经的确定

中药的归经是以脏象学说和经络学说为理论基础，以药物所治病证为依据而确定的。脏象和经络理论，全面系统地说明了人体的生理功能和病理变化，是临床对于疾病辨证定位的根据，也是药物归经表述的基础。例如，脏象学说认为心主神志，患者出现昏迷、失眠、健忘及癫狂等精神、意识、思维异常的证候时，辨证为心的病变。能主治这类证候的药物，如开窍醒神的麝香、宁心安神的酸枣仁、补气增智的人参等，均可归心经之药。同理，桑叶明目，全蝎止痉，珍珠母潜阳，当归养血调经，皆可归肝经之药。按照十二脏腑经络表述，中药归经可分别记载为归心、肝、脾、肺、肾、胃、大肠、小肠、膀胱、胆、心包、三焦经等。按照《伤寒论》的六经辨证，中药归经可分别记载为归少阴、太阴、厥阴、少阳、太阳、阳明经等。

经络与脏腑虽有密切联系，但又各成系统，故临床有经络辨证、脏腑辨证以及六经辨证等多种辨证体系。在不同历史时期，采用的辨证体系各有侧重，其归经的表示亦有相应的特色。清代以前，以六经或经络辨证为主，药物的归经主要使用经络名称，其中包括冲脉、任脉、带脉及督脉等奇经八脉之名；其后，以脏腑辨证为主，药物的归经则主要使用脏腑名称。因此，造成了药物归经的表述和含义的不一致。例如，柴胡能解表退热，疏肝解郁，按六经辨证主归少阳经，按经络辨证主归厥阴经，按脏腑辨证主归肺、肝经。再如羌活、泽泻都有归膀胱经的记载，但含义不同。羌活归膀胱经，是指膀胱之经，羌活能发散风寒，主治恶寒、发热、头颈强痛及脉浮之表证。根据经络辨证，足太阳膀胱经为一身藩篱而主表，故言其归膀胱经。泽泻归膀胱经，是指膀胱之府，因膀胱主水液的代谢，泽泻能利水渗湿，主治小便不利、水肿之证。根据脏腑辨证，故称其归膀胱经。这样一来，给初学者带来了困难。不过在现代《中药学》中，一般归经内容都是指的脏腑，以经络定位仅见于少数特殊药物，作为必要的补充。

由于一种中药具有多种功效，可以主治数经的病证，因而其相应的归经是多方面的。在各论所载的各药之下，往往只标明其主要的归经，不能将其绝对化，误以为该药一定不归别经。

三、归经的临床意义

掌握归经理论，对于气味功效相同，而主治不尽一致的药物，可以增强用药的准确性，提高临床疗效。如同为甘寒的补阴药，沙参归肺胃经，百合归肺心经，龟甲归肝肾经，必须准确选用。再如，同为发散风寒而止痛的药物，因头痛部位不同，其使用亦有考究。太阳经头痛宜用羌活、藁本，阳明经头痛宜用白芷，少阴经头痛宜用细辛、独活，厥阴经头痛宜用川芎。徐灵胎所说："不知经络而用药，其失也泛"就是这个意思。

由于脏腑经络在生理上相互联系，在病理上相互影响，使人体成为一个统一的整体。因此，应用归经理论，又必须从整体出发，考虑到不同脏腑经络的密切关系。如咳喘因脾虚或肾虚所致者，单独拘泥于治肺，则疗效不佳。若以健脾益气或补肾之药与归肺经的补肺、止咳平喘药同用，能明显提高疗效。故徐灵胎又指出："执经络而用药，其失也泥，反能致害"。

第五节 毒 性

PPT

一、毒性的含义

在西汉以前，以"毒药"作为一切药物的总称。《周礼·天官》："医师聚毒药以供医事"。《素问·脏气法时论》："毒药攻邪，五谷为养，五果为助……"。可见，古代毒药概念源于在药、食分离上所取得的进步，也反映出当时对药物的治疗作用和毒副作用还不能很好地把握，故统称为"毒药"。

到了东汉，《神农本草经》记载"药有酸、咸、甘、苦、辛五味，又有寒、热、温、凉四气及有毒、无毒。"明确指出有毒无毒与四气五味一样，属于中药性能之一。药物有毒、无毒的区分，反映了人们对药物毒性认识的进步。东汉以后的本草著作对有毒药物都标出其毒性。人们根据毒药毒性的大小，将其分为大毒、有毒、小毒等不同等级。

现代认为，毒性是指药物对机体所产生的损害性，是用以反映药物安全程度的性能。毒性反应会造成脏腑组织损伤，引起功能障碍，使机体发生病理变化，甚至死亡。

对毒性的认识，历来存在两种观点。一种观点认为，药物的毒性即是药物偏性，凡药皆有偏性，因此毒性具有普遍性。另一种观点认为，毒性只是有毒之药对人体的损害性，而绝大多数药物是无毒的，因此毒性具有特殊性，是少数毒药特有的性能。从古到今，持后者观点的人居多。习惯上将前一观点所言毒性称为广义的毒性，后者为狭义的毒性。《中药学》强调狭义的毒性，标明少数药物为有毒之品，这对确保用药安全，极为重要。《中华人民共和国药典（2020 年版）》（简称《中国药典》）中将毒性药材按照大毒、有毒、小毒三级分类。掌握药物毒性的大小，就可以认识其作用的峻急和缓，以便根据患者体质的强弱、病情的轻重，恰当地选择药物并确定用量，做到中病即止，以防过量中毒或蓄积中毒。需要强调的是，药物的任何作用，对于正常人体和非适应证的人体，都具有损害性，绝对无毒的药物是不存在的。

二、正确对待中药的毒性

对待中药毒性的正确态度应当是"有毒观念，无毒用药"。首先要重视毒性的普遍性，牢固树立药物使用不当会对机体造成损害的观念；另一方面，又必须采取各种有效的措施，降低或消除药物的毒性反应，力求取得最佳疗效。《内经》提出："大毒治病，十去其六；常毒治病，十去其七；小毒治病，十去其八；无毒治病，十去其九；谷肉果菜，食养尽之。无使过之，伤其正也"。《神农本草经》又提出："若毒药治病，先起如黍粟，病去即止，不去倍之，不去十之，取去为度"，至今仍是值得借鉴的。

临床用药应防止两种片面性。一是使用所谓无毒药时，盲目加大用量，忽视安全，以致引起中毒反应。如被认为无毒的人参、五加皮、火麻仁等，因服用过量，亦有致人中毒，甚至死亡的报道。二是使用所谓有毒药时，为了确保用药安全而过分小心，以致忽视疗效，随意将用量降低到有效剂量之下。而哪怕是毒性最大的砒霜，只要在安全有效的剂量内合理使用，是不会引起中毒的。

一些毒性较明显的药物，往往具有较强或较特殊的医疗作用。古今医家利用有毒药治疗恶疮毒肿、疥癣、癌肿及某些疑难证、急重证方面，积累了不少经验，获得了肯定疗效，证明有毒药有其可利用的一面。对此，值得进一步研究和发掘。

古代文献中有关药物毒性的记载，大多是正确的。但由于历史条件和个人认识的局限性，其中也存在若干错误之处。如《神农本草经》将丹砂（即朱砂）列在上品药之首位，视其为无毒，多服久服不伤人之药，而素称有毒的雷丸，其安全性远远大于若干"无毒"之品。还应当注意，本草文献中记载的毒性，一般是在口服情况下的急性中毒反应，而对中药的慢性毒性却知之甚少。我们应当在前人的经验基础上，借助现代的临床研究和毒理学研究，进一步深入认识中药的毒性。

三、中药中毒的主要原因

使用药物必须以保证安全并且取得预期疗效为原则。如果所用药物对患者造成了毒性伤害，则有违用药目的。如果因用药而致患者死亡，就更无疗效可言，完全丧失了用药的意义。所以，毒性反应是临床用药时应当尽量避免的。产生中药中毒的主要原因有：①剂量过大，如附子、乌头、胆矾、斑蝥、蟾酥、马钱子等毒性较大的药物，用量过大、服用过长可导致中毒。②炮制不当，如使用未经炮制的生半夏、甘遂；煎煮时间太短的川乌、附子。③误服伪品，如误以华山参、商陆替代人参；独角莲替代天麻使用。④配伍不当，如乌头与瓜蒌、甘遂与甘草同用而致中毒。⑤个体差异，患者体质、年龄、性别的区别与中药毒性的产生关系密切。

避免中药发生毒性反应，要从中药用法、用量等各环节严格把关。同时，根据国家《药品不良反应监测报告制度》，及时关注中药的毒性和不良反应，制定中药的毒性标准和中毒检测标准及解救措施，保证中药的安全应用。

》》实例分析 4 - 1

实例　药酒可以用于防治疾病，至今在医疗保健中发挥重要作用。药酒常用浸泡法制备，由于配制方法简单，民间通常有"自泡药酒秘方"。2017 年某村发生一起饮用自泡药酒中毒事件，中毒 4 人，死亡 1 人，其余 3 人经救治痊愈。经调查确定，饮用含川乌药材的自泡药酒是中毒的主要原因。

问题　1. 分析药酒中毒的原因。

　　　2. 本事件反映了什么问题？有何启发？

答案解析

目标检测

答案解析

一、单项选择题

1. 四气是表示（   ）

    A. 药物的性质　　　　　B. 药物作用的定位　　　　C. 药物作用趋势　　　　D. 药物的滋味

2. 五味中酸味的功效有（   ）

    A. 补益和中　　　　　　B. 发散行气　　　　　　　C. 收敛固涩　　　　　　D. 渗湿利尿

3. 归经的理论基础是（   ）

    A. 阴阳学说　　　　　　B. 五行学说　　　　　　　C. 藏象学说　　　　　　D. 脏腑经络学说

4. 脏象学说认为酸枣仁具有宁心安神的功效，其归经可为（   ）

    A. 心经　　　　　　　　B. 肺经　　　　　　　　　C. 脾经　　　　　　　　D. 肾经

5. 不是甘味作用的是（   ）

    A. 补益　　　　　　　　B. 发散　　　　　　　　　C. 调和药性　　　　　　D. 缓急和中

6. 用咸味药治瘿瘤瘰疬、痰火结核等证，是取其（   ）

    A. 宣泄之功　　　　　　B. 发散之功　　　　　　　C. 泻下之功　　　　　　D. 软坚散结之功

7. 属于沉降性中药作用的是（   ）

    A. 祛风散寒　　　　　　B. 升阳发表　　　　　　　C. 重镇安神　　　　　　D. 开窍涌吐

8. 升降浮沉反映药物作用的（   ）

    A. 部位　　　　　　　　B. 范围　　　　　　　　　C. 原理　　　　　　　　D. 趋向性

9. 属于升浮性中药作用的是（   ）

    A. 解表　　　　　　　　B. 利水　　　　　　　　　C. 泻下　　　　　　　　D. 清热

10. 下列不属于药性理论内容的是（   ）

    A. 升降浮沉　　　　　　B. 归经　　　　　　　　　C. 用法　　　　　　　　D. 性味

二、思考题

1. 四气包括哪些内容？它们有何作用？

2. 五味包括哪些内容？它们各有何作用？

3. 何谓升降浮沉？影响药性升降浮沉的因素有哪些？

4. 何谓毒性？药物毒性反应的产生与哪些因素有关？

书网融合……

　　　　　　知识回顾　　　　微课　　　　习题

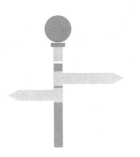

第五章　中药的应用

学习引导

生活中，越来越多人的选择用中药来保健养生或者治疗疾病。中医开具的中药处方中常见多味中药配合应用，这是中医临床用药的主要形式，即中药配伍。汤剂是中药最常采用的剂型，为保证中药的疗效，对中药汤剂的煎煮器皿、煎煮方法、服药方法、用药禁忌等都有一定的要求。

本单元主要介绍中药配伍的含义、"七情"的内容、用药禁忌及中药饮片的用法用量。

学习目标

知识要求

1. **掌握**　中药配伍的含义和目的；"七情"的内容；配伍用药禁忌、妊娠用药禁忌、服药饮食禁忌；剂量的含义。

2. **熟悉**　中药饮片的煎煮方法；中药特殊煎煮法的体例、处理方法和具体要求；中药剂量大小的依据。

3. **了解**　古今计量单位的换算方法；中药的服药方法与服药时间。

中药的应用是指在中医理论指导下，根据疾病需要使用药物的原则和方法。主要内容包括中药配伍、用法、用量、用药禁忌等。掌握这些原则和方法是提高中药疗效和确保安全用药的前提，在中药学中占有重要的地位。

第一节　中药的配伍

PPT

一、配伍的含义

配伍是指根据病情需要和药性特点，按照用药法度，将两味或两味以上的药物配合应用的用药形式。配伍用药的方法和理论，是古人在药物防治疾病的长期实践中逐步形成的。

药物经过配伍，或提高疗效，或扩大适用范围，或降低不良反应，或预防中毒，或产生毒副作用。中药配伍理论对于指导临床高效安全用药具有重要意义。

二、"七情"的含义　微课

古代医家把单味药的应用与药物之间的配伍关系称为"七情"。七情最早记载于《神农本草经·序例》，其云："药……有单行者，有相须者，有相使者，有相畏者，有相恶者，有相反者，有相杀者，凡此七情，合和视之。""七情"之中，除单行者外，其余六个方面都是配伍关系。现分述如下：

1. 单行　即"单方不用辅也"，单用一味药即可治愈单纯疾病，称为单行。如清金散就是单用一味黄芩，治肺热咳血的病证。

2. 相须　即"同类不可离也"，指将性能功效相类似的药物配合应用，以增强原有疗效。如麻黄与桂枝配合，能明显增强发汗解表功效；石膏与知母配合，能明显增强清热泻火的功效；大黄与芒硝配合，能明显增强攻下泻热的作用；全蝎、蜈蚣同用，能明显增强止痉定搐的作用。

3. 相使　即"我之佐使也"，在性能功效方面有某些共性的药物配伍应用，以一味药为主，另一味药为辅，辅药能提高主药的疗效。如补气利水的黄芪与利水健脾的茯苓配合时，茯苓能提高黄芪补气利水的治疗效果；清热燥湿的黄芩与攻下泻热的大黄配合时，大黄能提高黄芩清热泻火的治疗效果。因此相使配伍的药物必须依据药物的性能功效强弱，病情和治疗目的来确定主辅关系，达到配伍目的。

4. 相畏　即"受彼之制也"，一种药物的毒性反应或副作用，能被另一种药物减轻或消除。如生半夏和生南星的毒性能被生姜减轻或消除，所以说生半夏和生南星畏生姜。

5. 相杀　即"制彼之毒也"，一种药物能减轻或消除另一种药物的毒性或副作用。如生姜能减轻或消除生半夏和生南星的毒性或副作用，所以说生姜杀生半夏和生南星的毒。由此可知，相畏、相杀实际上是同一配伍关系的两种提法，是药物间相互对峙而言的。

6. 相恶　即"夺我之能也"，两药合用，一种药物能使另一种药物原有功效降低，甚至丧失。如人参恶莱菔子，因为莱菔子能削弱人参的补气作用。相恶，只是两药的某一方面或某几方面的功效减弱或丧失，并非二药的各种功效全部相恶。如生姜恶黄芩，只是生姜的温肺、温胃功效与黄芩的清肺、清胃功效互相牵制而疗效降低，但生姜还有和胃止呕的功效，黄芩可以清泄少阳以除热邪。对于这些功效，两药合用不一定相恶。

两药是否相恶，还与所治证候有关，并非所有所治证候均相恶。如用人参治疗脾肺气虚且无邪实之证，若配伍消积导滞的莱菔子，则人参补气效果降低。但对脾虚食积气滞之证，如单用人参益气，有壅滞之弊，不利于积滞胀满之证；如单用莱菔子消积导滞，又会加重气虚。两者合用，则相制而相成，存利除弊。故《本草新编》说："人参得莱菔子，其功更神"。

7. 相反　即"两不相和也"，两种药物合用，能产生或增强毒性反应或副作用。主要指"十八反"、"十九畏"中的若干药物，如甘草与甘遂相反。

即学即练 5－1

黄芪与茯苓配伍属于（　　　）

答案解析　　A. 相须　　　　　B. 相使　　　　　C. 相畏　　　　　D. 相反

三、配伍的临床意义

除单行外，六种配伍关系的临床意义可以概括为四个方面。①相须与相使：能使药物产生协同作用而增进疗效，是临床用药时要充分利用的。②相恶：药物互相拮抗而抵消、削弱原有功效，用药时应加以注意。③相畏与相杀：药物由于相互作用，减轻或消除原有的毒性或副作用，在应用毒性药或烈性药时必须考虑选用。④相反：药物因相互作用而产生或增强毒副作用，属于配伍禁忌，原则上应避免配用。

知识链接

在"七情"配伍的基础上，药物按一定法度加以组合，并确定一定的分量比例，即为方剂。方剂是药物配伍应用的较高形式。"君臣佐使"是药物在方剂中的组方原则。君药是针对主病或主证起主要作用的药物；臣药是辅助君药加强治疗作用或针对兼病或兼证的药物；佐药协助君、臣药以加强治疗作用或直接治疗次要兼证或减轻或消除君、臣药毒性或峻烈之性；使药则为引经药或者调和药，可引经入药或调和方中诸药。

第二节　用药禁忌

PPT

一、用药禁忌的含义

用药禁忌是指临床用药时，必须注意在某种情况下不宜使用某些药，或在服药时不宜吃某些食物等问题，以免发生毒副反应或影响疗效。主要包括配伍禁忌、妊娠用药禁忌、病证禁忌、饮食禁忌四个方面。

二、用药禁忌的内容

1. 配伍禁忌　指药物配伍应用后会使药物疗效降低或丧失，或产生毒副作用，严重时危及生命安全，应当避免合用。

在现存文献中最早论及药物配伍禁忌的是汉代《神农本草经》。该书在序例中提出"勿用相恶、相反者"。据《蜀本草》统计，《神农本草经》所载药物中，相恶的有六十种，相反的有十八种。自金元以降，古代医家相继提出了"十八反""十九畏"的配伍禁忌，并被多数人认可遵从，一直沿用至今。

"十八反"：乌头反贝母、瓜蒌、半夏、白蔹、白及；甘草反甘遂、大戟、海藻、芫花；藜芦反人参、沙参、丹参、玄参、细辛、芍药。

"十八反"歌诀：本草明言十八反，半蒌贝蔹及攻乌；藻戟遂芫俱战草，诸参辛芍叛藜芦。

"十九畏"：硫黄畏朴硝，水银畏砒霜，狼毒畏密陀僧，巴豆畏牵牛，丁香畏郁金，牙硝畏三棱，川乌、草乌畏犀角，人参畏五灵脂，官桂畏赤石脂。

"十九畏"歌诀：硫黄原是火中精，朴硝一见便相争；水银莫与砒霜见，狼毒最怕密陀僧；巴豆性烈最为上，偏与牵牛不顺情；丁香莫与郁金见，牙硝难合荆三棱；川乌草乌不顺犀，人参最怕五灵脂；官桂善能调冷气，若逢石脂便相欺；大凡修合看顺逆，炮爁炙煿莫相依。

要注意的是"十九畏"之"畏"，是指相反的意思，和"七情"中"相畏"的含义并不相同。而自宋代以后，"相畏"关系也被列为配伍禁忌，与"相恶"混淆不清。

对"十八反"和"十九畏"中记载的一些药物，历代医家的看法都不尽相同，有些人认为其中一些药物合用并非绝对禁忌，如甘遂半夏汤以甘草同甘遂并列；十香返魂丹将丁香与郁金同用；大活络丸中乌头与犀角并排等等。但多数人将其作为配伍的绝对禁忌予以遵守。现代对"十八反"和"十九畏"的实验研究尚处在初级阶段，对其机理还有待进一步深入探索。因此，目前应采取慎重态度。一般说来，对于"十八反"和"十九畏"中药物，若无充分根据和应用经验，仍须避免盲目配合应用。

即学即练 5-2

根据"十九畏"中表述，不能与芒硝配伍的是（　　）

A. 牵牛子、丁香　　　B. 硫黄、三棱　　　C. 人参、郁金　　　D. 肉桂、川乌

2. 妊娠用药禁忌　是指妇女妊娠期除中断妊娠、引产外，禁忌使用或须慎重使用的药物。根据某些药物对胎元损害程度的不同，一般可分为禁用与慎用两类。

妊娠禁用药：大多是毒性较强或药性猛烈的药物，如水银、砒霜、雄黄、轻粉、斑蝥、马钱子、蟾酥、川乌、草乌、藜芦、胆矾、瓜蒂、巴豆、甘遂、大戟、芫花、牵牛子、商陆、麝香、三棱、莪术、水蛭、虻虫等。

妊娠慎用药：大多具有小毒或通经祛瘀、行气破滞，以及辛热滑利的药物。如大黄、芒硝、番泻叶、桃仁、红花、牡丹皮、枳实、附子、干姜、肉桂等。

因妊娠禁忌药可能对妊娠妇女产生危害，故应给予足够的重视。对于妊娠妇女，如无特殊必要，应当尽量避免使用妊娠禁忌药，以免发生事故。凡禁用药一般都不能使用，慎用药应根据孕妇病情，斟酌使用。如孕妇患病非用不可，则应准确辨证，掌握好剂量与疗程，并通过恰当炮制和配伍，尽量减轻药物对妊娠的危害，做到用药安全有效。

 实例分析 5-1

实例　在电视剧中，后宫嫔妃怀孕期间使用由麝香等药材制作而成的美容用品，使用一段时间后胎儿流产。

问题　1. 孕妇流产的原因是什么？

　　　　2. 妊娠禁用药有哪些？请举例说明。

答案解析

3. 病证禁忌　是指某类或某种病证应当避免使用某类或某种药物。药物皆有偏性，或寒或热，或升或降，或补或泻，或走或守，用之得当，可以以偏纠偏；若使用不当，其偏性又会反助病势，加重病情或造成新的病理偏向。因此，凡药不对证，药物功效不为病情所需，有可能导致病情加重、恶化者，原则上都属病证禁忌范围。如寒证忌用寒药，热证忌用热药，邪盛而正不虚者忌用补虚药，正虚而无邪者忌用祛邪药等，皆属一般的常规禁忌。病证用药禁忌的内容涉及很广，对于某些类别和具体药物的病证禁忌，将在各论中加以介绍。

4. 饮食禁忌　是指服药期间对某些食物的禁忌，又简称食忌，也就是通常所说的忌口。

服药期间，有些食物会减弱或消除药物的功效，或产生不良反应，因此要禁食这些食物。

一般而言，患病期间，患者的脾胃功能都可能有所减弱，因此应忌食生冷、辛辣、油腻、有刺激性的食物，以免影响脾胃功能，不利于药物的吸收。根据病情的不同，饮食禁忌也有区别。如热证、阳证患者应忌食辛辣、油腻、煎炸类食物；寒证、阴证患者应忌食生冷类食物；胸痹患者应忌食肥肉、脂肪、动物内脏、烟、酒；肝阳上亢、头晕目眩、烦躁易怒者应忌食胡椒、辣椒、大蒜、白酒等辛热助阳之品；脾胃虚弱者应忌食油炸黏腻、寒冷坚硬、不易消化的食物；疮痈肿毒者应忌食鱼、虾、蟹、羊肉等腥膻发物及辛辣刺激性食品。

此外，古代文献记载有常山忌葱；地黄、何首乌忌葱、蒜、萝卜；薄荷忌鳖肉；茯苓忌醋；鳖甲忌苋菜；威灵仙、土茯苓忌茶；以及蜜反生葱等，也应作为服药禁忌的参考。

第三节　中药的用法

PPT

一、中药剂型

临床应用中药需要将药物加工制成适合医疗的剂型。中药的剂型很多，传统剂型主要以汤剂和膏丹丸散为主。随着中药研究的发展，现代又研发了注射剂、片剂、胶囊剂、冲剂、口服液、栓剂、气雾剂、膜剂等新剂型。不同剂型的中药在用法上各有不同。汤剂是临床应用中药最常采用的剂型，且多由病家自制，本节仅介绍中药汤剂的煎煮法及中药的服法。

二、煎煮方法

中药汤剂煎服方法得当与否，直接影响其临床疗效。清代徐灵胎在《医学源流论》中说："煎药之法，最亦深讲，药之效不效，全在于此。"

（一）煎药器具

煎药器具最好用陶瓷器皿中的砂锅、砂罐。因其化学性质稳定，不易与药物成分发生化学反应，并且导热均匀，保暖性能好。其次可用白色搪瓷器皿或不锈钢锅。煎药忌用铁、铜、铝等金属器具。因金属元素容易与药液中的中药成分发生化学反应，可能使疗效降低，甚至产生毒副作用。

（二）煎药用水

煎药用水必须无异味、洁净澄清，含矿物质及杂质少。一般来说，凡人们在生活上可作饮用的水都可用来煎煮中药。用水量应根据饮片质地、有效成分、煎煮时间等情况来确定。一般用水量为饮片浸泡并适当按压后，液面淹没过饮片约2厘米为宜。质地坚硬、黏稠或需久煎的药物加水量应适当多一些；质地疏松或有效成分容易挥发，煎煮时间较短的药物，则液面淹没药物即可。

（三）煎前浸泡

中药饮片煎煮前浸泡既有利于有效成分的充分溶出，又可缩短煎煮时间，避免因煎煮时间过长，导致部分有效成分耗损、破坏过多。多数药物宜用冷水浸泡，一般药物浸泡20~30分钟，种子、果实类药物可浸泡1小时，总体以泡透为原则，然后煎煮。

（四）煎煮火候及时间

一般药物宜先武火后文火，即未沸前用大火，沸后用小火保持微沸状态，以免药汁溢出或过快熬干。解表药及其他芳香性药物，一般用武火迅速煮沸，改用文火维持10~15分钟即可。有效成分不易煎出的矿物类、骨角类、贝壳类药及补益药，一般宜煮沸后文火久煎，使有效成分充分溶出。有毒药物也应文火久煎，以降低毒性。

（五）煎煮次数

一般来说，一剂药可煎3次，最少应煎2次。因为煎药时药物有效成分首先会溶解在进入药材组织的水液中，然后再扩散到药材外部的水液中。到药材内外溶液的浓度达到平衡时，因渗透压平衡，有效成分就不再溶出了。这时，只有将药液滤出，重新加水煎煮，有效成分才能继续溶出。煎煮完毕后，应榨渣取汁，以免有效成分的损失和浪费。

（六）入药方法

一般药物可以同时入煎，但部分药物因其性质、性能及临床用途不同，应作特殊处理。这些药物的特殊处理法，必须在处方中注明。

1. 先煎 有效成分不易煎出的矿物、贝壳类药物如磁石、牡蛎等，应打碎先煎 30 分钟后，再加入其他药同煎。含毒性成分的药物如制川乌、制附子等，因久煎可以降低其毒烈性，也宜先煎 45～60 分钟（煎至入口无麻味为度）。

2. 后下 有效成分煎煮时容易挥散或破坏的药物如薄荷、荆芥、砂仁、白豆蔻、木香、钩藤等，入药宜后下，待其他药煎煮将成时加入，煎沸几分钟即可。大黄、番泻叶、罗汉果等药甚至可以直接用开水泡服。

3. 包煎 特殊质地、成分的药材如蒲黄、海金沙等质地过轻，煎煮时易飘浮在药液面上或成糊状；如辛夷、旋覆花等带有绒毛，对咽喉有刺激性；如车前子、葶苈子等富含淀粉、黏液质，煎煮时容易粘锅、糊化、焦化，这几类药入药时都宜用纱布包裹入煎。

4. 另煎 贵重药材如人参、西洋参等，宜另煎取汁，以免煎出的有效成分被其他药渣吸附，造成浪费。

5. 烊化 胶类药材如阿胶、鹿角胶等，因其容易黏附于其他药渣及锅底，既浪费药材，又容易熬焦，宜另行烊化，再与其他药汁兑服。

6. 冲服 入水即化、汁液类的药物如芒硝、蜂蜜、竹沥等，宜用煎好的其他药液或开水冲服。

三、服药方法

服药方法是根据病情和药性决定的，服药方法是否得当，对药物疗效有着直接的影响。

（一）服药时间

适时服药是合理用药的重要方面，古代医家对此甚为重视。《汤液本草》说："药气与食气不欲相逢，食气消则服药，药气消则进食，所谓食前食后盖有义在其中也"。具体服药时间应根据胃肠的状况、病情需要及药物特性来确定。

1. 空腹服 指清晨空腹时服药，此时，胃肠内无食物，可避免药物与食物混合，能迅速发挥药效。如驱虫药、峻下逐水药等，均应空腹服用。

2. 饭前服 指吃饭前服药，此时，胃中也无食物，有利于药物的消化吸收。如攻下药、其他治疗胃肠道疾病的药物宜饭前服用。

3. 饭后服 指吃饭后服药，此时，胃中存有较多食物，药物与食物混合，可减轻其对胃肠的刺激，故对胃肠道有刺激性的药宜饭后服。消食药亦宜饭后及时服用，以利充分发挥药效。一般药物，无论饭前或饭后服，服药与进食都应间隔 1 小时左右，以免影响药物与食物的消化吸收与药效的发挥。

此外，为了使药物能充分发挥作用，有的药还应在特定的时间服用。如安神药用于治失眠，宜在睡前 30 分钟至 1 小时服药；缓下剂亦宜睡前服用，以便翌日清晨排便；涩精止遗药也应在睡前给药；截疟药应在疟疾发作前两小时服药，急性病则不拘时限。

（二）服药次数

一般疾病服药，多采用每日一剂，每剂分二服或三服。病情急重者，可每隔四小时左右服药一次，昼夜不停，使药力持续，利于控制病势。

服用发汗药、泻下药时，应适可而止。一般以得汗、得下为度，不必尽剂，以免汗、下太过，损伤正气。

呕吐病人服药宜小量频服。小量，可减少药物对胃的刺激；频服，能保证一定的服药剂量。

（三）服药冷热

临床用药时，服药的冷热应具体分析，区别对待。一般汤药多宜温服。如治寒证用热药，宜于热服。特别是辛温发汗解表药用于外感风寒表实证，不仅药宜热服，服药后需温覆取汗。至于治热病所用寒药，如热在胃肠，患者欲冷饮者可凉服，如热在其他脏腑，患者不欲冷饮者，寒药仍以温服为宜。另外，用从治法时，也有热药凉服，或凉药热服者。

此外，对于丸、散等固体药剂，除特别规定外，一般都宜用温开水送服。

第四节 中药的剂量

PPT

一、剂量的含义

剂量，即药物的用药量，一般是指单味药的成人内服一日用量。也有指在方剂中药与药之间的比例分量，即相对剂量。

中药的计量单位，古代有重量（铢、两、钱、斤等）、度量（尺、寸等）及容量（斗、升、合等）多种计量方法，此外，还有"刀圭"、"方寸匕"、"撮"、"枚"等较粗略的计量方法。后世多以重量为计量固体药物的方法。明清以来，普遍采用16位进制，即1斤＝16两＝160钱。现代我国统一采用公制计量单位，即1公斤＝1000g。为了方便处方和配药，特别是古方剂量的换算，通常按规定以近似值进行换算，即1两（16位制）＝30g，1钱＝3g，1分＝0.3g。

二、确定剂量的依据

用药剂量是否得当，是确保用药安全、有效的重要因素之一。临床上主要依据所用药物的药性、用药方法、患者情况、气候地域等多方面的因素来确定中药的具体用量。

（一）药物方面

1. 药材质量 质优力强者，用量宜小些；质次力不足者，用量可大些。

2. 药材质地 花叶类质轻之品用量宜轻，金石、贝壳质重之品用量宜重；干品用量宜轻，鲜品用量宜重。

3. 药物的气味 气味平淡作用缓和的药，用量可稍重；气味浓厚作用峻猛的药，用量宜轻。

4. 有毒无毒 有毒者，应严格控制剂量，不得超出安全范围；无毒者，剂量变化幅度较大，可适当增加用量。

（二）用药方面

1. 方药配伍 单味应用时剂量宜大；复方应用时剂量宜小；在方中作主药时用量宜稍大，而作辅药则用量宜小些。

2. 剂型 入汤剂时用量宜大；入丸、散剂时用量宜小。

3. 使用目的 某些药因用量不同可出现不同作用，故可据不同使用目的增减用量，如槟榔用以行气消积用 3～9g 即可，而用以驱绦虫则须用 30～60g。

（三）患者方面

1. 体质 在以祛邪为主时，体强者用量宜重；体弱者用量宜轻。以补虚为主时，脾胃强健者，用量宜稍大；脾胃虚弱者，用量宜轻小。

2. 年龄 小儿发育未全，老人气血渐衰，对药物耐受力均较弱，故用量宜减小；而青壮年气血旺盛，对药物耐受力较强，故用量宜大些。小儿五岁以下通常用成人量的四分之一，六岁以上可按成人量减半用。

3. 性别 一般说男女用量差别不大，但在妇女月经期、妊娠期，使用活血化瘀药则宜减量。

4. 病程 新病患者正气损伤较小，用量可稍重；久病多伤正气，用量宜轻些。

5. 病势 病急病重者用量宜重，病缓病轻者用量宜轻。

6. 生活习惯与职业 如以辛热药疗疾，平时不喜食辛辣热物或常处高温下作业的人用量宜轻，反之则用量宜重。

（四）其他方面

除上述因素外，还应考虑到季节、气候及居住的自然环境等方面的因素。做到"因时制宜"、"因地制宜"。我国东南地区温暖潮湿，温热和滋腻之药用量宜轻；西北地区，寒冷干燥，寒冷或香燥之品用量宜轻。春夏气候温热，易于出汗，发汗药用量不宜重；秋冬气候寒冷，腠理致密，发汗药用量则宜适当增加。

目标检测

答案解析

一、单项选择题

1. 病情单纯，选用针对性较强的单味药应用，称（　　　）

    A. 相须   B. 相使   C. 相畏   D. 单行

2. 临床应用时应避免应用的配伍关系是（　　　）

    A. 相须、相使   B. 相畏、相杀   C. 相恶、相反   D. 相杀、相恶

3. 生姜能减轻或消除生半夏的毒性，这种配伍称（　　　）

    A. 相畏   B. 相杀   C. 相恶   D. 相反

4. 属于"十八反"的配伍药对是（　　　）

    A. 甘草与海藻   B. 丁香与郁金   C. 人参与五灵脂   D. 三棱与莪术

5. 用药禁忌不包括（　　　）

    A. 配伍与妊娠禁忌   B. 炮制禁忌   C. 饮食禁忌   D. 证候禁忌

6. "十九畏"属于七情中（　　　）

    A. 相畏   B. 相杀   C. 相恶   D. 相反

7. 细小而含黏液质多的种子类药入汤剂宜（　　　）

A. 先煎　　　　　　　B. 后下　　　　　　　C. 另煎　　　　　　　D. 包煎

8. 宜饭后服用的药物是（　　　）

　　A. 对胃肠有刺激性的药　　　　　　　B. 驱虫药与泻下药

　　C. 安神药　　　　　　　　　　　　　D. 滋补药

9. 煎药器具最宜选用（　　　）

　　A. 陶砂锅　　　　　　　B. 金属锅　　　　　　C. 搪瓷器皿　　　　　　D. 不锈钢锅

10. 临床上确定中药用量的主要依据不包括（　　　）

　　A. 服药的季节与用药方法　　　　　　B. 药物性质、剂型与配伍

　　C. 炮制方法　　　　　　　　　　　　D. 患者年龄、体质、病情

二、思考题

1. 中药配伍的临床应用意义是什么？

2. 服药期间，在饮食方面要注意什么？

3. 人参入药为什么要另煎？

4. 影响中药用药剂量的因素有哪些？

书网融合……

知识回顾　　　　　　微课　　　　　　习题

第二篇
各　论

第六章 解表药

学习引导

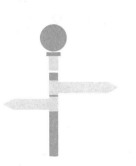

表证通常是由于表邪从人体皮毛、口鼻侵入，导致出现发热恶寒、头痛身疼、舌苔薄、脉浮等症。临床中有的患者表现为发热恶寒重、口不渴、舌苔薄白等症状，有的患者表现为发热恶寒轻、咽干口渴、舌苔薄黄等症状。对于症状不同的表证患者，如何正确地选择使用解表药，实现"药到病除"呢？

本单元主要介绍解表药的含义及分类，学习 23 味常用解表药的功效、适应证和使用注意。

学习目标

知识要求

1. **掌握** 解表药的含义、功效、适应证和使用注意；掌握药物 11 味（麻黄、桂枝、紫苏、荆芥、防风、细辛、薄荷、牛蒡子、菊花、葛根、柴胡）。

2. **熟悉** 药物 8 味（生姜、香薷、羌活、白芷、辛夷、蝉蜕、桑叶、升麻）。

3. **了解** 药物 4 味（藁本、苍耳子、蔓荆子、淡豆豉）。

1. 含义 凡以发散表邪、解除表证为主要作用的药物，称解表药，又谓发表药。

2. 性能特点 解表药多具有辛味，性能发散，主入肺、膀胱经。偏行肌表，使肌表之邪外散或从汗而解，从而达到治愈表证。本类药物具有发散解表功效，部分药物兼能宣肺、利水、透疹、祛风湿。

3. 分类、功效与适应证（表 6 - 1）

表 6 - 1 解表药的分类、功效与适应证

分类	功效	适应证
发散风寒药（辛温解表药）	发散风寒	外感风寒所致的风寒表证。症见恶寒发热，无汗（表实证）或汗出不畅（表虚证），头痛身痛，口不渴，舌苔薄白，脉浮紧。部分药物兼治痹证、喘咳、水肿、麻疹及疮疡初起兼有风寒表证等证
发散风热药（辛凉解表药）	发散风热	外感风热所致的风热表证。症见发热微恶寒，有汗，咽干口渴，头痛目赤，舌苔薄黄，脉浮数。部分药物兼治风热所致目赤多泪，咽喉肿痛，麻疹不透及风热咳嗽等证

4. 配伍应用 使用解表药时，除针对外感风寒、风热表邪的不同，相应选择长于风寒或风热的药物外，还必须根据四时气候和患者体质不同而恰当选择、配伍用药。

（1）冬季多风寒，用发散风寒药；春季多风热，用发散风热药；夏季多夹暑湿，常以解表药配伍祛暑化湿药同用；秋季多兼燥邪，则常以解表药配伍润燥药同用。

（2）虚人外感，正虚邪实，难以祛散表邪者，常以解表药配伍补气、助阳、滋阴、养血等补养药同用，以扶正祛邪。

（3）温病初起，邪在卫分，常以发散风热药配伍清热解毒药同用。

5. 使用注意

（1）发汗作用较强的解表药，不要用量过大，以免发汗太过，耗伤阳气，损及津液，造成"亡阳"或"伤阴"弊端。

（2）表虚自汗、阴虚盗汗以及疮疡日久、淋病、失血者，虽有表证，也应慎用。

（3）注意气候地域，如春夏腠理疏松易出汗用量宜轻，冬季腠理致密用量宜重。南方炎热用药宜轻，北方严寒用药宜重。

（4）解表药多为辛散之品，入汤剂不宜久煎，以免有效成分挥发而降低药效。

PPT

第一节　发散风寒药

麻　黄 微课
Mahuang

【来源】 为麻黄科植物草麻黄 *Ephedra sinica* Stapf、木贼麻黄 *Ephedra equisetina* Bge. 或中麻黄 *Ephedra intermedia* Schrenk et C. A. Mey. 的干燥草质茎。

【处方用名】 麻黄草、麻黄绒、炙麻黄、蜜麻黄。

【性味归经】 辛、微苦，温。归肺、膀胱经。

【功效应用】

1. 发汗散寒　用于外感风寒表实证。本品辛温发散之性较强，善能开泄腠理，透发毛窍，主要通过发汗以外散侵袭肌表的风寒邪气。其发汗作用尤为显著，多用治外感风寒重证，常与桂枝相须为用，如麻黄汤。

2. 宣肺平喘　用于风寒束肺之喘咳实证。本品辛散而微兼苦降之性，可外开皮毛郁闭，内降上逆之气，使肺气宣畅而宣肺平喘。常以苦杏仁等止咳平喘药为辅助。

3. 利水消肿　用于水肿而兼有表证者。可与发汗利水药配伍。

【性能特点】 本品辛散质轻，苦泄温通，入肺与膀胱经。外能达肌表、开腠理、透毛窍、散风寒，以达发汗解表之功，为辛温发汗之峻品，被誉为"发汗解表第一药"。内开宣肺气、通畅气机以平喘，为宣肺平喘之良药。又能通调水道，下输膀胱，以利水消肿，治风水水肿。此外，取其温通宣达之性，散寒通滞以逐经络阴寒之邪，治风寒湿痹、阴疽、痰核等证。

【用法用量】 煎服，2～10g。发汗解表宜生用；止咳平喘多蜜炙用；捣绒缓和发汗，小儿、年老体弱者宜用麻黄绒或炙用。

【使用注意】 本品发散力强，故表虚自汗、阴虚盗汗及肾不纳气的虚喘者均当忌服。

📖 **知识链接**

麻黄的主要有效成分含麻黄碱、伪麻黄碱、甲基伪麻黄碱、麻黄次碱等多种生物碱及挥发油、有机酸类、黄酮类等。其中麻黄碱和伪麻黄碱，经过处理后可转变成甲基苯丙胺，其右旋体盐酸盐就是"冰毒"，它的另一种衍生物3,4–亚甲二氧甲基苯丙胺，就是俗称的"摇头丸"。"冰毒"与"摇头丸"均为法定新型毒品。麻黄既为治病良药，又是易制毒原料，人们对它的利用应趋利避害，依法规范。

桂 枝

Guizhi

【来源】 为樟科植物肉桂 *Cinnamomum cassia* Presl 的干燥嫩枝。

【处方用名】 细桂枝、嫩桂枝、桂枝尖、川桂枝。

【性味归经】 辛、甘，温。归心、肺、膀胱经。

【功效应用】

1. 发汗解肌 用于外感风寒表证。本品开腠发汗之力较麻黄温和，能宣阳气于卫分、畅营血于肌表，用治外感风寒，不论有汗或无汗均可应用。表实无汗者，常与麻黄同用，既助其发汗散寒，又通阳气，畅血脉以缓和头身疼痛；表虚有汗者，则常与白芍配伍，以收调和营卫之效。

2. 温通经脉 用于寒凝血滞及风寒痹证等多种痛证。如胸痹心痛、脘腹冷痛、经闭腹痛、产后腹痛、风寒湿痹、肩臂疼痛等，本品辛散温通，可温散经脉寒邪，有利于寒凝血瘀及风寒痹证等里寒证的治疗。可与活血化瘀、祛风湿、温里药等同用。

3. 助阳化气 用于痰饮眩晕，膀胱蓄水及心动悸、脉结代。本品能扶助脾肾阳气，促进气化，治水湿停滞所致痰饮眩晕、心悸、咳嗽；膀胱气化不行所致水肿，小便不利。还能助心阳、散阴寒、通血脉、止悸动，常为方中君药。

4. 平冲降气 用于阴寒内盛，引动下焦冲气，上凌心胸所致奔豚。

【性能特点】 本品性味辛温能发散风寒，但发汗力不如麻黄。甘温助阳，既走表，又走里，长于温通阳气，透达营卫，故有发汗解肌之功，治风寒感冒无论表实、表虚皆宜。尤其善用治发热头痛，汗出恶风的表虚证。本品能温经通脉、助阳化气，可用于寒凝血滞诸痛，心阳不足之心悸、脉结代及水湿不化所致痰饮、蓄水证。其止痛作用较广，以治冷痛为主。此外，还能平冲降气，用于奔豚。

【用法用量】 煎服，3~10g；或入丸散。外用适量，研末调敷，或煎汤熏洗。

【使用注意】 本品辛温助热，易伤阴动血，故温热病、阴虚阳盛、血热妄行诸出血证忌服，孕妇及月经过多者慎服。

📱 **知识链接**

奔豚：又名奔豚气，是指患者自觉有气从少腹上冲胸咽的一种病证。由于气冲如豚之奔突，故名奔豚。本证主要是由于阴盛或阳衰引起寒水上逆，或肝脏气火上逆所致，临床症状表现为发作性下腹气上冲胸，直达咽喉，腹部绞痛，胸闷气急，头昏目眩，心悸易凉，烦躁不安等。

紫 苏

Zisu

【来源】 为唇形科植物紫苏 *Perilla frutescens* (L.) Britt. 的干燥茎和叶。

【处方用名】 全紫苏、苏叶、苏梗、紫苏叶。

【性味归经】 辛，温。归肺、脾经。

【功效应用】

1. 解表散寒 用于外感风寒证。本品辛温发散之性较为缓和，外感风寒轻证可以单用，重证须与发散风寒药同用。

2. 行气和胃 用于脾胃气滞，胸闷呕吐，妊娠恶阻。本品能行气宽中除胀、和胃化湿止呕，兼有安胎之功，可用治中焦气机郁滞之胸脘胀满、恶心呕吐，还可用于胎气上逆，胎动不安及妊娠呕吐。

此外，本品尚可解鱼蟹毒，用治因食鱼蟹中毒之腹痛吐泻。

【性能特点】本品辛温而芳香气烈，发散风寒作用较弱，多用于外感风寒轻证。因其入肺经兼能宣肺止咳，入脾经又能行气宽中，和中止呕，故对外感风寒咳喘有痰兼见脾胃气滞，胸闷、呕恶者，尤为适用。

【用法用量】煎服，5~10g，不宜久煎；治鱼蟹中毒，可单用至30~60g。

【使用注意】本品辛温耗气，故气虚、表虚及温病初起者慎服。实验证明，本品还有升高血糖作用，故建议糖尿病患者不宜大剂量使用。

📖 知识链接

紫苏叶长于发汗解表；紫苏梗偏于行气宽中安胎；紫苏（带叶梗）能和胃止呕；紫苏子（果实）善降气止咳平喘、润肠通便。

生姜
Shengjiang

【来源】为姜科植物姜 *Zingiber officinale* Rosc. 的新鲜根茎。

【处方用名】姜、鲜姜、均姜、生姜片。

【性味归经】辛，微温。归肺、脾、胃经。

【功效应用】

1. 解表散寒 用于外感风寒表证。本品发散风寒的作用温和，略有发汗解表之功，风寒轻证单用有效；亦可以本品为主，辅以葱白、大枣或红糖煎服。本品更多是作为辅助之品，与桂枝、羌活等辛温解表药同用，以增强散寒祛风之效。

2. 温中止呕 用于胃寒呕吐。单用有效，随证配伍可治疗多种呕吐。

3. 温肺止咳 用于肺寒咳嗽。不论有无外感风寒，或痰多痰少，皆可选用。

此外，生姜具有健胃消食和解毒作用，用于脾胃虚弱，食欲不振之轻证。

【性能特点】本品味辛发散，微温散寒，但发散解表力弱，入肺胃经。外能发汗解表，治外感风寒轻证；内能温胃散寒，和中降逆而止呕，有"呕家圣药"之称，适用于多种呕吐证，尤以胃寒呕吐最宜。且能温肺散寒、化痰止咳。此外，还能解半夏、天南星及鱼蟹之毒。

【用法用量】煎服，3~10g，或捣汁服。外用适量，捣敷，擦患处，或炒热熨。

【使用注意】本品辛温伤阴助火，故阴虚内热盛者忌服。

香薷
Xiangru

【来源】为唇形科植物石香薷 *Mosla chinensis* Maxim. 或江香薷 *Mosla chinensis* Jiangxiangru 的干燥地上部分。

【处方用名】江香薷、陈香薷、西香薷、嫩香薷、香茹。

【性味归经】辛，微温。归肺、胃经。

【功效应用】

1. 发汗解表，化湿和中 用于阴暑证。本品辛温发散，其气芳香，入脾胃可化湿和中，故多用于外感风寒而兼内伤暑湿等症。常与厚朴、白扁豆、金银花等同用，以达祛暑解表，清热化湿，如香薷饮。

2. 利水消肿 用于水肿兼有表证及小便不利、脚气。可单用或配白术、益母草等健脾利水药同用。

【性能特点】 本品辛温芳香，外能发汗解表，内能化湿和中而解暑，最适宜于夏季外感风寒、内伤暑湿之阴寒闭暑证，故有"夏月麻黄"之称。此外，又能利水消肿，以治风水水肿最宜。

【用法用量】 煎服，3～10g，用于解表，不宜久煎；利水消肿须浓煎。

【使用注意】 本品辛温发汗之力较强，有耗气伤阴之弊，故气虚、阴虚、表虚有汗者忌服。

即学即练 6－1

气味芳香，外能发汗解表，内能化湿和中而解暑，最适宜阴暑证使用的药材是（　　　）

答案解析　　　A. 生姜　　　　B. 麻黄　　　　C. 桂枝　　　　D. 香薷

荆 芥
Jingjie

【来源】 为唇形科植物荆芥 *Schizonepeta tenuifolia* Briq. 的干燥地上部分。

【处方用名】 全荆芥、姜芥、假苏、荆芥穗、荆芥炭。

【性味归经】 辛，微温。归肺、肝经。

【功效应用】

1. 解表散风 用于外感风邪表证。本品药性微温，长于辛散祛风，为发散风寒药中药性最为平和之品，对于外感风邪表证，不论风寒、风热，均可广泛使用。治风寒表证者，如荆防败毒散；治风热表证者，如银翘散。

2. 透疹止痒 用于麻疹透发不畅，风疹瘙痒。

3. 消疮 用于疮疡初起兼有表证者。常与解表透疹药或清热解毒药同用。

4. 止血 用于吐血、衄血、便血、崩漏下血等多种出血证。荆芥炒炭后味涩，长于收涩止血。

【性能特点】 本品辛香透散，性微温而不燥，药性平和，作用重在祛散风邪，用治外感表证，不论风寒风热皆可应用。且能宣散疹毒、祛风止痒、消散疮疡。此外，本品炒炭性变收敛，擅止血，治多种出血证。

【用法用量】 煎服，5～10g，不宜久煎。发表透疹消疮宜生用；止血宜炒炭用。荆芥穗长于发散。

【使用注意】 本品辛温发散，耗气伤阴，故体虚多汗、阴虚头痛者忌服。

防 风
Fangfeng

【来源】 为伞形科植物防风 *Saposhnikovia divaricata* (Turcz.) Schischk. 的干燥根。

【处方用名】 口防风、关防风、青防风、炒防风、旁风。

【性味归经】 辛、甘，微温。归膀胱、肝、脾经。

【功效应用】

1. 祛风解表 用于外感风邪表证。本品药性微温，味微甘而不燥烈，以辛散风邪为主，尚能止痛，用治风邪表证，不论寒热虚实，均可配伍应用。治外感风寒者，常与荆芥等同用；治外感风热者，可配薄荷等；治外感风湿之头痛、身痛者，常与羌活等同用；治风疹瘙痒，多与苦参等同用。

2. 胜湿止痛 用于风湿痹痛。无论寒痹、热痹均可应用。

3. 止痉 用于风毒内侵，角弓反张，抽搐痉挛的破伤风证。

【性能特点】本品味辛甘，温而不燥，甘缓不峻，为"风药中之润剂"。因"风药能胜湿"，药性平和，故外感风寒、风热、风湿均可应用，为治祛风通用药。本品主入肝经，肝主筋，味甘能缓筋急，故可祛风止痉，以治破伤风。此外，炒用还可以止泻。

【用法用量】煎服，5~10g；或入酒剂、丸散剂。外用适量，煎汤熏洗。

【使用注意】本品味辛微温，伤阴血而助火，故阴虚火旺及血虚发痉者慎服。

 知识链接

破伤风：是由破伤风杆菌侵入人体伤口，在体内无氧环境下生长繁殖，分泌外毒素所引起的一种急性特异性感染。以全身骨骼肌、颈项强直及阵发性痉挛，角弓反张，紧张，牙关紧闭，呼吸困难，甚至窒息为主要临床特征。

羌 活
Qianghuo

【来源】为伞形科植物羌活 *Notopterygium incisum* Ting ex H. T. Chang 或宽叶羌活 *Notopterygium franchetii* H. de Boiss. 的干燥根茎和根。

【处方用名】羌滑、黑药、川羌、西羌、蚕羌、条羌。

【性味归经】辛、苦，温。归膀胱、肾经。

【功效应用】

1. 解表散寒 用于外感风寒夹湿所致恶寒发热、头痛（太阳经后头痛牵连项痛），身痛等证。本品辛散温燥之性雄烈，发散风寒较强，各型风寒表证均常选用。又能胜湿止痛，对外感风寒夹湿之头项强痛、肢体酸楚较重者，尤为适宜，常与祛风止痛药相须为用，如九味羌活汤。

2. 胜湿止痛 用于风寒湿邪侵袭所致的肢节疼痛、肩背酸痛，尤以上半身疼痛适用。

【性能特点】本品辛散苦燥温通，气味雄烈，药力较强。主散太阳肌表风寒湿，为祛风散寒发表常用药，善治表证夹湿。又长于祛风湿、散寒邪、通利关节而止痛，其作用部位偏上偏表，善治太阳头痛及上半身风湿痹痛，尤以肩背肢节疼痛者为佳。

【用法用量】煎服，3~10g。

【使用注意】本品气味浓烈，用量过多，易致呕吐，故脾胃虚弱者不宜服；又辛温燥烈，伤阴耗血，故血虚痹痛、阴虚头痛者慎服。

 实例分析6-1

实例 患者，男，50岁。隆冬季节，外出途中不慎淋雨，回家后恶寒发热，头项强痛，上半身肢体酸楚疼痛，无汗，舌苔薄白，脉浮紧。

问题 1. 要缓解患者肢体酸楚和头项强痛的症状可以选用哪味中药？
　　　2. 患者服药要注意什么？

答案解析

白 芷

Baizhi

【来源】 为伞形科植物白芷 Angelica dahurica（Fisch. ex Hoffm.） Benth. et Hook. f. 或杭白芷 Angelica dahurica（Fisch. ex Hoffm.） Benth. et Hook. f. var. formosana（Boiss.） Shan et Yuan 的干燥根。

【处方用名】 香白芷、杭白芷、川白芷。

【性味归经】 辛，温。归肺、胃、大肠经。

【功效应用】

1. 解表散寒 用于外感风寒，头身疼痛，肢体酸楚，鼻塞流涕。本品辛温解表，因其兼有止痛和通鼻窍之功，故宜用于外感风寒头痛或伴有鼻塞，流涕之症，常与羌活、防风、细辛等祛风散寒药同用，以增强祛风止痛之力。

2. 祛风止痛 用于阳明经头痛，眉棱骨痛，头风痛，齿痛。常与川芎、细辛等同用。

3. 宣通鼻窍 用于鼻渊。常与辛夷、苍耳子等同用。

4. 燥湿止带 用于妇女带下过多。寒湿带下，常与白术、苍术同用；湿热带下，常与车前子、黄柏等同用。

5. 消肿排脓 用于疮疡肿痛。未溃者能消散，已溃者能排脓。

【性能特点】 本品辛温发散，芳香走窜，性质燥散，入肺经，外散风寒，上通鼻窍，止痛效佳，为治风寒表证、头痛、牙痛、鼻塞、鼻渊等常用之品，对邪入阳明经的头痛、牙痛尤为多用。此外，本品还可燥湿止带，消肿排脓。

【用法用量】 煎服，3～10g。外用适量，研末掺或调敷。

【使用注意】 本品辛散温燥，故阴虚血热者忌服。

细 辛

Xixin

【来源】 为马兜铃科植物北细辛 Asarum heterotropoiders Fr. Schmidt var. mandshuricum（Maxim.）Kitag.、汉城细辛 Asarum sieboldii Miq. var. seoulense NaKai 或华细辛 Asarum sieboldii Miq. 的干燥根和根茎。

【处方用名】 北细辛、辽细辛、华细辛、少辛、小辛。

【性味归经】 辛，温。归心、肺、肾经。

【功效应用】

1. 解表散寒 用于阳虚外感风寒表证。本品性温味辛烈，发汗之力不如麻黄、桂枝，但散寒力胜，宜用于外感风寒，鼻塞流涕，头身疼痛较甚者。若阳虚外感，恶寒发热，寒重热轻者，则与麻黄、附子同用。

2. 祛风止痛 用于风寒偏正头痛，牙痛或风湿痹痛。本品止痛之功颇强，表里虚实各种寒性疼痛，均可与羌活、白芷、川芎等药配伍同用。

3. 温肺化饮 用于肺寒痰饮咳喘。常与麻黄、干姜、半夏等散寒宣肺、温化痰饮药同用。

4. 宣肺通窍 用于鼻渊。

【性能特点】 本品辛味极强，温性峻烈，芳香走窜，通彻表里上下，散寒力胜。善于祛风散寒，通窍止痛，为治风寒、风湿所致诸痛及鼻渊、鼻塞头痛、少阴头痛之良药；入肺可解肺中的寒痰；入肾可祛除少阴肾经的风寒，为治寒饮伏肺之要药。

【用法用量】煎服，1~3g；散剂每次服0.5~1g。外用适量，研末吹鼻、塞耳、敷脐或调涂。亦可煎汤含漱口。

【使用注意】本品辛香温散，故气虚多汗、阴虚阳亢头痛，肺燥伤阴干咳者忌服。反藜芦。细辛用量过大或煎煮时间过短，易引起中毒，当引起注意。

📱 知识链接

1. 细辛偏治齿髓疼痛或夜间疼痛，白芷偏治齿龈连面颊部肿痛之牙痛。

2. 鼻渊：相当于鼻窦炎，以浊涕不止，有臭味，并兼见鼻塞、嗅觉减退、头晕头重及前额疼痛等症为主要特征。本病有肺经风热、外感风寒，胆经郁热，脾经湿热及肺脾气虚等不同证型。

3. 少阴头痛：《兰室秘藏·头痛门》中的病名，指"头痛之属少阴者"，疼痛部位以全头痛多见。其病因病机为少阴精血不足，脑髓亏虚或阳气亏虚，复感寒邪。

藁 本
Gaoben

【来源】为伞形科植物藁本 *Ligusticun sinense* Oliv. 或辽藁本 *Ligusticun jeholense* Nakai et Kitag. 的干燥根茎和根。

【处方用名】香藁本、川藁本、北藁本。

【性味归经】辛，温。归膀胱经。

【功效应用】

发散风寒，胜湿止痛　用于外感风寒，巅顶头痛及风湿痹痛。本品功效与羌活相似，惟其辛散雄烈之性较为缓和。

【性能特点】本品辛温香燥，能升能散，善于走窜，气雄而烈，上达巅顶，以散太阳经风寒湿邪见长，张元素称其"乃太阳经风药，其药势雄壮，寒湿郁于本经必用之药，巅顶头痛非此不除"。

【用法用量】煎服，3~10g。外用适量，煎水洗或研末调涂。

【使用注意】本品辛温发散，故血虚头痛及热证忌服。

辛 夷
Xinyi

【来源】为木兰科植物望春花 *Magnolia biondii* Pamp.、玉兰 *Magnolia denudata* Desr. 或武当玉兰 *Magnolia sprengeri* Pamp. 的干燥花蕾。

【处方用名】辛夷花、望春花、春花、木笔花。

【性味归经】辛，温。归肺、胃经。

【功效应用】

散风寒，通鼻窍　用于外感风寒表证及鼻渊。本品发汗之力不强，但善通鼻窍，可解除外感风寒引起的鼻塞、流涕之证。本品为治疗鼻渊头痛，鼻塞流涕之要药。

现代常应用本品治疗慢性鼻炎、过敏性鼻炎、肥厚性鼻炎、上颌窦炎等鼻腔疾病。除用煎剂内服外，还可制成油剂、乳剂和散剂局部滴用或吹敷，均有较好疗效。

【性能特点】本品辛温发散，芳香通窍，其性上达，入肺经，擅散风寒、通鼻窍；入胃经，引胃中清气上达。本品解表力弱，但为治鼻渊头痛、风寒头痛、鼻塞所常用。

【用法用量】煎服，3～10g。外用适量，捣敷，或煎汤熏洗。本品有毛，刺激咽喉，内服宜用纱布包煎。

【使用注意】本品辛香温燥，故阴虚火旺者忌服；而对鼻腔黏膜血管有明显的收缩作用，萎缩型鼻炎慎用。本品也不宜多服，否则易引起头晕、目赤、口渴、鼻干等。

苍耳子
Cang'erzi

【来源】为菊科植物苍耳 *Xanthium sibiricum* Patr. 的干燥成熟带总苞的果实。

【处方用名】苍耳、苍子、炒苍耳、炒苍耳子。

【性味归经】辛、苦，温；有毒。归肺经。

【功效应用】

1. 散风寒，通鼻窍　用于外感风寒表证及鼻渊。本品略有辛温解表之力，既散发风寒，又有止痛和善通鼻窍之特长。其性温燥可止浊涕，通鼻窍，并止痛以缓解前额昏痛。

2. 祛风湿　用于风湿痹痛，四肢拘挛。

【性能特点】本品辛散苦燥，性温通达。上通脑顶，下行足膝，外达肌肤，内走筋脉。既散风寒、通鼻窍，又除湿止痛，为治鼻渊头痛之要药。本品有毒，用当宜慎。

【用法用量】煎服，3～10g。

【使用注意】本品辛温有毒，过量服用可导致中毒；血虚头痛不宜服。

📱 知识链接

苍耳子为有毒之品，以果实最毒，鲜叶比干叶毒，嫩叶比老叶毒。本品过量服用或炮制不当易致中毒。轻者会出现恶心、呕吐、浑身无力等症状；严重中毒导致肾脏损害，引起氮质血症，使肝脏充血、脂肪变性，肝功能急剧损害，继发脑水肿，引起强直性痉挛，最后导致死亡。中毒轻者民间用甘草绿豆汤解毒。

PPT

第二节　发散风热药

薄　荷
Bohe

【来源】为唇形科植物薄荷 *Mentha haplocalyx* Briq. 的干燥地上部分。

【处方用名】苏薄荷、南薄荷、薄荷叶、鸡苏。

【性味归经】辛，凉。归肺、肝经。

【功效应用】

1. 疏散风热　用于外感风热表证，温病初起之发热恶风，头痛无汗。本品辛以发散，凉以解热，是辛凉解表药中宣散表邪作用最强者，有一定发汗作用，常用于治疗发热、头痛无汗、目赤痒痛、咽喉疼痛等证。常与荆芥、金银花、连翘等药同用，如银翘散。

2. 清利头目　用于风热上攻之头痛，目赤诸证。常与疏散风热和清头目药同用。

3. 利咽喉　用于风热壅盛之咽喉肿痛。常与菊花、牛蒡子等发散风热、利咽喉药同用。

4. **透疹毒**　用于麻疹初起，风疹瘙痒等。常与荆芥等解毒透疹药同用。

5. **疏肝解郁**　用于肝气郁滞之胸闷、胁肋胀痛。

【性能特点】本品辛凉，入肺肝经。辛能发散，凉以清热，轻扬升浮，芳香通窍，功善疏散上焦风热、清利头目、利咽喉、透疹解毒，为治外感风热、发热头痛、咽痛目赤、麻疹不透或皮肤疮疹之常品。且能疏肝解郁、辟秽恶，以治肝气郁滞之胸胁闷痛及暑邪内郁之痧胀、腹痛或吐泻等证。

【用法用量】煎服，3～6g，宜后下。鲜品捣敷或捣汁涂，也可煎汤洗或含漱。其叶长于发汗，梗长于理气。

【使用注意】本品发汗耗气，故体虚多汗者不宜服，阴虚血燥者慎服。

🔗 知识链接

1. 薄荷主要成分含挥发油，主要为薄荷醇、薄荷酮、薄荷烯酮、莰烯、蒎烯、柠檬烯等。其可使皮肤毛细血管扩张而发汗解热，局部外用有抗炎、镇痛、止痒、抑菌等作用。

2. 麻疹：为儿科的一种发疹性传染病，系"内蕴热毒、外感天行"所致。本病开始发热，流涕，咳嗽，眼泪汪汪，口腔黏膜出现粟形白点，继则以头面、胸、背、腰、腹、四肢为序，出现红色疹点。初热期宜宣肺透疹，见形期应清热解毒，收没期须养津扶正。

牛蒡子

Niubangzi

【来源】为菊科植物牛蒡 *Arctium lappa* L. 的干燥成熟果实。

【处方用名】牛蒡、大力子、牛子、鼠粘子、恶实、炒牛蒡子。

【性味归经】辛、苦，寒。归肺、胃经。

【功效应用】

1. **疏散风热**　用于外感风热之发热、咽喉肿痛、咳嗽痰多等。本品长于祛痰利咽，对外感风热而致的咽喉红肿疼痛，或咽痒咳痰不利者，十分常用。

2. **宣肺透疹**　用于麻疹不透，风疹瘙痒及荨麻疹。本品具有透疹作用，且能外解风热，内清热毒，故为透疹要药，常与薄荷、葛根等辛凉透疹药同用。

3. **解毒利咽**　用于热毒疮疡，痄腮，喉痹等。

【性能特点】本品味辛疏散，性寒清热，入肺经。善能疏散风热，透疹利咽，清肺祛痰；又有清热解毒消肿之功。且性滑利，兼能滑肠通便，故上述诸证兼大便秘结者，用之尤宜。

【用法用量】煎服，6～12g；或入散剂；捣碎入药。炒用寒滑之性略减。

【使用注意】本品性寒，有滑肠通便之弊，故脾虚便溏者忌服。

🔗 知识链接

喉痹：是指因外邪犯咽，或邪滞于咽日久，或脏腑虚损，咽喉失养，或虚火上灼，咽部气血不畅所致。以咽部红肿疼痛，咽干，灼热感，异物感，咽痒不适，或见咽黏膜肥厚增生，喉底红肿，咽后壁有颗粒状隆起，或见脓点，喉核肿胀不明显等为主要表现的咽部疾病。

蝉　蜕
Chantui

【来源】　为蝉科昆虫黑蚱 *Cryptotympana pustulata* Fabricius 若虫羽化时脱落的皮壳。

【处方用名】　蝉衣、蝉退、净蝉衣、蝉壳、虫衣、仙人衣。

【性味归经】　甘，寒。归肺、肝经。

【功效应用】

1. 疏散风热，利咽　用于外感风热及温病初起之发热，头痛，咽痛音哑。本品味微辛，略有疏散风热以祛邪解表之效，治疗风热表证及温病卫分证，宜与薄荷、菊花等药同用。长于疏风宣肺，利咽开音，对风热郁肺所致的咽痛音哑，常与薄荷、牛蒡子等解表利咽药同用。

2. 透疹止痒　用于麻疹不透，风疹瘙痒。

3. 息风止痉　用于肝经风热，小儿惊痫夜啼及破伤风。

4. 明目退翳　用于肝经受热或风热上攻所致的目赤，目翳，多泪等。

【性能特点】　本品甘寒清热，轻浮宣散，主入肺经，既善开宣肺气而疏散风热、利咽开音、透疹止痒，为治外感风热、咽痛音哑、麻疹不透、风疹瘙痒等证之常品；又入肝经，善凉散肝经风热而息风解痉、退翳明目，每治小儿惊痫夜啼、破伤风、目赤翳障等证。

【用法用量】　煎服，3～6g。一般病证用量宜小；息风止痉用量宜大。

【使用注意】　本品孕妇慎服。

桑　叶
Sangye

【来源】　为桑科植物桑 *Morus alba* L. 的干燥叶。

【处方用名】　冬桑叶、霜桑叶、炙桑叶、蜜桑叶。

【性味归经】　甘、苦，寒。归肺、肝经。

【功效应用】

1. 疏散风热　用于外感风热表证及温热犯肺之卫分证。本品辛散表邪的作用较为缓和，用以疏散风热，常与薄荷等药同用以增效。因其兼能清肺热，故多用于外有风热，内有肺热而发热、咽痒、咳嗽等证，常与菊花相须为用，并辅以桔梗、杏仁等利咽、止咳之药，如桑菊饮。

2. 清肺润燥　用于肺热咳嗽及燥热咳嗽。本品苦寒以清泄肺热，甘寒以凉润肺燥，可用于肺热或燥热伤肺的咳嗽痰少、干咳无痰、咽痒之证。

3. 清肝明目　用于肝热目赤肿痛及肝阴不足之眼目昏花。本品苦寒入肝以清热，又甘润益阴以明目。

4. 平抑肝阳　用于肝阳上亢之头痛眩晕，烦躁易怒等。此外，本品尚能凉血止血，用于血热妄行之咳血、吐血、衄血。

【性能特点】　本品轻清疏散，甘寒而润，苦寒清泄，入肺经，善能疏散肺经风热之邪，清肺润燥，而治发热、咽痒、咳嗽等症；本药入肝经，善于清肝热、平肝阳、益阴明目，每治肝阳上亢之头晕目眩及肝热目赤涩痛，或肝虚目昏等。并兼凉血止血。

【用法用量】　煎服，5～10g。外用煎水洗眼或捣敷。肺燥咳嗽多用蜜炙。

【使用注意】　本品性寒，故脾胃虚寒者慎服。

菊 花

Juhua

【来源】 为菊科植物菊 *Chrysanthemum morifolium* Ramat. 的干燥头状花序。

【处方用名】 药菊、黄菊花、白菊花、甘菊花、茶菊花、杭菊花、滁菊花、亳菊花、贡菊花。

【性味归经】 甘、苦，微寒。归肝、肺经。

【功效应用】

1. 疏散风热　用于外感风热之发热头痛或温病初起。本品与桑叶作用相似，常相须配伍，用于表证见发热头痛、咳嗽、目赤肿痛等证。

2. 清肝明目　用于肝热目赤肿痛及肝阴不足之眼目昏花。对风热上攻、肝火上炎所致的目赤涩痛、多泪等证及肝肾精血不足所致的眼目昏花、视物不清等证，均常用本品配伍他药内服。

3. 平抑肝阳　用于肝阳上亢之头痛眩晕。

4. 清热解毒　用于热毒疮肿。本品解毒消痈之功稍弱，常与清热解毒药同用。

【性能特点】 本品辛香轻散，甘寒清润，苦寒清解，能升能降，泻中有补。入肺经，疏散风热、清头目，为疏散风热之要药；入肝经，泻热益阴、平肝阳，凡肝火上炎、肝阴不足、肝阳上亢所致诸证均可使用。还能清热解毒，主治风热、肝热、热毒所致诸病。

【用法用量】 煎服，5～10g。或泡茶饮。外用适量，煎汤熏洗，或捣烂敷。疏散风热多用黄菊花；平肝明目多用白菊花。

【使用注意】 本品寒凉，故脾胃虚寒者慎服。

 知识链接

野菊花：菊科植物野菊的干燥头状花序。其性味苦、微寒，归肝心经，尤长于清热解毒，用治咽喉痛效果较好。菊花毒副作用小，可做保健食品使用。而野菊花性苦寒，长期引用或用量过大，会伤及脾胃，造成脾胃不适等。

葛 根

Gegen

【来源】 为豆科植物野葛 *Pueraria lobata*（Willd.）Ohwi 的干燥根。

【处方用名】 土甲根、野葛根、干葛根、煨葛根。

【性味归经】 甘、辛，凉。归脾、胃、肺经。

【功效应用】

1. 解肌退热　用于外感表证之头痛无汗，项背强痛等证。本品辛凉升散，能祛在表之风邪，发汗解表以退热，故外感表证，无论风寒与风热，均可选用，尤以治项背强痛为其擅长。本药还可清泄内入之热邪，前人称其为太阳阳明"解肌"之药。

2. 透疹　用于麻疹初起疹出不透。

3. 生津止渴　用于热病口渴，阴虚消渴。

4. 升阳止泻　用于湿热泻痢及脾虚腹泻。本品升阳乃鼓舞脾胃清阳之气上升。

5. 通经活络　用于胸痹心痛，眩晕头痛，中风偏瘫。

此外，本品有一定的解酒毒作用，可用于改善饮酒过量后，酒毒伤中的症状。

【性能特点】本品辛甘性凉，轻扬升散，长于散肌腠、经输之风邪，为治疗外感表证，邪郁肌腠经输，经气不利，项背强痛之要药。本药入脾胃二经，且能升发清阳，鼓舞脾胃清阳之气上行而生津止渴、止泻止痢，用治热病口渴、阴虚消渴及热泄热痢、脾虚泄泻等证。

【用法用量】煎服，10~15g；或鲜品捣汁服。止泻宜煨用，退热生津、透疹宜生用，升阳止泻宜煨用，生津尤以鲜品为优。

【使用注意】本品性凉，易损胃气，故有胃寒者当慎服；上盛下虚之低血压者和心动过缓者亦慎服。

知识链接

1. 葛花：为豆科植物野葛干燥花蕾。味甘性平。能解酒醒脾。

2. 粉葛：为豆科植物甘葛藤的干燥根。其性味、功效同葛根相似。

3. 葛根中的异黄酮类化合物葛根素对治高血压、高血脂、高血糖和心脑血管疾病有一定疗效，对改善头痛、眩晕、项强、肢体麻木等症状有一定的效果，临床可单用或与其他降压药配伍应用。

柴　胡
Chaihu

【来源】为伞形科植物柴胡 *Bupleurum chinense* DC. 或狭叶柴胡 *Bupleurum scorzonerifolium* Willd. 的干燥根。

【处方用名】北柴胡、南柴胡、硬柴胡、软柴胡、细柴胡、醋炒柴胡、鳖血炒柴胡。

【性味归经】苦、辛，微寒。归肝、胆、肺经。

【功效应用】

1. 疏散退热　用于伤寒邪在少阳，半表半里之寒热往来及外感发热。本品对于外感发热，无论风寒、风热表证，皆可使用。柴胡长于解半表里之邪，为治疗少阳证之要药。对伤寒邪在少阳，见寒热往来、胸胁苦满、口苦、咽干、目眩等症，本品用之最宜，常与黄芩、半夏等同用。

2. 疏肝解郁　用于肝气郁结，月经不调。柴胡疏肝解郁作用较强，治肝气郁滞引起的眩晕、胸胁胀痛、月经不调、痛经等证，常作为主药使用。

3. 升举阳气　用于中气下陷之脱肛，脏器脱垂以及短气神倦。常与补气升阳药同用。

【性能特点】本品辛散苦泄，性寒清热，具升发疏泄之性，主入肝胆经，长于疏散少阳半表半里之邪，为治少阳证的主药。善疏泄肝气而解郁结，还可调经止痛，为治肝气郁结之要药。且可升举清阳之气而举陷。此外，还有清胆退热截疟之效。

【用法用量】煎服，3~10g。和解退热宜生用；疏肝解郁宜醋炙用；升举阳气多用蜜炙；退骨蒸劳热用鳖血拌炒。

【使用注意】其性升发，故有"柴胡劫肝阴之说"，故真阴亏损、肝阳上亢、肝风内动、阴虚火旺及气机上逆者忌服。

知识链接

1. 少阳证：是张仲景《伤寒论》六经辨证的病位概念，邪在少阳指邪在"半表半里"，症见寒热往来、胸胁满闷、心烦呕吐、不欲饮食、口苦咽干、目眩、苔薄黄、脉弦等。

2. 现代用柴胡制成的单味或复方注射液，对于外感发热，有较好的解表退热作用。

即学即练 6 - 2

答案解析

用于伤寒邪在少阳，半表半里之寒热往来的药材是（　　　）
A. 柴胡　　　　B. 葛根　　　　C. 升麻　　　　D. 牛蒡子

升 麻

Shengma

【来源】为毛茛科植物大三叶升麻 *Cimicifuga heracleifolia* Kom.、兴安升麻 *Cimicifuga. dahurica* (Turcz.) Maxim. 或升麻 *Cimicifuga foetida* L. 的干燥根茎。

【处方用名】绿升麻、川升麻、炙升麻。

【性味归经】辛、微甘，微寒。归肺、脾、胃、大肠经。

【功效应用】

1. 发表透疹　用于外感发热表证，麻疹初起透而不畅。本品辛散风邪，解肌退热。前人称本品为"阳明伤风之药"，故风寒表证渐入阳明，身热增盛者，较为适宜。

2. 清热解毒　用于阳明热盛，胃火上攻之齿痛口疮，咽喉肿痛，瘟毒发斑。本品以清热解毒见长，可用于瘟疫痄腮、咽喉及牙龈肿痛、疮肿等多种热毒病证。

3. 升举阳气　用于气虚下陷之脱肛，脏器脱垂以及短气神倦，崩漏下血。

【性能特点】本品辛苦寒，轻浮上行，既升散，又清泄，功善升散发表、解毒透疹，每治风热头痛，胃火齿痛、口疮咽痛及麻疹不透、温毒发斑诸证。又善引清阳之气上升，常治中气下陷等证，为升阳举陷要药。亦为阳明经重要引经药。

【用法用量】煎服，3～10g。发表透疹解毒宜生用，升阳举陷固脱宜蜜炙用。

【使用注意】本品具升浮之性，凡阴虚阳浮，气逆不降及麻疹已透者，均当忌用。

蔓荆子

Manjingzi

【来源】为马鞭草科植物单叶蔓荆 *Vitex trifolia* L. var. *simplicifolia* Cham. 或蔓荆 *Vitex trifolia* L. 的干燥成熟果实。

【处方用名】蔓荆实、荆子、万荆子、蔓京子、炒蔓荆子。

【性味归经】辛、苦，微寒。归膀胱、肝、胃经。

【功效应用】

1. 疏散风热　用于外感风热之头痛及偏头痛。本品味辛而性微寒，虽外散风热，但不以解表见长，其善能疏风止痛，故风热表证而有头昏头痛者，较为多用。

2. 清利头目　用于风热上扰之目赤肿痛，目昏多泪。

【性能特点】本品辛能散风，寒能清热，药性升发，轻浮上行，主散头面之邪，能散风热、清头目、止疼痛，善治风热所致头面诸证。兼祛经络风邪而疗痹痛拘急。疏散风热作用较桑叶、菊花强，三药常相须为用。

【用法用量】煎服，5～10g；打碎或浸酒、入丸散。外用适量，煎汤熏洗。

【使用注意】本品辛苦微寒，故血虚有火之头痛目眩及胃虚者慎服。

淡豆豉

Dandouchi

【来源】 为豆科植物大豆 *Glycine max*（L.）Merr. 的成熟种子的发酵加工品。

【处方用名】 淡豆豉、豆豉、香豉。

【性味归经】 苦、辛，凉。归肺、胃经。

【功效应用】

1. 解表　用于外感表证。本品辛散轻浮，能疏散表邪，且发汗解表之力颇为平稳，无论风寒风热表证皆可应用。

2. 除烦，宣发郁热　用于热病烦闷。本品既能透散外邪，又能宣散邪热，故用治邪热内郁胸中，烦躁胸闷，虚烦不眠。常与清热除烦的栀子同用，如栀子豉汤。

【性能特点】 本品辛凉质轻，疏散宣透。既疏散风热，又宣发郁热，发汗之力颇为缓和。主治风热表证及郁热烦闷。然只有宣散之力，而无清热作用，故多作辅助品用。

【用法用量】 煎服，6~12g。

【使用注意】 本品胃气虚弱而又易作恶心者慎服。

【附】 本章其他中药见表6-2。

表6-2　本章其他中药

类别	品名	来源	性味	功效	主治
发散风寒药	葱白	百合科植物葱的鳞茎	辛，温	发汗解表，散寒通阳	风寒感冒，阴寒腹痛
	胡荽	伞形科植物芫荽的全草	辛，温	发表透疹，开胃消食	麻疹不透，食欲不佳
	柽柳	柽柳科植物柽柳的枝叶	辛，平	发表透疹，祛风除湿	麻疹不透，风湿痹痛
发散风热药	浮萍	浮萍科植物紫萍的全草	辛，寒	发汗解表，透疹消肿	风热感冒，麻疹水肿
	木贼	木贼科植物木贼地上茎	苦，寒	疏散风热，明目退翳	风热目翳，血热下血

目标检测

答案解析

一、单项选择题

1. 外感风寒表实证，恶寒发热，无汗，脉浮紧首选（　　　）

　　A. 桂枝　　　　　　　　B. 紫苏　　　　　　　　C. 麻黄　　　　　　　　D. 防风

2. 治夏季贪凉饮冷，外感风寒，内伤于湿所致恶寒、发热、头痛无汗等风寒表证，宜选（　　　）

　　A. 桂枝　　　　　　　　B. 香薷　　　　　　　　C. 麻黄　　　　　　　　D. 羌活

3. 外感表证，头痛无汗，项背强痛首选（　　　）

　　A. 黄芩　　　　　　　　B. 升麻　　　　　　　　C. 细辛　　　　　　　　D. 葛根

4. 外感表证无论风寒风热皆可用的药物是（　　　）

　　A. 紫苏　　　　　　　　B. 荆芥　　　　　　　　C. 细辛　　　　　　　　D. 羌活

5. 柴胡可以（　　　）

　　A. 疏肝解郁　　　　　　B. 疏肝破气　　　　　　C. 柔肝止痛　　　　　　D. 平肝潜阳

6. 治气虚下陷、脱肛、子宫脱垂等症，黄芪宜配（　　　）

A. 人参、白术　　　　　B. 葛根、桑叶　　　　　C. 柴胡、升麻　　　　　D. 麻黄、细辛

7. 牛蒡子的功效为（　　　）

A. 疏散风热、解毒透疹、明目退翳　　　　　B. 疏散风热、解毒透疹、利咽散肿

C. 疏散风热、祛风止痒、利水消肿　　　　　D. 疏散风热、清热除烦

8. 善于疏解半表半里之邪，具有和解退热功效药物是（　　　）

A. 薄荷　　　　　B. 牛蒡子　　　　　C. 柴胡　　　　　D. 荆芥

9. 治疗风热、肝热之目赤肿痛的首选药物是（　　　）

A. 菊花、麻黄　　　　　B. 薄荷、柴胡　　　　　C. 桑叶、菊花　　　　　D. 蝉蜕、牛蒡子

10. 既能解表散寒、祛风止痛、通鼻窍，又能燥湿止带、消肿排脓的药物是（　　　）

A. 白芷　　　　　B. 荆芥　　　　　C. 防风　　　　　D. 苍术

二、思考题

1. 解表药常分几类？各类药的药性、功效、主治病证是什么？

2. 麻黄和桂枝均为发散风寒药，临床应用有何异同点？

3. 桑叶和菊花均为发散风热药，临床应用有何异同点？

4. 为什么说香薷为"夏月麻黄"？它与麻黄比较有何异同点？

书网融合……

知识回顾　　　　　微课6　　　　　习题

第七章　清热药

学习引导

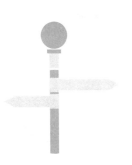

里热证系邪热炽盛的里证。多因病邪内传或脏腑积热所致。例如经常熬夜的人常会出现头痛头晕、口苦咽干、眼红眼痛等症状，这是肝火热盛所致。而烦躁不安、失眠多梦、口舌生疮，多由于心火旺盛所致。不同病邪、不同脏腑积热所致里热证的症状也不同。如何正确地辨证用药呢？

本单元主要介绍清热药的含义及分类，学习 42 味常用清热药的功效、适应证和使用注意。

学习目标

知识要求

1. **掌握**　清热药的含义、功效、适应证和使用注意；掌握药物 18 味（石膏、知母、栀子、夏枯草、黄芩、黄连、黄柏、金银花、连翘、板蓝根、蒲公英、白头翁、生地黄、玄参、牡丹皮、赤芍、青蒿、地骨皮）。

2. **熟悉**　药物 15 味（天花粉、芦根、淡竹叶、龙胆、大青叶、青黛、鱼腥草、紫花地丁、射干、山豆根、土茯苓、紫草、水牛角、银柴胡、胡黄连）。

3. **了解**　药物 9 味（谷精草、决明子、苦参、败酱草、大血藤、马勃、穿心莲、白花蛇舌草、半边莲）。

1. 含义　凡以清泄里热为主要作用，用治里热证的药物，称为清热药。

2. 性能特点　本类药物药性寒凉，一般具有苦味，寒可清热，苦能清泄里热，以沉降为主，主归肺、胃、心、肝经，用治各种里热证。部分药物尚有甘或辛味，兼能养阴生津或活血祛瘀；有的药物味咸，入血分，能清解营血分热邪。除山豆根有毒外，其他药物无毒。

3. 分类、功效与适应证（表 7-1）　e 微课1

表 7-1　清热药的分类、功效与适应证

分类	功效	适应证
清热泻火药	清气分热	温热病邪入气分实热证或诸脏腑火热证。症见高热、汗出、烦渴，甚则神昏谵语、发狂、舌苔黄燥、脉象洪大及暑热等
清热燥湿药	清热燥湿	热湿合邪的病证。症见上焦湿热（湿温、暑湿）、中焦湿热（湿热痞满、呕吐泻痢），下焦湿热（湿热黄疸、湿热泻痢、湿热淋证、湿热带下及阴肿阴痒）及湿热黄疸、皮肤湿热疥癣、关节红肿疼痛、湿疹湿疮、耳肿流脓等

续表

分类	功效	适应证
清热解毒药	清热解毒	热毒炽盛的病证。症见痈肿疔疮、丹毒、温毒发斑、痄腮、毒痢、咽喉肿痛。部分药物可治虫蛇咬伤、癌肿、水火烫伤等
清热凉血药	清营血分热	营分、血分实热证。症见温热病邪热入营、血热妄行、斑疹和各种出血，以及舌绛、烦躁，甚则神昏谵语
清虚热药	清虚热退骨蒸	阴虚发热证。症见发热、骨蒸潮热、盗汗或口燥咽干、虚烦不寐、舌红少苔、脉细数等；亦可用治温热病后期，邪热未尽，阴液已伤，或发热，夜热早凉等

4. 配伍应用

（1）里热兼有表证者，当先解表、后清里或与解表药同用，以表里双解，防止外邪内犯。

（2）气分热兼血分热的，宜气血两清。

（3）里热兼阴虚者，宜辅以养阴药，祛邪而不忘扶正。

（4）若里热积滞者，宜适当配合泻下药，以清热通腑。

（5）兼脾胃虚弱者，宜适当辅以健脾益胃的药物。

5. 使用注意

（1）本类药物药性寒凉，易伤脾胃，故脾胃虚弱，食少便溏者慎用。

（2）苦寒药物易化燥伤阴，故热病伤阴或阴虚津亏者当慎用或与养阴生津药同用。

（3）阴盛格阳、真寒假热之证，须明辨，不可妄用。

（4）使用本类药物要中病即止，避免克伐太过，损伤正气。

第一节　清热泻火药

PPT

石　膏
Shigao

【来源】为硫酸盐类矿物石膏族石膏，主含含水硫酸钙（$CaSO_4 \cdot 2H_2O$）。

【处方用名】冰石、生石膏、煅石膏、熟石膏。

【性味归经】甘、辛，大寒。归肺、胃经。

【功效应用】

1. 清热泻火，除烦止渴　用于温热病气分实热证。本品药性大寒，能外解肌肤之热，内清肺胃之火，用治外感热病，高热烦渴，肺热喘咳，胃火亢盛，头痛，牙痛等。其清泄热邪作用强，为清泄肺胃气分实热之要药，症见壮热、烦渴、汗出、脉洪大有力等，常与知母相须为用，如白虎汤。

2. 煅用收湿，生肌，敛疮，止血　外治溃疡不敛，湿疹瘙痒，水火烫伤，外伤出血。用治溃疡不敛，常与红粉配伍；治湿疹瘙痒，可配黄柏研末外用；治烧烫伤，常与青黛同用；治外伤出血，可单用研末外敷。

【性能特点】本品生用，其性大寒清热泻火，辛寒清透外达，甘寒生津止渴。其主清气分实热，为清热泻火之首药，温病气分实热非此不能除。且善清肺热，泻胃火，亦为治肺热咳嗽、胃火牙痛之良药。煅后研末外用，又具收敛生肌之功，常用于疮疡不敛、湿疹、水火烫伤等。

【用法用量】生石膏煎服，15～60g，宜打碎先煎。煅石膏外用适量，研末撒敷患处。

【使用注意】本品药性大寒伤胃，故脾胃虚寒及阴虚内热者忌用。

知 母

Zhimu

【来源】 为百合科植物知母 *Anemarrhena asphodeloides* Bge. 的干燥根茎。

【处方用名】 肥知母、毛知母、知母肉、盐知母、炒知母。

【性味归经】 苦、甘，寒。归肺、胃、肾经。

【功效应用】

1. 清热泻火 用于温热病气分实热证。症见壮热、烦渴、汗出、脉洪大有力等，常与石膏相须为用。

2. 滋阴润燥 用于肺热咳嗽、阴虚燥咳、骨蒸潮热，内热消渴，肠燥便秘等证。用治肺热咳嗽，常与黄芩、桑白皮等同用；用治阴虚燥咳，常与贝母等同用；用治骨蒸潮热，常与黄柏等同用；用治内热消渴，常与天花粉等同用；用治肠燥便秘，常与生地黄等同用。

【性能特点】 本品苦寒清热，清泄肺胃肾三经之火；甘寒质润，养肺胃肾之阴液。既清气分实热，又泻相火退虚热。但其清热之力不如石膏，善于滋阴润燥，上能清肺润燥，中能清胃生津，下能滋阴降火。

【用法用量】 煎服，6~12g。清热泻火宜生用；滋阴润燥宜盐水炙用。

【使用注意】 本品性寒质润，能滑肠通便，故脾胃虚寒、大便溏泻者忌用。

即学即练 7-1

既能清热泻火，又能滋阴润燥的药物是（　　　）

答案解析　A. 石膏　　　　B. 竹叶　　　　C. 知母　　　　D. 夏枯草

天花粉

Tianhuafen

【来源】 为葫芦科植物栝楼 *Trichosanthes kirilowii* Maxim. 或双边栝楼 *Trichosanthes rosthornii* Harms 的干燥根。

【处方用名】 栝楼根、蒌根、花粉、瓜蒌根。

【性味归经】 甘、微苦，微寒。归肺、胃经。

【功效应用】

1. 清热泻火，生津止渴 用于热病烦渴，肺热燥咳，内热消渴。本品微寒清热，味甘生津止渴，温热病热邪伤津之烦渴，消渴病之口渴，肺热燥咳无痰，每与用之，常与石膏、知母、芦根等药同用。

2. 消肿排脓 用于疮疡肿毒。本品既能清热泻火解毒，又能消肿排脓疗疮，治疮疡初起之红肿热痛，常与金银花、白芷等同用。

【性能特点】 本品苦寒清热，甘寒质润，入肺胃经，善清肺胃之热，养胃阴而生津止渴。既为治热病伤津口渴、内热消渴之良药，又为治肺热、肺燥咳嗽之常品。且能清热消肿排脓，善治痈肿疮疡。

【用法用量】 煎服，10~15g。

【使用注意】 本品性寒而润，故脾胃虚寒、大便溏泄者忌用；有致流产的作用，故孕妇慎用；不宜与川乌、制川乌、草乌、制草乌、附子同用。

📖 知识链接

消渴：以多饮、多食、多尿、身体消瘦，或尿浊、尿有甜味为特征的病症，与西医的糖尿病相似。

芦 根
Lugen

【来源】为禾本科植物芦苇 *Phragmites communis* Trin. 的新鲜或干燥根茎。

【处方用名】芦苇根、苇茎、苇根、干芦根。

【性味归经】甘，寒。归肺、胃经。

【功效应用】

1. 清热泻火，生津止渴，除烦　用于热病烦渴，肺热咳嗽，肺痈吐脓。治热病伤津，烦热口渴，常与麦门冬、天花粉等同用；治肺热咳嗽，常与黄芩、浙贝母、瓜蒌等同用；治肺痈吐脓，常与薏苡仁、冬瓜仁等同用。

2. 止呕　用于胃热呕吐。治胃热呕吐，单用煎浓汁频饮或配姜汁、竹茹同用。

3. 利尿　用于热淋涩痛。治热淋涩痛、小便短赤，常与白茅根、车前子、木通等同用。

【性能特点】本品甘寒质轻，性不滋腻，有生津而不留邪之特点，故凡温热病见津伤口渴者用之皆宜。且善清泄肺胃之热而止咳、止呕，治肺热咳嗽、胃热呕吐。又能清肺而祛痰排脓，为治肺痈所常用。还能清热利尿，治热淋涩痛。

【用法用量】煎服，15～30g；鲜品用量加倍，或捣汁用。

【使用注意】本品甘寒，故脾胃虚寒者慎用。

答案解析

即学即练7－2

芦根的功效是（　　　）

A. 清热生津、清肺润燥、明目　　　　B. 泻火除烦、凉血解毒、利尿

C. 清热泻火、生肌敛疮、利尿　　　　D. 清热生津、除烦止呕、利尿

栀 子
Zhizi

【来源】为茜草科植物栀子 *Gardenia jasminoides* Ellis 的干燥成熟果实。

【处方用名】山栀子、黄栀子、红栀子、黑山栀、炒栀子、炙栀子、焦山栀。

【性味归经】苦，寒。归心、肺、三焦经。

【功效应用】

1. 泻火除烦　用于热病心烦，目赤肿痛。本品能泻三焦实火，为治热病心烦，躁扰不宁之要药，也可用于肝胆火热上攻之目赤肿痛。常与淡豆豉相须为用，如栀子豉汤。

2. 清热利湿　用于湿热黄疸，淋证涩痛。本品清利小便，除下焦湿热，为治疗肝胆湿热所致黄疸及膀胱湿热所致淋证的常用药物。

3. 凉血解毒　用于血热吐衄，火毒疮疡。本品清热凉血以止血，治血热妄行的多种出血，常与白茅根、侧柏叶等同用；治热毒疮疡，红肿热痛，常与金银花、连翘、蒲公英等同用。

4. 外用消肿止痛　用于扭挫伤痛。生栀子粉以面粉，或鸡蛋清，或韭菜捣烂，调敷局部，对外伤

性肿痛、热毒疮疡有消肿止痛之效。

【性能特点】本品苦寒，其性降泄，善导心肺三焦之火热，为治热病心烦之要药。其性清利，导湿热之邪从小便而出，又为湿热黄疸所常用。既入气分而泻火解毒，又入血分能凉血止血疗疮，以治热毒疮疡、血热出血。外用有消肿止痛之效，可治跌打损伤之肿痛。

【用法用量】煎服，6～10g。外用适量，研末调敷，或鲜品捣敷。生用清热泻火；炒焦、炒炭止血；栀子仁善清心除烦；栀子皮兼清表热。

【使用注意】本品苦寒滑肠，故脾虚便溏及食少者忌用。

谷精草
Gujingcao

【来源】为谷精草科植物谷精草 *Eriocaulon buergerianum* Koern. 的干燥带花茎的头状花序。

【处方用名】谷精草、谷精珠、移星草。

【性味归经】辛、甘，平。归肝、肺经。

【功效应用】

1. 疏散风热　用于风热头痛、牙痛、咽喉疼痛、鼻渊、风疹瘙痒。

2. 明目退翳　用于风热目赤肿痛，羞明多泪，眼生翳膜。治风热上攻所致目疾可与菊花、决明子等同用；治肝热上攻所致目疾，常与龙胆草、夏枯草等同用。

【性能特点】本品轻浮上达，善疏散头面风热，用治风热目疾、风热头痛、牙痛、咽痛、风疹瘙痒。又主归肝经，善清肝热而明目，为明目专剂，凡眼目诸病，均可配伍使用。

【用法用量】煎服，5～10g。

【使用注意】阴虚血亏之眼疾者不宜用。

淡竹叶
Danzhuye

【来源】为禾本科植物淡竹叶 *Lophatherum gracile* Brongn. 的干燥茎叶。

【处方用名】淡竹、竹叶。

【性味归经】甘、淡，寒。归心、胃、小肠经。

【功效应用】

1. 清热泻火，除烦止渴　用于热病伤津，心烦口渴。可单用或与石膏、知母、芦根等同用。

2. 利尿通淋　用于口舌生疮，小便短赤涩痛。治心、胃火上炎之口舌生疮或心火下移小肠之小便短赤涩痛，常与滑石、白茅根等同用。

【性能特点】本品甘淡寒，入心经长于清心除烦，入胃经能清胃生津止渴，用治热病伤津之心烦口渴。本品甘淡渗利，能引上中焦之火，下行从小便而出，用治心胃火盛之口舌生疮，及心火移热于小肠之热淋涩痛。尤擅长利尿，治心烦尿赤、热淋涩痛。

【用法用量】煎服，6～10g。

【使用注意】本品性寒清利，故脾胃虚寒及阴虚火旺者不宜用。

夏枯草
Xiakucao

【来源】为唇形科植物夏枯草 *Prunella vulgaris* L. 的干燥果穗。

【处方用名】夏枯花、枯草穗、枯草。

【性味归经】辛、苦，寒。归肝、胆经。

【功效应用】

1. 清肝泻火，明目　用于肝火上炎之目赤肿痛，目珠夜痛，头痛眩晕。可单用或与其他清肝明目药同用。

2. 散结消肿　用于痰火郁结所致的瘰疬，瘿瘤，痰核、乳痈，乳癖，乳房胀痛。

【性能特点】本品辛苦寒，味辛散结软坚，苦寒降泄火热，主入肝经，善清肝胆郁火，凡肝火上炎之目赤肿痛、头痛眩晕，肝火郁结之瘰疬、瘿瘤、痰核、乳痈肿痛等均可应用。

【用法用量】煎服，9~15g。

【使用注意】本品性寒清泄，故脾胃虚弱者慎服。

 知识链接

瘰疬：颈部皮肉间出现大小不等的核块，互相串连，不红不痛，溃后脓水清稀，夹有败絮状物，其中小者称瘰，大者称疬，统称瘰疬，类似西医学中的淋巴结结核。

决明子
Juemingzi

【来源】为豆科植物钝叶决明 *Cassia obtusifolia* L. 或决明（小决明）*Cassia tora* L. 的干燥成熟种子。

【处方用名】马蹄决明、草决明、炒决明。

【性味归经】甘、苦、咸，微寒。归肝、大肠经。

【功效应用】

1. 清热明目　用于目赤涩痛，羞明多泪，头痛眩晕，目暗不明。

2. 润肠通便　用于内热肠燥，大便秘结。

【性能特点】本品苦寒清泄，入肝经，善清肝火明目。其苦寒之性不甚，又甘润可益肝阴，故为目疾常用药物。本品又能平抑肝阳，故肝阳上亢之头痛、眩晕常用。其味苦咸寒降，甘润滑利，入大肠经，亦能清热润肠通便。

【用法用量】煎服，9~15g。用于润肠通便，不宜久煎。

【使用注意】本品性寒滑利，故脾胃虚寒、阴虚火旺及气虚便溏者慎用。

即学即练 7-3

决明子除清热明目外，又能（　　　）

答案解析　A. 解毒透疹　　　B. 清热燥湿　　　C. 润肠通便　　　D. 清热生津

第二节　清热燥湿药

PPT

黄芩
Huangqin

【来源】为唇形科植物黄芩 *Scutellaria baicalensis* Georgi 的干燥根。

【处方用名】元芩、子芩、条芩、枝芩、枯芩、碎芩、酒黄芩、炒黄芩、黄芩炭。

【性味归经】苦，寒。归肺、胆、脾、大肠、小肠经。

【功效应用】

1. 清热燥湿 用于湿温，暑湿，胸闷呕恶，湿热痞满，泻痢，黄疸。本品能清泄肺胃胆及大肠湿热。治湿温，暑湿所致胸闷、痞满、呕恶以及湿热黄疸、痢疾、淋证均可用为主药。尤长于清中上焦湿热。

2. 泻火解毒 用于肺热咳嗽，高热烦躁，痈肿疮毒。本品善清上焦肺热，治肺热咳嗽可单用或配桑白皮、知母、麦冬等；治温病高热烦躁或痈肿疮毒，常与黄连、黄柏、栀子等同用；治邪居少阳之寒热往来，常与柴胡同用。

3. 止血，安胎 用于血热吐衄，胎动不安。本品能清热凉血，止血安胎。

【性能特点】本品苦寒，苦能燥湿，寒能清热，功主清热燥湿，尤善清泄中上焦湿热及肺火，为治湿温暑湿、胸脘痞闷及肺热咳嗽之要药。又能清胆火而和解少阳，治邪在少阳，寒热往来。兼入血分，能直折火势而凉血止血，还能清热安胎。

【用法用量】煎服，3～10g。清热泻火、解毒宜生用；安胎炒用；清上焦热可酒炙用；止血炒炭用。

【使用注意】本品苦寒燥泄伤胃，能伐生发之气，故脾胃虚寒、食少便溏者忌用。

📱 知识链接

黄芩商品分为子芩与枯芩，二者功用有所不同。子芩为嫩根，实心质重，苦泄力强，善清大肠之火，泻下焦湿热，主治湿热泻痢、黄疸尿赤。枯芩为老根，空心质轻，苦泄力弱，善清上焦肺火，主治肺热咳嗽痰黄。

黄 连
Huanglian

【来源】为毛茛科植物黄连 Coptis chinensis Franch.、三角叶黄连 Coptis deltoidea C. Y. Cheng et Hsiao 或云连 Coptis teeta Wall. 的干燥根茎。以上三种分别习称"味连""雅连""云连"。

【处方用名】川黄连、味连、雅连、云连、炒黄连、姜黄连、酒黄连、萸黄连。

【性味归经】苦，寒。归心、脾、胃、肝、胆、大肠经。

【功效应用】

1. 清热燥湿 用于湿热痞满，呕吐吞酸，湿热泻痢，黄疸。本品清热燥湿之力大于黄芩，尤长于清中焦湿热，为胃肠湿热泻痢要药。治湿热痢疾，单用有效。

2. 泻火解毒 用于高热神昏，心烦不寐，血热吐衄，目赤牙痛，胃热消渴，胃热呕吐，痈肿疔疮。本品善清心胃之火，尤以泻心经实火见长。

【性能特点】本品大苦大寒，清热燥湿之力强，既善清中焦湿热，主治湿热中阻，脘腹痞满等，尤为治胃肠湿热泻痢要药。又善清心热、泻胃火，为治心热烦躁、失眠及胃热牙痛、胃热呕吐之良品。且能泻火凉血，治热盛血热出血。亦常用于治疮痈肿毒、目赤肿痛等。

【用法用量】煎服，2～5g。外用适量。清热燥湿、泻火生用；降低寒性宜炒用；清胃止呕用姜汁炙；清上焦火酒炒；清肝胆火用猪胆汁拌炒；疏肝止呕用吴茱萸煎汁拌炒。

【使用注意】本品大苦大寒，过量或久服易伤脾胃，故脾胃泄泻或胃寒呕吐者慎用。

黄 柏
Huangbo

【来源】 为芸香科植物黄皮树 *Phellodendron chinense* Schneid. 的干燥树皮。

【处方用名】 川黄柏、川柏、盐黄柏、炒黄柏、炙黄柏。

【性味归经】 苦，寒。归肾、膀胱经。

【功效应用】

1. 清热燥湿　用于湿热泻痢，黄疸尿赤，带下阴痒，热淋涩痛。本品性味苦寒，有较强的清热燥湿作用。本品主入于肾、膀胱经，以清除湿热邪气，故较多用于痢疾、淋证、带下等下焦湿热证。亦常用于湿热下注所致足膝红肿热痛、下肢痿弱等证。

2. 泻火除蒸　用于骨蒸劳热，盗汗，遗精。本品苦寒清降，入肾经，可退虚热，降火以坚阴。常与知母相须为用，但无知母甘润滋阴之功。

3. 解毒疗疮　用于疮疡肿毒，湿疹湿疮。可研细末调猪胆汁外敷，亦可内服。

【性能特点】 本品苦寒，善清泄下焦湿热，为治下焦湿热诸证如带下、热淋、足膝肿痛等所常用。善泻火解毒，治疮痛、湿疹、湿疮。又善清相火、退虚热，治阴虚发热、盗汗遗精，为实热、虚热两清之品。药力不及黄连，但以退虚热为长。

【用法用量】 煎服，3 ~ 12g。外用适量。清热燥湿泻火多生用；除蒸退热多盐水炙用；止血多炒炭用。

【使用注意】 本品苦寒，易伤胃气，故脾胃虚寒者慎用。

即学即练 7 - 4

能治阴虚盗汗、遗精、骨蒸潮热的药物是（　　　　）

答案解析　　A. 黄柏　　　　　　B. 黄芩　　　　　　C. 牡丹皮　　　　　　D. 苦参

📱 知识链接 ————————————————————

湿疮是一种由湿邪引起的常见皮肤病，以多形性皮损，对称分布，易于渗出，自觉瘙痒，反复发作和慢性化等为临床主要特征。

龙 胆
Longdan

【来源】 为龙胆科植物条叶龙胆 *Gentiana manshurica* Kitag. 、龙胆 *Gentiana scabra* Bge. 、三花龙胆 *Gentiana triflora* Pall. 或坚龙胆 *Gentiana rigescens* Franch. 的干燥根和根茎。

【处方用名】 龙胆草、胆草、草龙胆。

【性味归经】 苦，寒。归肝、胆经。

【功效应用】

1. 清热燥湿　用于湿热黄疸，阴肿阴痒，带下，湿疹瘙痒。本品苦寒，长于清肝胆及下焦湿热。

2. 泻肝胆火　用于肝火目赤，耳鸣耳聋，胁痛口苦，惊风抽搐。本品苦寒沉降，善泻肝胆实火，为治疗肝胆实热诸证的主药。

【性能特点】 本品大苦大寒，清泄燥湿，其性沉降下行。入肝胆经，善清下焦湿热，又善于泻肝胆实火，为治肝经湿热、实火之要药。

【用法用量】煎服，3～6g。

【使用注意】本品苦寒，极易伤胃，故用量不宜过大，脾胃虚寒者忌服，阴虚津伤者慎用。

苦　参
Kushen

【来源】为豆科植物苦参 *Sophora flavescens* Ait. 的干燥根。

【处方用名】苦骨、苦参片。

【性味归经】苦，寒。归心、肝、胃、大肠、膀胱经。

【功效应用】

1. 清热燥湿　用于热痢，便血，黄疸，赤白带下，阴肿阴痒，湿疹，湿疮。本品苦寒之性较强，既清热燥湿，又兼利尿，使湿热之邪外出，用治多种湿热证。

2. 杀虫　用于皮肤瘙痒，疥癣麻风。本品既能清热燥湿，又能杀虫止痒，为治皮肤病要药，可单用煎水熏洗患处。外治滴虫性阴道炎。

3. 利尿　用于湿热小便不利，灼热涩痛等。

【性能特点】本品苦寒清燥，沉降下行。既善清热燥湿、祛风杀虫，又能利尿导湿热而出，为治湿热之疮疹、带下、黄疸、泻痢、便血、淋痛所常用。且善祛风、杀虫止痒，为诸多皮肤顽疾所常用。

【用法用量】煎服，4.5～9g。外用适量，煎汤洗患处。

【使用注意】本品苦寒，故脾胃虚寒者忌用。不宜与藜芦同用。

第三节　清热解毒药

PPT

金银花 微课2
Jinyinhua

【来源】为忍冬科植物忍冬 *Lonicera japonica* Thunb. 的干燥花蕾或带初开的花。

【处方用名】银花、忍冬花、双花、二宝花、二花、南银花、炒银花、银花炭。

【性味归经】甘，寒。归肺、心、胃经。

【功效应用】

1. 清热解毒　用于痈肿疔疮，喉痹，丹毒，热毒血痢。本品为治一切内痈、外痈之要药。痈疮初起，红肿热痛者，可单用本品煎服，并用药渣外敷患处。热毒引起的疔疮肿痛、咽喉肿痛、目赤肿痛、肠痈腹痛、肺痈咳吐脓血等证，均可以本品为主药组方治疗。

2. 疏散风热　用于风热感冒，温病发热。本品能使肺、心、胃热邪外透，温病热毒无论在卫气营血每一阶段，均可用本品治之，常配辛凉解表药以治风热表证，温病卫分证。此外，配清热凉血药治温病热入营分证，有透热转气之功。

【性能特点】本品味甘，性寒清热，质轻浮散，功主清热解毒、散痈消肿，为治疮痈要药。且芳香疏透，清热解毒中又能疏散风热，善除肺经热邪。炒炭则能解毒凉血止痢，治热毒血痢。蒸馏制露又有清热解暑之效，治暑热烦渴、小儿痱子、热疮等。

【用法用量】煎服，6～15g。疏散风热、清泄里热宜生品；热毒血痢宜炒炭用；露剂宜用于暑热烦渴。

【使用注意】本品性寒，故脾胃虚寒或气虚疮疡脓清者忌用。

📱 **知识链接** ─────────────────────────────

痈、疽、疔、疖：是四种发生于体表各有不同病理变化和形状特征的外科疾患。

痈：红肿热痛，浅而高大，未脓易消，已脓易溃易敛，因热毒熏蒸、气血瘀滞所致。

疽：漫肿无头，肤色不变，边界不清，无热少痛，未脓难消，已脓难溃，因寒邪郁结、气血凝滞所致。

疔：初起如粟，根深形小，状如针，顶白而痛，因邪毒侵袭、气血凝滞而致。

疖：浅表局限，形小而圆，红肿热痛不甚，易溃易敛，反复发作，因湿热蕴结所致。

连　翘
Lianqiao

【来源】为木犀科植物连翘 *Forsythia suspensa*（Thunb.）Vahl 的干燥果实。

【处方用名】连召、连壳、老连翘、青连翘。

【性味归经】苦，微寒。归肺、心、小肠经。

【功效应用】

1. 清热解毒，消肿散结　用于热毒蕴结之各种痈肿疮毒，瘰疬痰核。本品解毒疗疮之功较强，前人称之为"疮家圣药"。治热毒所致各种体表疮痈，常以本品为主治之；治瘰疬痰核，常与夏枯草、玄参、浙贝母等药同用。

2. 疏散风热　用于风热感冒，温病初起，温热入营，高热烦渴，神昏发斑。本品清热透邪之功与金银花相似，常与金银花配伍用于温病各个阶段。

此外，兼有清心利尿之功，可用于湿热淋证。

【性能特点】本品味苦微寒清热，质轻浮散，功主清热解毒，有"疮家圣药"之称。清解之中，又具凉散透发上焦风热和消肿散结之功，为疮痈肿毒及风温初起之要药。兼有清心利尿之功，可用于热淋。

【用法用量】煎服，6～15g。青翘清热解毒之力较强；老翘长于透热达表、疏散风热；连翘心长于清泄心火。

【使用注意】本品苦寒，故脾胃虚寒或气虚疮疡脓清者不宜用。

大青叶
Daqingye

【来源】为十字花科植物菘蓝 *Isatis indigotica* Fort. 的干燥叶。

【处方用名】大青、菘蓝叶、青叶、板蓝叶、蓝靛叶。

【性味归经】苦，寒。归心、胃经。

【功效应用】

清热解毒，凉血消斑　用于温病高热神昏，发斑发疹，痄腮喉痹，痈肿丹毒。本品善于清解心胃二经实火热毒诸证及热入营血之温病发斑。入血分而凉血消斑，又善解瘟疫时毒。

【性能特点】本品味苦寒，入心胃经，善清血分热毒、心胃实火，有清热解毒、凉血消斑之功，为治血热毒盛之要药。

【用法用量】煎服，9～15g。外用适量。

【使用注意】本品苦寒，故脾胃虚寒者忌服。

知识链接

丹毒：以皮肤突然发红，色如涂丹，迅速向四周蔓延，有烧灼样痛，伴高热、畏寒及头痛等为主要症状的急性感染性疾病，类似西医学中的蜂窝织炎。

板蓝根

Banlangen

【来源】为十字花科植物菘蓝 *Isatis indigotica* Fort. 的干燥根。

【处方用名】靛青根、菘蓝根、南板蓝根、蓝根。

【性味归经】苦，寒。归心、胃经。

【功效应用】

清热解毒，凉血利咽　用于瘟疫时毒，发热咽痛，温毒发斑，痄腮，大头瘟，丹毒痈肿。

【性能特点】本品性能特点与功用类似大青叶，但以解毒利咽散结尤为见长。

【用法用量】煎服，9～15g。

【使用注意】本品苦寒，体虚而无实火热毒者忌用，脾胃虚寒者慎用。

知识链接

1. 大头瘟：因感受风热邪毒而引起的以头面焮红肿胀、发热为主要特征的温毒疾病。又称大头病、大头风等。

2. 痄腮：以发热、耳下腮部漫肿疼痛为主要表现的疾病，类似西医学的流行性腮腺炎。

青　黛

Qingdai

【来源】为爵床科植物马蓝 *Baphicacanthus cusia*（Nees）Bremek.、蓼科植物蓼蓝 *Polygonum tinctorium* Ait. 或十字花科植物菘蓝 *Isatis indigotica* Fort. 的叶或茎叶经加工制得的干燥粉末、团块或颗粒。

【处方用名】黛花、靛沫花、蓝靛。

【性味归经】咸，寒。归肝经。

【功效应用】

1. 清热解毒，凉血散斑　用于温毒发斑，血热吐衄，胸痛咳血，口疮，痄腮、喉痹。本品具有与大青叶相似的清热解毒、凉血功效。但解毒退热之效相对较弱，故在温热病中的使用不如大青叶广泛。

2. 泻火定惊　用于肝热惊痫，肝火犯肺，肺热咳嗽等证。本品因长于入肝以泻火，又略有清肺热之效，故可用于肝火犯肺或肺热引起的咳嗽，常与瓜蒌、川贝母等配伍；治小儿惊风、发热痉挛等实热肝风证，常与钩藤、牛黄等配伍。

【性能特点】本品咸入血分，寒能清解，功善清热解毒、凉血消斑，既为治热毒发斑之要药，亦为治血热吐血衄血、痄腮喉痹、疮痈之常品。又善泻肝火而定惊痫，治肝热动风、惊痫抽搐。还能清肝泻肺、凉血止血，治肝火犯肺之咳嗽痰血。

【用法用量】1～3g，宜入丸散用。外用适量。

【使用注意】本品性寒易伤胃，故胃寒者慎用。

穿心莲

Chuanxinlian

【来源】 为爵床科植物穿心莲 *Andrographis paniculata*（Burm. f.）Nees 的干燥地上部分。

【处方用名】 一见喜、榄核莲、苦胆草。

【性味归经】 苦，寒。归心、肺、大肠、膀胱经。

【功效应用】

1. 清热解毒，凉血消肿 用于温病发热，肺热喘咳，咽喉肿痛，痈肿疮毒，蛇虫咬伤等证。

2. 燥湿 用于湿热泻痢，热淋涩痛，湿疹瘙痒等证。

【性能特点】 本品苦寒清泄，质轻透散，善清肺热而解毒，治温病发热、肺热喘咳、咽痛。又苦寒燥湿，治湿热泻痢、热淋涩痛、湿疹瘙痒等多种湿热病证。还能清热解毒以消疮痈、解蛇毒。凡热毒、湿热所致病证皆可选用。

【用法用量】 煎服，6~9g。因其味甚苦，入煎剂易致恶心呕吐，故多入丸散片剂。外用适量。

【使用注意】 本品苦寒，易伤胃气，故不宜多服久服，脾胃虚寒者不宜用。

蒲公英

Pugongying

【来源】 为菊科植物蒲公英 *Taraxacum mongolicum* Hand. – Mazz. 碱地蒲公英 *Taraxacum borealisinense* Kitam. 或同属数种植物的干燥全草。

【处方用名】 黄花地丁、婆婆丁、公英、蒲公丁。

【性味归经】 苦、甘，寒。归肝、胃经。

【功效应用】

1. 清热解毒，消肿散结 用于热毒痈肿疮疡及内痈等证。治痈肿疔毒、咽喉肿痛、肺痈咳吐脓痰、乳痈肿痛、肠痈热毒壅盛等，均可单用或以本品为主组方。尤善治乳痈肿痛，可用鲜品捣汁内服，药渣外敷患处。

2. 利尿通淋 用于湿热黄疸，热淋涩痛。治湿热黄疸，常与茵陈、栀子、大黄等同用；治热淋涩痛，常与白茅根、金钱草、车前子等同用。

此外，本品还有清肝明目之功，用治肝火上炎引起的目赤肿痛，可单用取汁点眼或浓煎内服。

【性能特点】 本品性寒清热，苦泄散滞，功主清热解毒，消肿散结，善治内、外痈肿，疮疡，但以治乳痈最佳。清解之中又具利尿通淋之功。此外，还有清肝明目的功效。

【用法用量】 煎服，10~15g。外用鲜品适量，捣敷；或煎汤熏洗患处。

【使用注意】 本品用量过大，可致缓泻，故脾虚便溏者慎用。

📖 **知识链接**

乳痈：指由于乳汁排出不畅，乳房红肿疼痛，以致结脓成痈的急性化脓性病证。

肺痈：指肺叶内形成脓疡的一种病证，主要表现为发热、胸痛、咳吐脓血。

鱼腥草

Yuxingcao

【来源】 为三白草科植物蕺菜 *Houttuynia cordata* Thunb. 的新鲜全草或干燥地上部分。

【处方用名】蕺菜。

【性味归经】辛，微寒。归肺经。

【功效应用】

1. 清热解毒，消痈排脓 用于肺痈吐脓，痰热喘咳，痈肿疮毒。本品以清解肺热见长，又具消痈排脓之功，为治肺痈要药。治肺痈，常与金银花、桔梗、芦根等同用；治肺热咳嗽，常与黄芩、知母等同用；治热毒疮痈，可单用鲜品捣烂外敷或与野菊花、蒲公英等同用。

2. 利尿通淋 用于热痢，热淋。治热淋涩痛，常与车前草、白茅根、海金沙等同用；治湿热泻痢，常与黄连、黄芩、苦参等同用。

【性能特点】本品质轻辛散，微寒清解透达，入肺经，善清解肺经邪热，功主清热解毒，排脓消痈，为治肺痈之要药。且其性通利，又具利尿通淋之功。

【用法用量】煎服，15～25g，不宜久煎；鲜品用量加倍，水煎或捣汁服。外用适量，捣敷或煎汤熏洗患处。

【使用注意】虚寒证及阴证疮疡患者忌用。

紫花地丁

Zihuadiding

【来源】为堇菜科植物紫花地丁 *Viola yedoensis* Makino 的干燥全草。

【处方用名】地丁、地丁草、紫地丁。

【性味归经】苦、辛，寒。归心、肝经。

【功效应用】

清热解毒，凉血消肿 用于疔疮肿毒，痈疽发背，丹毒，毒蛇咬伤。尤其以治疗毒肿痛为特长。还可用于毒蛇咬伤。鲜品捣汁内服，亦可配雄黄少许，捣烂外敷。

此外，还用于肝热目赤肿痛，常与菊花、蝉蜕等同用。

【性能特点】本品苦寒清泄，能入营血消散壅滞，功善清热解毒、凉血消肿，为解疮毒要药。善治疮痈及热毒内盛而兼血热瘀滞之证，尤以治疗疮见之。且能解蛇毒，治毒蛇咬伤。

【用法用量】煎服，15～30g。外用鲜品适量，捣敷患处。

【使用注意】本品苦寒，故阴疽疮疡慎用，体质虚寒者忌用。

败酱草

Baijiangcao

【来源】为败酱科植物黄花败酱 *Patrinia scabiosaefolia* Fisch. ex Link.、白花败酱 *Patrinia villosa* Juss. 的干燥地上部分。

【处方用名】败酱、泽败、黄花败酱草、白花败酱草。

【性味归经】辛、苦，微寒。归胃、大肠、肝经。

【功效应用】

1. 清热解毒，消痈排脓 用于肠痈肺痈，痈肿疮毒。本品为治疗肠痈的要药。治肠痈脓已成者，单用或与薏苡仁、附子等同用；治肠痈初起，腹痛便秘，未化脓者，常与金银花、蒲公英、牡丹皮等同用。

2. 祛瘀止痛 用于产后瘀阻，腹中刺痛。

【性能特点】本品辛散苦泄，性寒清热，能解毒消痈排脓，又可活血祛瘀止痛，并除胃肠瘀滞，为治疗肠痈腹痛之要药。

【用法用量】煎服，6～15g。外用适量，鲜品捣敷。

【使用注意】本品易伤脾胃，故脾胃虚寒、食少便溏者忌用。

知识链接

肠痈：以发热，右小腹疼痛拘急，或触及包块为主要表现的疾病，类似西医学中的急慢性阑尾炎、阑尾周围脓肿等。

土茯苓
Tufuling

【来源】为百合科植物光叶菝葜 *Smilax glabra* Roxb. 的干燥根茎。

【处方用名】白余粮、冷饭团、仙遗粮、红土苓。

【性味归经】甘、淡，平。归肝、胃经。

【功效应用】

解毒除湿，通利关节　用于热毒痈疮，湿疮湿疹，湿热淋浊，带下，梅毒或用汞剂治梅毒而致肢体拘挛者。本品为治梅毒的要药，对梅毒或汞中毒所致肢体拘挛、筋骨疼痛者疗效尤佳，可单味用较大量，或与金银花、白鲜皮、甘草等同用治之。

【性能特点】本品性平偏凉，长于甘淡渗利而解毒利湿，通利关节，既为治梅毒要药，又为治湿浊下注及湿疹、湿疮之佳品。

【用法用量】煎服，15～60g。外用适量。

【使用注意】本品忌茶叶；因淡渗伤阴，故肝肾阴亏者勿用。

知识链接

梅毒：由梅毒螺旋体引起的一种慢性性传播疾病，可以侵犯皮肤、黏膜及其他多种组织器官，可有多种多样的临床表现，典型症状体征为淋巴结肿大，发热，脓疱，结节，溃疡。

半边莲
Banbianlian

【来源】为桔梗科植物半边莲 *Lobelia chinensis* Lour. 的干燥全草。

【处方用名】半边菊、金菊草、半边旗、吹风草。

【性味归经】辛，平。归心、小肠、肺经。

【功效应用】

1. 清热解毒　用于痈肿疔疮，蛇虫咬伤。本品长于解蛇毒，治蛇伤。常以本品单用煎汤内服，并捣敷患处。

2. 利尿消肿　用于臌胀水肿，湿热黄疸，小便不利。

【性能特点】本品辛平，既善清解热毒，治热毒疮痈、毒蛇咬伤，又能利尿消肿。

【用法用量】煎服，9～15g。

【使用注意】本品清利，故虚证水肿慎用。

白花蛇舌草

Baihuasheshecao

【来源】 为茜草科植物白花蛇舌草 *Oldenlandia diffusa*（Willd.）Roxb. 的全草。

【处方别名】 蛇舌草、蛇舌癀。

【性味归经】 微苦、甘，寒。归胃、大肠、小肠经。

【功效应用】

1. 清热解毒 用于痈肿疮毒，咽喉肿痛，毒蛇咬伤。本品有较强的清热解毒作用，对疮痈、咽喉肿痛、毒蛇咬伤等热毒证候，均有较好疗效。

2. 利湿通淋 用于热淋，小便不利。

【性能特点】 本品苦寒清泄，甘寒渗利，功善清热解毒、消散痈肿，为治外痈、内痈之常品。能解蛇毒，治毒蛇咬伤，还能清热利湿通淋，治热淋涩痛。

【用法用量】 煎服，15～60g，鲜品加倍。外用适量，捣敷。

【使用注意】 本品寒凉清利，故阴疽及脾胃虚寒者忌服。

大血藤

Daxueteng

【来源】 为木通科植物大血藤 *Sargentodoxa cuneata*（Oliv.）Rehd. et Wils. 的干燥藤茎。

【处方用名】 红藤、血藤、大活血、大血通、龙须藤、活血藤、省藤。

【性味归经】 苦，平。归大肠、肝经。

【功效应用】

1. 清热解毒 用于肠痈腹痛，热毒疮疡。本品长于清热解毒，消痈止痛。入大肠经，善散肠中瘀滞，为治肠痈腹痛要药。

2. 活血，祛风止痛 用于经闭，痛经，跌扑肿痛，风湿痹痛。

【性能特点】 本品苦泄走散，平而偏凉，功善清热解毒、活血消痈，最善治肠痈腹痛。又善活血祛瘀、祛风止痛，治跌打损伤瘀痛、经行腹痛及风湿痹痛等证。

【用法用量】 煎服，9～15g。外用适量，捣敷。

【使用注意】 本品苦泄行血，故孕妇慎服。

射 干

Shegan

【来源】 为鸢尾科植物射干 *Belamcanda chinensis*（L.）DC. 的干燥根茎。

【处方用名】 乌扇、寸干、扁竹。

【性味归经】 苦，寒。归肺经。

【功效应用】

清热解毒，消痰利咽 用于热毒痰火郁结，咽喉肿痛，痰涎壅盛，咳嗽气喘。本品清热解毒为咽喉肿痛常用药，又因其具有祛痰作用，对热毒或肺热咽喉肿痛而痰浊阻滞者，尤为适宜。

【性能特点】 本品苦寒清泄，入肺经，为解毒利咽之常用药。兼具祛痰止咳之功，尤善治咽喉肿痛属热结痰盛者。

【用法用量】 煎服，3～10g。外用适量，研末吹喉或外敷。

【使用注意】 本品苦寒缓泻，又能散血，故孕妇及脾虚便溏者忌服。

即学即练 7-5

尤宜用于热结痰盛之咽喉肿痛的药物是（　　　）

答案解析　　A. 败酱草　　　　　B. 薄荷　　　　　C. 射干　　　　　D. 大血藤

马　勃
Mabo

【来源】为灰包科真菌脱皮马勃 *Lasiosphaera fenzlii* Reich. 、大马勃 *Calvatia gigantea*（Batsch ex Pers.）Lloyd 或紫色马勃 *Calvatia lilacina*（Mont. et Berk.）Lloyd 的干燥子实体。

【处方用名】马屁勃、灰包菌、马粪包、轻马勃、净马勃、马勃绒、马卜。

【性味归经】辛，平。归肺经。

【功效应用】

1. 清肺利咽　用于风热郁肺咽痛，音哑，咳嗽。本品可清肺热而缓和咳嗽，并利咽开音。

2. 止血　用于鼻衄，创伤出血。单用或配凉血止血药同用。

【性能特点】本品辛散质轻，平而偏凉，专入肺经。既善清热解毒、利咽消肿，治风热或肺热之咽喉肿痛、咳嗽失音，又具有较强的止血作用，治各种出血。

【用法用量】煎服，2~6g，包煎。外用适量，研末调敷。

【使用注意】本品风寒劳咳失音者忌用。

山豆根
Shandougen

【来源】为豆科植物越南槐 *Sophora tonkinensis* Gagnep. 的干燥根和根茎。

【处方用名】豆根、广豆根、南豆根。

【性味归经】苦，寒；有毒。归肺、胃经。

【功效应用】

1. 清热解毒　用于火毒蕴结，齿龈肿痛，口舌生疮。本品苦寒，入胃经，清胃火，故对胃火上炎引起的牙龈肿痛、口舌生疮等可应用。可单用煎汤漱口，或与石膏、黄连等药同用。

2. 消肿利咽　用于咽喉肿痛、乳蛾喉痹。本品为治疗热毒咽喉肿痛的要药。症状轻者单用煎服并含漱；症状重者常与玄参、板蓝根、射干等药同用。

此外，本品还用于湿热黄疸，肺热咳嗽及痈肿疮毒。

【性能特点】本品苦寒之性较强，善清热解毒、利咽消肿，为治热毒咽痛之第一要药。又能清肺胃热，以治胃火炽盛之牙龈肿痛及肺热咳嗽等证。

【用法用量】煎服，3~6g。外用适量，研末涂敷。

【使用注意】本品苦寒有毒，故内服不宜过量，脾胃虚寒、食少便溏者忌用。

 知识链接

1. 喉痹，又名喉闭。以咽喉肿痛，闭塞不通为特征。为气道不通，乃风痰郁火，热毒相攻所致。重者肿甚，咽喉闭塞；轻者发病及病程演变并不危急，咽喉红肿疼痛较轻，并有轻度吞咽不顺或声音低哑，寒热等症。

2. 乳蛾，又名喉蛾，发病部位在咽喉两侧的喉核（扁桃体）处，或左或右。其症状以喉核肿痛，形似乳头，状如蚕蛾而得名。多因风火、热毒搏结于咽而成。

白头翁
Baitouweng

【来源】为毛茛科植物白头翁 *Pulsatilla chinensis*（Bge.）Regel 的干燥根。

【处方用名】白头公、白头草、老翁花。

【性味归经】苦，寒。归胃、大肠经。

【功效应用】

清热解毒，凉血止痢　用于热毒血痢，阴痒带下。本品尤善于清胃肠湿热及血分热毒，为治热毒血痢的良药。治热毒泻痢，下痢脓血，里急后重，可与黄连、黄柏、秦皮等同用；治下焦湿热所致阴痒带下，常与苦参、白鲜皮、秦皮等配伍，煎汤外洗。

【性能特点】本品苦寒降泄，入大肠经，功主清热解毒，凉血止痢，善除大肠热毒蕴结，为治热痢脓血，里急后重之良药。近年来常用治细菌性痢疾及休息痢（阿米巴痢疾）。

【用法用量】煎服，9～15g。外用适量。

【使用注意】本品苦寒泄降，故虚寒泻痢者忌用。

📖 知识链接

血痢：以高热、腹痛、下痢脓血、里急后重，甚至神昏痉厥为主要表现的疾病，类似西医学中的痢疾。

>> 实例分析 7−1

实例　某患者，因饮食不洁致痢疾，症见大便脓血、里急后重、发热腹痛、舌红、苔黄腻、脉滑数。辨证为大肠湿热，处方为黄连、木香，水煎服。

问题　1. 方中黄连的作用是什么？

　　　2. 为增强止痢功效，拟在方中加清热解毒、凉血止痢之品，首选的药物是什么？

答案解析

第四节　清热凉血药

PPT

生地黄
Shengdihuang

【来源】为玄参科植物地黄 *Rehmannia glutinosa* Libosch. 新鲜或干燥块根。

【处方用名】生地、干地、大生地、怀生地。

【性味归经】甘，寒。归心、肝、肾经。

【功效应用】

1. 清热凉血　用于热入营血，温毒发斑，吐血衄血。本品味甘而性寒，具有凉血止血、养阴等多种功效，故不论营分热证或血分热证，均常用。

2. 养阴生津　用于热病伤阴，舌绛烦渴，津伤便秘，阴虚发热，骨蒸劳热，内热消渴。

本品对各脏腑的阴虚燥热证，皆多选用，而长于养胃阴以生津止渴，增液通便，常与滋养胃阴之药配伍。

【性能特点】　本品甘寒，质柔润养阴，入血分，为清滋润滑之品。能清解营血之热，用治热入营血及血热出血等证。又能养阴生津润燥，治热病口渴，消渴及肠燥便秘等证。

【用法用量】　煎服，10~15g。

【使用注意】　本品性寒滑腻而滞，故脾虚食少便溏及湿滞中满者不宜用。

玄参
Xuanshen

【来源】　为玄参科植物玄参 *Scrophularia ningpoensis* Hemsl. 的干燥根。

【处方用名】　元参、黑参、乌元参、黑元参、润元参、角参。

【性味归经】　甘、苦、咸，微寒。归肺、胃、肾经。

【功效应用】

1. 清热凉血　用于温热病热入营分，伤阴劫液，身热烦渴，斑疹隐隐，甚则烦躁谵语等证。

2. 滋阴降火　用于热病伤阴，舌绛烦渴，津伤便秘，骨蒸劳嗽。本品能清热生津、滋阴润燥，尤长于降火。

3. 解毒散结　用于目赤，咽痛，白喉，瘰疬，痈肿疮毒。

【性能特点】　本品甘寒质润滋阴，苦寒滋阴降火，入肺胃肾经，清退虚热。入血分，善泄营血之热、养阴护营，用治热入营血证。且咸寒能泻火解毒，软坚散结，可治疗咽喉肿痛、瘰疬痈疮等。

【用法用量】　煎服，9~15g。

【使用注意】　本品性寒滑而腻滞，故脾胃虚寒，胸闷食少便溏者不宜服。不宜与藜芦同用。

即学即练7-6

答案解析

玄参的主治病证是（　　）

A. 温病热入营血，温毒发斑
B. 热病伤阴，心烦骨蒸潮热
C. 咽喉肿痛，瘰疬痰核
D. 阴虚肠燥便秘

牡丹皮
Mudanpi

【来源】　为毛茛科植物牡丹 *Paeonia suffruticosa* Andr. 的干燥根皮。

【处方用名】　丹皮、粉丹皮、连丹皮、凤丹皮、炒丹皮。

【性味归经】　苦、辛，微寒。归心、肝、肾经。

【功效应用】

1. 清热凉血　用于热入营血，血热斑疹，吐血衄血等证。亦可用治温热病后期，邪伏阴分，夜热早凉及阴虚内热，骨蒸潮热等证。

2. 活血化瘀　用于经闭痛经，跌扑伤痛，痈肿疮毒。尤适用于热毒夹瘀之疮痈及瘀热互结之肠痈初起等。

【性能特点】　本品苦寒清泄，味辛行散，专入血分，有凉血而不留瘀，行血不动血的特点。功主清热凉血、活血化瘀，适用于血热、血瘀之证。又善于清透阴分伏热退虚热，治疗无汗骨蒸。

【用法用量】煎服，6～12g。清热凉血宜生用；活血散瘀宜酒炙用；止血宜炒炭用。

【使用注意】本品清泄行散，故血虚有寒，孕妇慎用。

赤　芍
Chishao

【来源】为毛茛科植物芍药 *Paeonia lactiflora* Pall. 或川赤芍 *Paeonia veitchii* Lynch 的干燥根。

【处方用名】赤芍药、山赤芍、京赤芍、西赤芍。

【性味归经】苦，微寒。归肝经。

【功效应用】

1. 清热凉血　用于热入营血，温毒发斑，吐血衄血。本品性能与牡丹皮甚为相似，有凉血而不留瘀，化瘀而不妄行的特点，其清热凉血之力稍逊牡丹皮，二药常相须为用，以增强凉血化瘀之效。

2. 散瘀止痛　用于目赤肿痛，肝郁胁痛，经闭痛经，癥瘕腹痛，跌扑损伤，痈肿疮疡。

【性能特点】本品性苦能泄散，微寒能清，专入肝经，善走血分，既能清血分郁热，为血热斑疹、吐衄等证所常用。还能清泄肝火，散肿消痈以治肝火目赤、痈肿疮疡。又能活血祛瘀、为治瘀血阻滞所致诸证之良药。

【用法用量】煎服，6～12g。

【使用注意】本品苦而微寒，故经闭、痛经证属虚寒者忌服。不宜与藜芦同用。

紫　草
Zicao

【来源】为紫草科植物新疆紫草 *Arnebia euchroma*（Royle）Johnst. 或内蒙紫草 *Arnebia guttata* Bunge 的干燥根。

【处方用名】紫草根、山紫草、西紫草、软紫草、硬紫草。

【性味归经】甘，咸，寒。归心、肝经。

【功效应用】

1. 清热凉血，透疹消斑　用于血热毒盛，斑疹紫黑，麻疹不透。本品入血分，有凉血活血，解毒透疹之功，为治斑疹要药。

2. 活血解毒　用于疮疡，湿疹，水火烫伤。本品清解热毒，多局部外用，主治外科及皮肤科病证。可用本品与芝麻油微煎，取油液外涂患处，或与清热燥湿解毒药同用。

【性能特点】本品甘寒清解，咸入心肝经血分，并具滑利之性。擅长凉血活血，解毒透疹，为治血热毒盛之斑疹紫黑、麻疹的要药，凡斑、痘、疹属血热毒盛者均宜。也可外用治湿疹、烫伤、疮疡。

【用法用量】煎服，5～10g。外用适量，熬膏或用植物油浸泡涂擦。

【使用注意】本品性寒滑利，有轻泻作用，脾虚便溏者忌用。

水牛角
Shuiniujiao

【来源】为牛科动物水牛 *Bubalus bubalis* Linnaeus 的角。

【处方用名】牛角、牛角尖、牛角灰。

【性味归经】苦，寒。归心、肝经。

【功效应用】

1. **清热凉血，定惊**　用于温病高热，神昏谵语，惊风，癫狂，发斑发疹，吐血衄血。

2. **清热解毒**　用于疮痈，喉痹。常与金银花、连翘等药同用。

【性能特点】　本品苦寒清泄，清心肝之火，有清热凉血、泻火解毒、定惊之功，治疗温热病热入血分之高热、神昏谵语、惊风等。本品清热凉血的功效能治血热妄行之斑疹、吐衄。其清热解毒之功可治痈肿疮疡、咽喉肿痛。

【用法用量】　煎服，15～30g。锉碎先煎 3 小时以上，亦可锉末冲服。

【使用注意】　本品性寒，故脾胃虚寒者不宜用。

第五节　清虚热药

PPT

青　蒿
Qinghao

【来源】　为菊科植物黄花蒿 *Artemisia annua* L. 的干燥地上部分。

【处方用名】　香青蒿、黄花蒿。

【性味归经】　苦、辛，寒。归肝、胆经。

【功效应用】

1. **清虚热，除骨蒸**　用于温邪伤阴，夜热早凉，阴虚发热，骨蒸劳热。本品长于清透阴分伏热，治温病后期余热未清，伤阴劫液所致夜热早凉等，多与鳖甲、知母等同用；治阴虚发热之劳热骨蒸等，多与银柴胡、知母等同用。

2. **解暑**　用于暑邪发热。本品善于清解暑热。

3. **截疟**　用于疟疾寒热。本品善截疟，消除寒热，为治疟疾寒热之要药，可单用大量鲜品加水捣汁服。

4. **退黄**　用于湿热黄疸。常与茵陈、大黄、栀子等药同用。

【性能特点】　本品苦寒辛香，主以清凉，兼以透散。主入肝胆经，善清肝胆及血分之热，透散阴分伏热，为阴虚发热之要药。又清肝胆湿热，用治湿热黄疸。且能清透少阳寒热，截疟。此外，善解暑热，为治暑热外感之要药。

【用法用量】　煎服，6～12g，后下。不宜久煎或鲜用绞汁服。

【使用注意】　本品苦辛而寒，故脾胃虚弱及肠滑泄泻者忌用。

> 📱 **知识链接**

1. 疟疾：感染疟原虫引起的，以往来寒热，休作有时，反复发作，伴有疲乏、头痛等症状的疾病。

2. 青蒿素是从青蒿中提取的含倍半萜内酯类的特效抗疟药物，具有高效、低毒、速效、用法简单等优点，是我国药物学家屠呦呦科研团队研发而成。2015 年屠呦呦获得诺贝尔生理学或医学奖。这是中国科技繁荣进步的体现，是中医药对人类健康事业作出巨大贡献的体现，充分展现了我国综合国力和国际影响力的不断提升。

实例分析 7－2

实例 患者因疟原虫所致伴有疲乏、头痛、畏寒和低热，发热期时，一般持续 3～4h，头痛加剧，体温可超过 40℃，定时出现微寒和低热。

问题 1. 针对患者症状，首选本章哪味中药治疗？
 2. 使用该味药物应注意什么？

答案解析

地骨皮

Digupi

【来源】 为茄科植物枸杞 *Lycium chinense* Mill. 或宁夏枸杞 *Lycium barbarum* L. 的干燥根皮。

【处方用名】 地骨、枸杞根皮。

【性味归经】 甘，寒。归肺、肝、肾经。

【功效应用】

1. 凉血除蒸 用于阴虚潮热，骨蒸盗汗，内热消渴及血热出血证。本品能清肝肾之虚热，为治有汗之骨蒸之佳品。

2. 清肺降火 用于肺热咳嗽。常与桑白皮、甘草等同用。

【性能特点】 本品甘寒清降，益润而入血分，既善清肝肾虚热，除有汗骨蒸，为凉血退热除蒸之佳品；又泄实热而凉血止血，治血热出血；且善清泄肺热，除肺中郁火，治肺热咳嗽。

【用法用量】 煎服，9～15g。

【使用注意】 本品甘寒清润，故表邪未解及脾虚便溏者不宜用。

 知识链接

盗汗：寐中汗出，醒来自止为盗汗，主要病机是阴虚火旺，迫汗外出。

银柴胡

Yinchaihu

【来源】 为石竹科植物银柴胡 *Stellaria dichotoma* L. var. lanceolata Bge. 的干燥根。

【处方用名】 银柴胡、银胡。

【性味归经】 甘，微寒。归肝、胃经。

【功效应用】

1. 清虚热 用于阴虚发热，盗汗，骨蒸劳热。本品清热凉血，为退虚热除骨蒸之佳品，多与地骨皮、青蒿、鳖甲等药同用。

2. 除疳热 用于小儿疳热。常与党参、鸡内金、使君子等健脾消食药同用。

【性能特点】 本品甘寒益阴，专清虚热、除疳热，有退热而不苦泄，理阴而不升腾之长，为治疗阴虚发热、盗汗及骨蒸潮热之佳品。又能消疳积，治疗小儿疳积发热。

【用法用量】 煎服，3～10g。

【使用注意】 本品微寒，故外感风寒及血虚无热者忌用。

即学即练 7 – 7

答案解析

即学即练 7 – 7

下列能退虚热的药物有（　　）

A. 黄柏　　　　　B. 青蒿　　　　　C. 黄连　　　　　D. 银柴胡

胡黄连

Huhuanglian

【来源】　为玄参科植物胡黄连 *Picrorhiza scrophulariiflora* Pennell 的干燥根茎。

【处方用名】　胡连、黑连。

【性味归经】　苦，寒。归肝、胃、大肠经。

【功效应用】

1. 退虚热　用于骨蒸潮热。本品有退虚热，除骨蒸之功，常与鳖甲、地骨皮、知母等同用。

2. 除疳热　用于小儿疳热。本品性寒清热，味苦健脾，长于退疳热。用治小儿疳积发热，不思饮食，腹胀体瘦，低热不退等证，常与党参、白术、山楂等药同用。

3. 清湿热　用于湿热泻痢，黄疸尿赤，痔疮肿痛。本品功似黄连，善除胃肠湿热及下焦湿火蕴结，为治疗湿热泻痢及痔疮肿痛的良药。

【性能特点】　本品苦寒清燥，沉降下行，既清虚热、除疳热又清湿热、解热毒，为虚热、实热两清之品。凡虚热、湿热、火毒所致病证皆可选用。

【用法用量】　煎服，3 ~ 10g。

【使用注意】　本品苦寒，故脾胃虚寒者忌用。

即学即练 7 – 8

胡黄连不具有的功效是（　　）

A. 退虚热　　　　B. 除疳热　　　　C. 清湿热　　　　D. 生津

答案解析

【附】　本章其他中药见表 7 – 2。

表 7 – 2　本章其他中药

类别	品名	来源	性味	功效	主治
清热泻火药	寒水石	天然碳（硫）酸钙矿石	辛咸，寒	清热除烦，消肿利尿	温热病邪，尿赤涩痛
	密蒙花	马钱科植物密蒙花花蕾	苦甘，寒	清热泻火，养肝明目	肝热目疾，肝虚目昏
	青葙子	苋科植物的成熟种子	苦甘，寒	清肝泻火，明目退翳	肝热目疾，高血压
清热燥湿药	白鲜皮	芸香科植物白鲜的根皮	苦，寒	清热燥湿，祛风解毒	湿热病证，热毒疮肿
	秦皮	木樨科植物白蜡树树皮	苦涩，寒	清热燥湿，收涩止痢	湿热泻痢，赤白带下
清热解毒药	野菊花	菊科野菊头状花序	苦辛，微寒	清热解毒，泻火平肝	疔痈咽痛，目赤头晕
	半枝莲	唇形科植物半枝莲全草	辛苦，寒	清热解毒，化瘀利尿	疮痈肿毒，水肿血淋
	马齿苋	马齿苋科马齿苋的地上部分	酸苦，寒	清热解毒，凉血止血	热毒下痢，崩漏下血
	山慈菇	兰科植物杜鹃兰假鳞茎	辛，寒	清热解毒，消痰散结	疮肿疔毒，瘰疬痰核
	漏芦	菊科植物祁州漏芦的根	苦，寒	清热解毒，消痈下乳	疮肿疔毒，乳汁不下

续表

类别	品名	来源	性味	功效	主治
	白蔹	葡萄科植物白蔹的块根	苦辛，寒	清热解毒，消痈散结	疮痈肿毒，水火烫伤
	鸦胆子	苦木科植物鸦胆子果实	苦，寒	清热解毒，截疟止痢	热毒赤痢，疟疾赘疣
	重楼	百合科植物重楼的根茎	苦，寒	清热解毒，消肿止痛	痈肿疔疮，高热惊风
	拳参	蓼科植物拳参的根茎	苦涩，寒	清热解毒，消肿止血	疮痈痢疾，崩漏下血
	木蝴蝶	紫葳科木蝴蝶种子	苦甘，凉	清肺利咽，疏肝和胃	肺热喉痹，肝胃气痛
	绿豆	豆科植物绿豆的种子	甘，寒	清热解毒，消暑生津	疮毒痈肿，暑热烦渴
清虚热药	白薇	萝摩科白薇的根茎及根	苦咸，寒	清热凉血，利尿通淋	阴虚发热，血淋痈肿

目标检测

答案解析

一、单项选择题

1. 石膏具有的功效是（　　　）
   A. 滋阴润燥　　　　　　B. 除烦止渴　　　　　　C. 祛痰排脓　　　　　　D. 利尿通淋

2. 上清肺润燥，中清胃生津，下滋阴降火的药物是（　　　）
   A. 知母　　　　　　　　B. 芦根　　　　　　　　C. 石膏　　　　　　　　D. 竹叶

3. 不宜与乌头同用的药物是（　　　）
   A. 栀子　　　　　　　　B. 石膏　　　　　　　　C. 夏枯草　　　　　　　D. 天花粉

4. 生用走气分而泻火，炒黑入血分而止血的药物是（　　　）
   A. 芦根　　　　　　　　B. 知母　　　　　　　　C. 决明子　　　　　　　D. 栀子

5. 能清热凉血、养阴生津、润肠的药物是（　　　）
   A. 知母　　　　　　　　B. 生地黄　　　　　　　C. 天花粉　　　　　　　D. 芦根

6. 黄芩的功效不包括（　　　）
   A. 清热燥湿　　　　　　　　　　　　　　　　B. 凉血止血
   C. 泻火解毒　　　　　　　　　　　　　　　　D. 退虚热

7. 黄柏的功效是（　　　）
   A. 清热凉血　　　　　　B. 止血　　　　　　　　C. 明目　　　　　　　　D. 退虚热

8. 金银花与连翘均有的功效是（　　　）
   A. 清热解毒，凉血止血　　　　　　　　　　　B. 清热解毒，活血止痛
   C. 清热解毒，疏散风热　　　　　　　　　　　D. 清热解毒，祛痰利咽

9. 素有"疮家圣药"的是（　　　）
   A. 牡丹皮　　　　　　　　　　　　　　　　　B. 夏枯草
   C. 连翘　　　　　　　　　　　　　　　　　　D. 穿心莲

10. 青蒿的主治病证不包括（　　　）
    A. 阴虚发热　　　　　　　　　　　　　　　　B. 脾虚肠滑
    C. 疟疾寒热　　　　　　　　　　　　　　　　D. 吐血衄血

二、思考题

1. 清热药分几类？各类清热药的功效和主治病证分别是什么？

2. 石膏和知母均为清热泻火药，临床应用有何异同点？

3. 黄芩、黄连和黄柏均为清热燥湿药，临床应用有何异同点？

书网融合……

知识回顾　　　　微课1　　　　微课2　　　　习题

第八章 泻下药

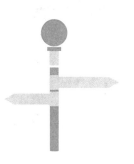

学习引导

便秘是临床常见疾病，病因包括热结肠胃、阳虚寒凝、气滞郁结、津亏肠燥等。不同的泻下药由于其泻下力度及性能特点不同而需辨证应用，才能发挥最好的疗效。泻下药除了治疗便秘外，还有哪些功效呢？特殊人群及不同体质特点的人群在应用泻下药时有哪些注意事项？

本单元主要介绍泻下药的含义及分类，学习11味常用泻下药的功效、适应证和使用注意。

学习目标

知识要求

1. **掌握** 泻下药的含义、性能特点、功效、适应证、使用注意和有毒药物的用法用量；掌握药物4味（大黄、芒硝、甘遂、巴豆）。

2. **熟悉** 药物4味（番泻叶、火麻仁、京大戟、芫花）。

3. **了解** 药物3味（芦荟、郁李仁、牵牛子）。

1. 含义 凡能引起腹泻或滑利大肠、促进排便的药物，称为泻下药。

2. 性能特点 本类药物或性味苦寒，苦降寒清，主入胃、大肠经，泻下力较猛；或富含油脂（种仁），味甘质润，入脾和大肠经，泻下力较缓；或具毒性，其性峻猛，入肺、肾、大肠经，可引起剧烈腹泻且能攻逐水饮。

3. 分类、功效与适应证 （表8-1）

表8-1 泻下药的分类、功效与适应证

分类	功效	适应证
攻下药	泻下通便（较猛），清热泻火	实热内结、肠胃积滞、大便秘结及肠内有害物质
润下药	润燥滑肠（滋润平和）	津枯、阴虚、血虚之肠燥便秘
峻下逐水药	逐水退肿（峻猛）	水肿臌胀、胸胁停饮等里实证

4. 配伍应用

（1）攻下药 常与行气药配伍，以增强泻下的力量，并可消除腹满症状；冷积便秘配伍温里药；部分急腹症，配伍清热解毒、活血化瘀药。

（2）润下药 可配伍行气药，并随证配伍补血药或养阴药。

（3）峻下逐水药 常配伍补益药以保护正气。宜采用先攻后补或攻补兼施的方法。

5. 使用注意

（1）里实兼有表邪者，当先解表而后攻里或表里双解，以免表邪内陷。

（2）里实正虚者，与补虚药同用，以攻补兼施，使攻下而不伤正，必要时攻下药要与解表药同用。

（3）攻下药和峻下逐水药力强烈，易伤正气及脾胃，故年老体弱、久病体弱、脾胃虚弱、妇女的胎前产后及月经期应慎用。

（4）峻下逐水药毒性较强，对炮制、用量、用法、禁忌等均须十分注意，以保证安全用药。

（5）应用泻下药时，当中病即止，慎勿过剂，以免损伤胃气。

6. 用法

（1）重证、急证，必须急下者，可加大剂量，宜汤剂内服。

（2）病情较缓，需缓下的病人，药量不宜过大，或制成丸剂内服。

 实例分析 8-1

实例　1. 患者，男，59岁。2日前因暴饮，头痛且胀，口苦口干，纳呆，腹胀，眠差，大便3日未解，小便短赤。自服健胃消食片未解。刻诊：患者痛苦病容，面红体壮，腹胀拒按，口气臭秽，舌红苔黄燥，脉弦数。

2. 患者，女，28岁。产后35天，大便3~4日一行，便质干结，胸腹胀满。证见：口干，舌红，苔薄黄，脉细数。

问题　1. 根据以上两个实例的症状进行辨证。

2. 应选用本章哪类及哪些中药治疗？

答案解析

PPT

第一节　攻下药

大　黄 e 微课

Dahuang

【来源】　为蓼科植物掌叶大黄 *Rheum palmatum* L.、唐古特大黄 *Rheum tanguticum* Maxim. ex Balf. 或药用大黄 *Rheum officinale* Baill. 的干燥根和根茎。

【处方用名】　将军、川军、西军、制大黄、酒军、熟军、熟锦纹、熟大黄、酒炒大黄。

【性味归经】　苦，寒。归脾、胃、大肠、肝、心包经。

【功效应用】

1. 泻下攻积　用于温热病热结便秘及胃肠积滞证。本品苦寒通降，攻下与泻热之力俱强，为主治热结便秘、高热烦躁、腹中胀满等证之要药，常与芒硝、枳实、厚朴配伍，以增强通便泄热作用，如大承气汤。

2. 清热泻火　用于温热病高热神昏或脏腑火热上炎所致的目赤肿痛、咽喉肿痛、牙龈肿痛等证，常与黄芩、黄连、栀子等药同用，如泻心汤。

3. 凉血解毒　用于血热妄行所致的吐血、衄血、咯血及热毒疮疡，烧烫伤等。治血热吐衄，常与黄连、黄芩等同用；治热毒痈肿疔疮，常与清热解毒药同用；治烧烫伤，可单用研粉或配地榆粉，以麻油调敷患处。

4. 逐瘀通经 用于瘀血诸证。如瘀血经闭，产后瘀阻，跌打损伤，瘀血肿痛等。

5. 利湿退黄 用于湿热黄疸及湿热淋证。常与茵陈蒿、栀子等药同用，如茵陈蒿汤。

【性能特点】 本品苦寒沉降，峻下实热，荡涤肠胃，斩关夺门，素有"将军"之称，为治疗热积便秘的要药。通过泻下，能使体内的火毒和上炎之火下泄，有较好的清热泻火、凉血解毒作用。并善逐瘀通经，又为治妇科经产及伤科跌打之佳品。此外，尚可利湿退黄。

【用法用量】 煎服，一般用 3～15g，用于泻下不宜久煎。外用适量，研末敷于患处。生大黄泻下力较强；酒制大黄泻下力较弱，活血作用较强；大黄炭则多用于出血证。

【使用注意】 本品苦寒，易伤胃气，善攻下泻热、活血逐瘀，故脾胃虚弱者慎服；孕妇、月经期、哺乳期应慎服。

📖 **知识链接**

1. 大黄主要含蒽醌类衍生物，其中大部分与葡萄糖结合成蒽苷，为致泻活性成分；少部分以游离的苷元形式存在。此外，尚含鞣酸质、有机酸和雌激素样物质等。

2. 煎煮时间可影响大黄泻下作用，大黄久煎后，大黄蒽苷易被水解成苷元，苷元在小肠内易被破坏而使得泻下作用减弱。研究证明生大黄煎煮 10 分钟，蒽苷溶出率最高，泻下作用最强。中药的炮制工艺直接影响中药功效。中药从业人员要秉承一丝不苟的"工匠精神"，准确炮制，确保药效。

即学即练 8－1

下列不是大黄功效的是（ ）

答案解析　A. 泻下攻积　　　　B. 逐水退肿　　　　C. 清热泻火　　　　D. 解毒止血

芒 硝
Mangxiao

【来源】 为硫酸盐类矿物芒硝族芒硝，经加工精制而成的结晶体，主含含水硫酸钠（$Na_2SO_4 \cdot 10H_2O$）。

【处方用名】 朴硝、赤硝、马牙硝、皮硝。

【性味归经】 咸、苦，寒。归胃、大肠经。

【功效应用】

1. 泻下通便，润燥软坚 用于实热积滞，大便燥结，腹满胀痛。常与大黄相须为用，以增强攻下热结之效。

2. 清火消肿 用于咽痛，口疮，目赤及疮疡肿痛。单用或与清热解毒药同用。外治乳痈、皮肤疮痈、痔疮等，可配冰片外敷。

【性能特点】 本品咸以软坚，苦可降泄，寒能清热，入胃与大肠经，长于荡涤肠胃实热、润燥软坚而除燥屎，为治疗实热积滞、大便燥结之常品。外用有良好的清热消肿作用。近代也常用于胆石症腹痛便秘者。

【用法用量】 内服，6～12g，冲入药汁或开水溶化后服；或入丸散。外用适量，喷撒、漱口、点眼、化水坐浴。

【使用注意】 本品咸寒攻下，故脾胃虚寒、孕妇及哺乳期妇女慎服；不宜与硫黄、三棱同用。

玄明粉：为芒硝经风化干燥而制得，主含硫酸钠（Na_2SO_4）。功效应用同芒硝，内服，3~9g，溶入煎好的汤液中服用，外用适量。本品不宜与硫黄、三棱同用。孕妇要慎用。

番泻叶
Fanxieye

【来源】 为豆科植物狭叶番泻 *Cassia angustifolia* Vahl 或尖叶番泻 *Cassia acutifolia* Delile 的干燥小叶。

【处方用名】 泄叶、泻叶、泡竹叶。

【性味归经】 甘、苦，寒。归大肠经。

【功效应用】

1. 泻热行滞通便　用于热结便秘，胃肠积滞。本品大多单用泡服或配枳实、厚朴等药同用。

2. 利水　用于腹水肿胀。常单用泡服或配牵牛子、大腹皮等药同用，可行水消胀。

【性能特点】 本品甘苦寒，清泄沉降，味甘质黏滑润，专入大肠经，长于泻下导滞、清泻实热，善治热结便秘。又可泻下行水消胀，治腹水等症，常用于手术后便秘患者。此外还适用于 X 线腹部摄片，腹部或肛肠手术前服用，以清洁肠道，有利于摄片清晰和手术操作。

【用法用量】 煎服，2~6g，后下，或开水泡服。小剂量则缓下；大剂量则攻下。

【使用注意】 本品攻下力猛，故妇女哺乳期、月经期及孕妇慎服。剂量过大，可致恶心呕吐、腹痛等副作用。

减肥茶中多含番泻叶等中药成分，其药性寒凉，一般不宜长期服用，尤其是脾胃虚寒、气虚体弱以及月经期的女性服用会严重损害身体健康。多数减肥茶宣传的"快速瘦身"的功效不能轻信，坚持健康的生活方式才是减肥正确途径。

芦荟
Luhui

【来源】 为百合科植物库拉索芦荟 *Aloe barbadensis* Miller、好望角芦荟 *Aloe ferox* Miller 或其同属近缘植物叶的汁液浓缩干燥物。

【处方用名】 真芦荟、老芦荟、新芦荟。

【性味归经】 苦，寒。归肝、胃、大肠经。

【功效应用】

1. 泻下通便　用于热结便秘及胃肠积滞。本品尤宜于治热结便秘，兼见肝火亢旺，烦躁失眠者。

2. 清肝泻火　用于肝经火旺之便秘尿赤、烦躁易怒、头晕头痛、惊痫抽搐等。

3. 杀虫疗疳　用于小儿疳积。常与健脾、驱虫药同用。

此外，本品亦可外用治疗癣疮。

【性能特点】 本品苦寒降泄下行，既能泻下通便，又能清肝火，宜用于热结便秘兼肝火旺，烦躁失眠之证。兼能杀虫疗疳对小儿疳积有良效。

【用法用量】 煎服，2~5g；宜入丸散服，每次0.6~1.5g；或研末装入胶囊服。外用适量，研末干撒，或调敷。

【使用注意】本品苦寒通泻，故脾胃虚弱、食少便溏及孕妇慎服。

第二节 润下药

火麻仁

Huomaren

【来源】为桑科植物大麻 *Cannabis sativa* L. 的干燥成熟果实。

【处方用名】生麻仁、麻子仁、大麻仁、冬麻子、炒麻仁。

【性味归经】甘，平。归脾、胃、大肠经。

【功效应用】

润肠通便　用于肠燥便秘。可配伍补血滋阴药治疗老人、产妇及体弱津血不足之肠燥便秘，如益血润肠丸。治肠胃燥热、脾约便秘可与其他泻下理气药同用，如麻子仁丸。

【性能特点】本品甘平，质润多脂，能润肠通便，且略兼滋养补虚之力。尤适用于老人、产妇及体弱津血不足之肠燥便秘，是临床常用的润肠通便药。

【用法用量】煎服，10～15g，生用打碎入煎；或入丸剂。

【使用注意】本品虽无毒，但超大量食入，也可引起中毒，症状为恶心、呕吐、腹泻、四肢麻木、抽搐、精神错乱、昏迷及瞳孔散大等。

📖 **知识链接**

脾约证：肠胃燥热，脾津不足致大便秘结，小便频数。其根源在于胃中燥热，脾受约束，故名脾约。

即学即练 8－2

主治老人、产妇及体虚所致津枯肠燥便秘的药是（　　　）

答案解析　A. 郁李仁　　　　　B. 火麻仁　　　　　C. 大黄　　　　　D. 番泻叶

郁李仁

Yuliren

【来源】为蔷薇科植物欧李 *Prunus humilis* Bge.、郁李 *Prunus japonica* Thunb. 或长柄扁桃 *P. pedunculata* Maxim. 的干燥成熟种子。

【处方用名】欧李仁、山樱桃仁。

【性味归经】辛、苦、甘，平。归脾、大肠、小肠经。

【功效应用】

1. 润肠通便　用于肠燥便秘。本品可行大肠之气，用于食积气滞，腹胀便秘，津枯肠燥便秘。

2. 下气利水　用于水肿腹满，脚气浮肿。

【性能特点】本品辛散苦降，性平质润，脂肪油含量高于火麻仁，润肠通便作用也强于火麻仁。治肠燥便秘，兼气滞者尤佳。此外，用治水肿胀满及脚气浮肿，兼二便不利者最宜。

【用法用量】 煎服，6～10g，生用打碎入煎。

【使用注意】 本品滑肠，孕妇慎用；大便不实者忌服。

◎ 知识链接 ─────────────────────────────

脚气与脚气病：脚气是足癣的俗名，是由真菌感染引起的一种皮肤病。而医学上的"脚气病"是由维生素 B$_1$（硫胺素）缺乏引起，以消化系统、神经系统和心血管系统症状为主的全身性疾病。

PPT

第三节　峻下逐水药

甘　遂
Gansui

【来源】 为大戟科植物甘遂 *Euphorbia kansui* T. N. Liou ex T. P. Wang 的干燥块根。

【处方用名】 生甘遂、漂甘遂、煮甘遂、醋甘遂、煨甘遂。

【性味归经】 苦，寒；有毒。归肺、肾、大肠经。

【功效应用】

1. 泻水逐饮 用于水肿腹胀，胸胁停饮。本品为逐水峻下药，具峻泻作用而使体内水分排出，凡水肿、大腹臌胀、风痰癫痫、宿食积滞、二便不利等正气未衰者均可用之，尤以大腹水肿为常用。

2. 消肿散结 用于疮痈肿毒。本品外用能消肿散结，研末水调敷，可用于湿热壅滞所致的肿毒，痈疽初起，红肿疼痛。

【性能特点】 本品苦寒降泄有毒，为泻水逐饮之峻剂。既善行经隧之水湿，主治水肿胀满、胸胁停饮及风痰癫痫；又能消肿散结，外用治痈肿疮毒。

【用法用量】 入丸散服，每次 0.5～1.5g。外用适量，生用。内服醋制用，以减低毒性。

【使用注意】 本品峻泻有毒，故孕妇及虚寒阴水者禁服，体虚者慎服。反甘草。

◎ 知识链接 ─────────────────────────────

臌胀：是指腹部胀大如鼓的一类病证，临床以腹大胀满，绷急如鼓，皮色苍黄，脉络显露为特征。类似西医学所指的肝硬化腹水。

京大戟
Jingdaji

【来源】 为大戟科植物大戟 *Euphorbia pekinensis* Rupr. 的干燥根。

【处方用名】 大戟、炙大戟、醋炙大戟、煨大戟。

【性味归经】 苦，寒；有毒。归肺、脾、肾经。

【功效应用】

1. 泻水逐饮 用于水肿，臌胀，胸胁停饮。本品性能与功用和甘遂相似，仅逐水之力稍逊，常与甘遂同用。

2. 消肿散结 用于痈肿疮毒、瘰疬、痰核等。内服外用均可。

【性能特点】本品苦寒泄降，有毒，药力较猛。善泻水逐饮、消肿散结，主治水肿胀满、胸胁停饮、痈疮肿毒及瘰疬痰核等。

【用法用量】煎服，1.5～3g。入丸散服，每次1g。外用适量，研末调敷。内服宜醋制用，以减低毒性。

【使用注意】本品峻泻有毒，故孕妇禁服，体虚者慎服。反甘草。

📖 **知识链接** --

红大戟：为茜草科植物红大戟的根。味苦、性寒、有小毒；偏于消肿散结。京大戟偏于泻水逐饮，毒性更大。

芫 花
Yuanhua

【来源】为瑞香科植物芫花 *Daphne genkwa* Sieb. et Zucc. 的干燥花蕾。

【处方用名】净芫花、陈芫花、炙芫花、醋炙芫花。

【性味归经】苦、辛，温；有毒。归肺、脾、肾经。

【功效应用】

1. 泻水逐饮 用于胸胁停饮，胸胁引痛，心下痞闷及水肿，臌胀。本品以泻胸胁水饮见长，兼能祛痰止咳，故以治胸胁停饮所致的喘咳痰多、胸胁引痛之证最为适宜。

2. 外用杀虫疗疮 用于痈疽肿毒，秃疮，顽癣，冻疮。

【性能特点】本品辛温行散，苦能降泄，有毒而作用强烈。既善泻肺逐饮，又能祛痰止咳，主治胸胁停饮、水肿、臌胀及寒痰喘咳等证，以泻胸胁积水见长。芫花泻水逐饮作用与甘遂、京大戟相似而力稍逊，多同用。外用又可杀虫疗疮。

【用法用量】煎服，1.5～3g；入散剂，每次0.6g～0.9g，一日1次。外用适量，研末调敷。内服宜醋制用，以减低毒性。

【使用注意】本品峻烈有毒，故体虚者、孕妇或有严重心脏病、溃疡病、消化道出血者禁服。反甘草。

巴 豆
Badou

【来源】为大戟科植物巴豆 *Croton tiglium* L. 的干燥成熟果实。

【处方用名】生巴豆、川江子、刚子仁、焦巴豆、巴豆霜。

【性味归经】辛，热；有大毒。归胃、大肠经。

【功效应用】

1. 峻下冷积 用于寒积便秘。本品药性辛热，泻下作用峻猛，为峻下冷积的要药。

2. 逐水退肿 用于腹水臌胀。本品逐水退肿作用强，用治腹水臌胀难消者，可配杏仁为丸服。

3. 豁痰利咽 用于喉痹痰阻及寒实结胸。本品能刺激呼吸道黏膜，引起分泌增多或呕吐，促痰排出，治疗喉痹痰涎壅塞气道，呼吸困难。

4. 外用蚀疮 用于痈肿成脓未溃及疥癣恶疮。本品外用有蚀疮腐肉、疗疮毒的作用，单用贴敷患处。

【性能特点】 本品辛热泻散，力强毒大，作用强烈。善峻下寒积，通肠道闭塞，既能荡涤肠胃之沉寒痼冷、宿食积滞，又能逐水退肿。张元素喻其有"斩关夺门之功"，有很强的峻下逐水作用，对大腹水肿、臌胀有良效。且善祛痰利咽以利呼吸，对喉痹痰阻及寒实结胸证亦常用之。外用又善蚀疮去腐。

【用法用量】 入丸散或装胶囊服，每次 0.1 ~ 0.3g。内服宜制成巴豆霜，以降低毒性。外用适量，研末涂患处，或捣烂以纱布包擦患处。

【使用注意】 本品辛热峻下有大毒，故孕妇及体弱者禁服，以免堕胎或伤脾胃。服巴豆时，不宜食热粥、饮开水等热物，以免加剧泻下。服巴豆后如泻下不止者，用黄连、黄柏煎汤冷服，或食冷粥以缓解。畏牵牛子。

📖 **知识链接** --

巴豆主要成分含巴豆油。巴豆油外用，对皮肤有强烈刺激作用。口服能产生口腔及胃黏膜的烧灼感及呕吐。服用巴豆后，短时期内有大量水泄，伴有剧烈腹痛和里急后重。本品还有镇痛、促血小板凝集、抑菌等作用。

牵牛子
Qianniuzi

【来源】 为旋花科植物裂叶牵牛 *Pharbitis nil*（L.）Choisy 或圆叶牵牛 *Pharbitis purpurea*（L.）Voigt 的干燥成熟种子。

【处方用名】 黑丑、白丑、二丑、黑白丑、炒牵牛子。

【性味归经】 苦，寒；有毒。归肺、肾、大肠经。

【功效应用】

1. 泻水通便　用于水肿臌胀。本品能通利二便而排泄水湿，治疗水湿停滞之水肿臌胀，二便不利，作用较甘遂、大戟稍缓。

2. 消痰涤饮　用于痰饮喘咳。本品能泻肺气，逐痰饮，治疗痰壅气阻，咳嗽不利，胸闷喘急。

3. 杀虫攻积　用于虫积腹痛。本品能借其泻下作用促使虫体排出。

【性能特点】 本品苦寒峻下，逐水作用虽较甘遂、京大戟稍缓，但仍属有毒峻下之品。本品善通利二便、消积，主治水肿、臌胀、胃肠实热积滞。并可杀虫，治虫积腹痛。

【用法用量】 煎服，3 ~ 6g；入丸散服，每次 1.5 ~ 3g。本品炒用药性减缓。

【使用注意】 本品峻泻有毒，故孕妇禁服；体弱者慎服。不宜与巴豆、巴豆霜同用。

【附】 本章其他中药见表 8 - 2。

表 8 - 2　本章其他中药

类别	品名	来源	性味	功效	主治
峻下逐水药	千金子	大戟科植物续随子的种子	辛温，有毒	逐水消肿，破血散结	水肿痰饮，血瘀经闭
	商陆	商陆科植物商陆的根	苦寒，有毒	逐水消肿，解毒散结	水肿胀满，痈肿疮毒

目标检测

答案解析

一、单项选择题

1. 功能泻下软坚，善于治疗燥屎坚硬难下的药是（　　）

　　A. 大黄　　　　　　　　B. 火麻仁　　　　　　　C. 番泻叶　　　　　　D. 芒硝

2. 甘遂内服时，宜（　　）

　　A. 入汤剂　　　　　　　B. 入丸散　　　　　　　C. 先煎　　　　　　　D. 后下

3. 巴豆霜内服多入丸散，每次用量宜（　　）

　　A. 0.1～0.3g　　　　　B. 0.3～0.9g　　　　　C. 1～3g　　　　　　D. 3～10g

4. 甘遂、京大戟、芫花配伍应用时，不宜与（　　）配伍

　　A. 干姜　　　　　　　　B. 海藻　　　　　　　　C. 人参　　　　　　　D. 甘草

5. 大黄临床上常用于治疗湿热泻痢，是取其（　　）功效

　　A. 泻下通便　　　　　　B. 清热泻火　　　　　　C. 清热解毒　　　　　D. 凉血止血

6. 黑丑是（　　）的别名

　　A. 牛蒡子　　　　　　　B. 苍耳子　　　　　　　C. 千金子　　　　　　D. 牵牛子

7. 不宜与牵牛子配伍使用的药物是（　　）

　　A. 芒硝　　　　　　　　B. 硫黄　　　　　　　　C. 巴豆　　　　　　　D. 郁金

8. 患者，男，40岁。患热结便秘，兼肝经实火，宜选用的药是（　　）

　　A. 芦荟　　　　　　　　B. 芒硝　　　　　　　　C. 番泻叶　　　　　　D. 郁李仁

9. 巴豆除泻下冷积外，又能（　　）

　　A. 消肿散结　　　　　　　　　　　　　　　　B. 祛痰利咽

　　C. 破血消癥　　　　　　　　　　　　　　　　D. 杀虫疗疮

10. 下列关于甘遂注意事项的描述，错误的是（　　）

　　A. 辛热峻下有大毒　　　　　　　　　　　　　B. 身体虚弱者慎服

　　C. 孕妇禁服　　　　　　　　　　　　　　　　D. 虚寒阴水者禁服

二、多项选择题

1. 巴豆的注意事项包括（　　）

　　A. 孕妇、体弱者禁服

　　B. 不宜与热粥、开水等热物同食

　　C. 服巴豆后若泻下不止，可用黄连、黄柏煎汤冷服

　　D. 畏牵牛子

　　E. 虚寒阴水者禁服

2. 大黄的功效有（　　）

　　A. 泻下攻积　　　　　　B. 清热泻火　　　　　　C. 凉血解毒

　　D. 逐瘀通经　　　　　　E. 利湿退黄

三、思考题

1. 泻下药分为哪几类？其泻下作用的特点分别是什么？

2. 大黄因加工炮制不同，临床应用时有何区别？

书网融合……

知识回顾　　　　微课　　　　习题

第九章 祛风湿药

学习引导

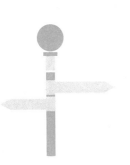

痹证是因风、寒、湿、热等外邪侵袭人体，闭阻经络而导致气血运行不畅的病证。主要表现为肌肉、筋骨、关节等部位酸痛、麻木、重着、屈伸不利，关节肿大灼热等。祛风湿药有解除痹证的功效，根据痹证的类型、病变的部位、病程的新久等，应选择不同的祛风湿药。

本单元主要介绍祛风湿药含义及分类，学习14味常用祛风湿药的功效、适应证和使用注意。

学习目标

知识目标

1. **掌握** 祛风湿药的含义、功效、适应证和使用注意；掌握药物7味（独活、蕲蛇、木瓜、防己、秦艽、五加皮、桑寄生）。

2. **熟悉** 药物2味（威灵仙、川乌）。

3. **了解** 药物5味（徐长卿、蚕砂、雷公藤、桑枝、狗脊）。

1. 含义 凡以祛除肌表、经络、筋骨、关节的风湿，解除痹痛为主，用于治疗痹证的药物，称为祛风湿药。

2. 性能特点 祛风湿药味多为辛苦，主入肝脾肾经。辛以祛风、苦能燥能泄，药性或温或寒。

（1）祛风湿散寒药 味多辛、苦，性偏温燥，辛可祛风，苦以燥湿，温以胜寒。

（2）祛风湿清热药 味多辛、苦，性偏寒。辛可祛风，苦能除湿，寒以清热。

（3）祛风湿强筋骨药 味多苦、甘，性温。苦能燥、甘可补虚，温通可祛邪。

3. 分类、功效与适应证（表9-1）

表9-1 祛风湿药的分类、功效与适应证

分类	功效	适应证
祛风湿散寒药	祛风湿、散寒止痛、舒筋活络	风寒湿痹，关节疼痛筋脉拘挛
祛风湿清热药	祛风湿、清热消肿、通络止痛	风寒热痹，关节红肿热痛诸证
祛风湿强筋骨药	祛风湿、补肝肾、强筋骨	风湿证兼肝肾不足，腰膝无力

4. 配伍应用 运用祛风湿药时，可根据痹证的性质（如风寒湿邪偏胜、病情之寒热虚实、病程之新久等）、病变的部位等具体情况选择相应的药物，并做适当的配伍，以增强或巩固疗效。

（1）行痹　（风胜者，以游走性疼痛为主），选善祛风邪的祛风湿药。

（2）痛痹　（寒胜者，疼痛较为显著），选散寒止痛的祛风湿药，配温经活血药。

（3）着痹　（湿胜者，肿较显著，多见下肢），选温燥的祛风湿药，配祛湿或燥湿药。

（4）热痹　（红肿热痛），选寒凉的祛风湿药，配清热药。

（5）病邪在表，疼痛偏于上部者，配祛风解表药；病邪入络，血凝气滞者，配活血通络药。

（6）肝肾不足，腰膝酸痛者，选强筋骨的祛风湿药，再配补养肝肾药。

（7）病久气血不足体虚者，配补气养血药。

5. 使用注意

（1）内风证忌用。

（2）有些药物辛散温燥，易于伤阴耗血，故阴血虚者应慎用。

（3）痹证多属慢性疾患，需较长时间治疗，为服用方便，本类药可作酒剂或丸散剂常服。

实例分析 9-1

实例　患者，男，30岁。2天前下水塘挖莲藕后出现双下肢疼痛，继而出现双膝关节肿胀，不能活动，关节部位热痛较甚，痛不可近，皮肤潮红，每天需用凉水冷敷稍感减轻，舌红，苔黄腻，脉滑数。

问题　1. 该患者诊断为何种痹证，有何典型临床表现？

2. 应选用本章哪类药治疗？举例说明。

答案解析

第一节　祛风湿散寒药

PPT

独　活 微课
Duhuo

【来源】　为伞形科植物重齿毛当归 *Angelica pubescens* Maxim. f. biserrata Shan et Yuan 的干燥根。

【处方用名】　大活、川独活、香独活、川活。

【性味归经】　辛、苦，微温。归肾、膀胱经。

【功效应用】

1. 祛风除湿，通痹止痛　用于风寒湿痹证。本品止痛作用较强，为治风寒湿痹之主药，凡风寒湿痹无论新久，均可应用。尤擅治人体下部风寒湿痹、腰膝腿足、关节疼痛。

2. 解表　用于风寒夹湿表证。本品善治外感风寒表证兼湿邪的恶寒发热、头痛身痛、肢节酸痛，多与羌活、防风、荆芥等解表散寒药同用。

【性能特点】　本品辛散苦燥温通，性善下行，主散在里之伏风及寒湿而通痹止痛，药力较羌活为缓，既善治下半身风寒湿痹兼肾虚之腰膝冷痛、酸软麻木、屈伸不利或足关节疼痛属寒湿重者，又善治少阴经伏风头痛、风寒表证及表证夹湿等。

【用法用量】　煎服，3~10g；或入丸散。

【使用注意】　本品药性温燥，阴虚血亏虚及实热内盛者慎用。

1. 风痹：又称"行痹"，是以浑身酸痛，部位不固定等为症状的痹证。中医认为，风痹多属于风、湿、寒等邪气入侵人体所致。

2. 寒痹：又称"痛痹"，是以肢体关节疼痛较剧，遇寒加重，得热痛减，昼轻夜重，关节不能屈伸，痛处不红，触之不热为主要表现的痹证。

威灵仙
Weilingxian

【来源】 为毛茛科植物威灵仙 *Clematis chinensis* Osbeck、棉团铁线莲 *Clematis hexapetala* Pall. 或东北铁线莲 *Clematis manshurica* Rupr. 的干燥根和根茎。

【处方用名】 灵仙、铁灵仙、酒灵仙、炒灵仙。

【性味归经】 辛、咸，温。归膀胱经。

【功效应用】

1. 祛风湿，通经络　用于风寒湿痹，见肢体麻木，筋脉拘挛，屈伸不利等症。本品性猛善走，通络止痛作用较强，为治风湿痹痛要药。

2. 消鱼骨鲠　用于诸骨刺鲠咽之轻证。本品味咸软，可单用消鱼骨或其他骨鲠，与糖或醋煎汤慢咽。

【性能特点】 本品辛散温通，性猛善走，为治疗风湿痹痛的要药。凡风湿痹痛、拘挛麻木，无论上下皆可应用。味咸软坚，为祛风湿药中的消骨鲠药。

【用法用量】 煎服，6~10g；治骨鲠可用30g。

【使用注意】 本品性走窜，久服易伤正气，故体弱者慎服。

徐长卿
Xuchangqing

【来源】 为萝藦科植物徐长卿 *Cynanchum paniculatum*（Bge.）Kitag. 的干燥根和根茎。

【处方用名】 天竹根、老君须、寮刁竹、蓼刁竹、逍遥竹。

【性味归经】 辛、温。归肝、胃经。

【功效应用】

1. 祛风化湿　用于风湿痹痛。

2. 活血止痛　用于胃痛胀满，牙痛，腰痛，跌打伤痛等多种痛证。

3. 止痒　用于风疹、湿疹、顽癣。可单用或入复方内服，或煎汤外洗。

此外，本品还能解蛇毒，用于治毒蛇咬伤。

【性能特点】 本品辛香行散温通，入肝胃经。既善祛风化湿，又活血止痛，广泛地用于风湿、寒凝、气滞、血瘀所致的多种痛证。又能祛风止痒，治皮肤风疹、湿疹及疥癣瘙痒。还可解蛇毒，治毒蛇咬伤等。近年来本品常用于手术后疼痛、癌肿疼痛，有较好的止痛效果。

【用法用量】 煎服3~12g；或浸酒服；研末服1.5~3g。本品芳香，入汤剂不宜久煎。

【使用注意】 本品行散温通，体弱者慎服。

川 乌
Chuanwu

【来源】 为毛茛科植物乌头 *Aconitum carmichaelii* Debx. 的干燥母根。

【处方用名】 生川乌、川乌头、制川乌、炒川乌。

【性味归经】 辛、苦，热；有大毒。归心、肝、肾、脾经。

【功效应用】

1. 祛风除湿 用于风寒湿痹，中风手足不仁，筋脉挛痛。本品止痛作用较强，为治风寒湿痹之佳品，尤宜用于寒邪偏盛的风湿痹痛。

2. 温经止痛 用于心腹冷痛，寒疝腹痛。本品辛散温通，散寒止痛显著，常用于治阴寒内盛所致的心痛彻背，寒疝绕脐腹痛，手足厥冷等症。

此外，本品对跌打损伤，骨折瘀肿，局部麻醉止痛均有作用。

【性能特点】 本品辛散苦燥，性热散寒，有大毒，内服需炮制用。功善祛风除湿，温经散寒止痛，既治风寒湿痹、拘急疼痛，又治寒湿头痛、心腹冷痛及寒疝腹痛等症。此外，取其止痛作用，还用于跌打损伤，骨折瘀肿，局部麻醉止痛。

【用法用量】 煎服，1.5~3g，应先煎0.5~1小时；入散剂或酒剂服，1~2g；内服宜制用。外用适量。

【使用注意】 本品有大毒，不宜久服，孕妇忌用。生品一般只供外用。反半夏、瓜蒌、天花粉、贝母、白及、白蔹。

📖 知识链接

1. 草乌为毛茛科植物北乌头的干燥根。其性味归经、功效应用、用法用量、使用注意与川乌同，而毒性更强。

2. 草乌、川乌含乌头碱等毒性成分，毒性剧烈，如果炮制加工方法不当，少量服用即可中毒致死。按照《医疗用毒性药品管理办法》规定，任何单位或个人应在医生指导下正确使用草乌、川乌。

3. "鲜猪脚炖草乌"是云南宾川地区一道食疗土特菜，食材选用新鲜猪脚和草乌小火慢炖而成，有散寒祛风除湿的功效。其制作工序要求极为严格，需要长时间的炖煮以降低草乌毒性。如果炖煮时间不足，有可能中毒，应高度警惕。

蕲 蛇
Qishe

【来源】 为蝰科动物五步蛇 *Agkistrodon acutus* (Güenther) 除去内脏的干燥体。

【处方用名】 白花蛇、大白花蛇、蕲蛇肉、棋盘蛇、五步蛇、酒蕲蛇、炙蕲蛇。

【性味归经】 甘、咸，温；有毒。归肝经。

【功效应用】

1. 祛风通络 用于风湿顽痹，肢体麻木，筋脉拘挛及中风口眼歪斜，半身不遂。本品有较强的祛风通络作用。能内走脏腑，外达肌表而透骨搜风，以祛内外之风邪，为截风之要药。尤善治风湿顽痹，日久不愈及中风口眼歪斜、半身不遂者，每用为方中主药。

2. 祛风止痒 用于麻风疠毒、手足麻木、皮肤瘙痒。本品能外走肌表而祛风止痒，兼以毒攻毒，为治风毒之邪壅于肌肤之麻风、疥癣常用药。

3. 定惊止痉 用于小儿急慢惊风，破伤风。本品入肝经，既祛外风，又能息内风，风去则惊搐自定，为治抽搐疼挛常用药。

【性能特点】 本品甘咸温，有毒，善走窜搜剔，祛风通经络，能"内走脏腑，外彻皮肤"，药力颇强，故对人体内外风邪皆可用之。又为祛风湿药中的定惊止痉药。

【用法用量】 煎服，3~9g；研末服，每次1~1.5g；亦可泡酒服。

【使用注意】 本品性温，阴虚血热者慎用。

📱 **知识链接**

1. 金钱白花蛇：眼镜蛇科动物银环蛇的幼蛇的干燥体。功似蕲蛇而力强，用量较轻研粉吞服每次为1~1.5g。

2. 顽痹：是指皮肤肌肉麻木，不知痛痒或手足酸痛之症。顽痹是因风寒湿邪久羁，或因劳累损伤、年老正虚，肌肉骨骼失却精血充养，经气阻痹所致。

木 瓜
Mugua

【来源】 为蔷薇科植物贴梗海棠 *Chaenomeles speciosa* (Sweet) Nakai 的干燥近成熟果实。

【处方用名】 酸木瓜、宣木瓜、陈木瓜、皱皮木瓜、炒木瓜。

【性味归经】 酸，温。归肝、脾经。

【功效应用】

1. 舒筋活络 用于风湿痹痛，肢体麻木，筋脉拘挛，筋急项强，不能转侧及脚气肿痛。

2. 和胃化湿 用于湿阻中焦，吐泻转筋，挛急疼痛。

3. 消食止渴 用于食积消化不良、津伤口渴。

【性能特点】 本品味酸入肝经，性温不燥，能益筋和血，舒筋活络，为久风顽痹、筋脉拘急之要药。性温入脾经，能化湿而和中，善治湿阻中焦，吐泻转筋，挛急疼痛。还能开胃生津而消食止渴。

【用法用量】 煎服，6~9g，或浸酒；外用适量，煎汤熏洗。

【使用注意】 本品酸温，故阴虚腰膝酸痛及胃酸过多者不宜用。

即学即练 9–1

痹证湿重，筋拘挛，脚气肿痛者，宜选用（　　）

答案解析　A. 木瓜　　　　B. 威灵仙　　　　C. 桑寄生　　　　D. 五加皮

蚕 沙
Cansha

【来源】 为蚕蛾科昆虫家蚕 *Bombyx mori* Linnaeus 幼虫的干燥粪便。

【处方用名】 蚕矢、蚕屎、晚蚕沙、原蚕沙、蚕粪。

【性味归经】 甘，温。归肝、脾、胃经。

【功效应用】

1. 祛风除湿 用于风湿痹证。本品能祛风湿，尤长于除湿，其作用与木瓜相似，较为温和，无论寒证或热证，均可与相应的祛风湿药同用。

2. 舒筋活络　用于中风不遂，口眼歪斜。内服或蒸热外熨均可。

3. 化湿和中　用于湿痹拘挛及湿阻中焦之吐泻转筋。

此外，本品还能祛风止痒，治风疹、湿疹瘙痒。

【性能特点】本品辛甘发散，温燥力缓，功能祛风除湿、和中化浊。治风湿痹痛，虽无论寒热新久皆用，但以风寒湿痹之肢节疼痛、屈伸不利者用之最宜。其次，又可治中风之半身不遂、瘫痪麻木及湿浊内阻之吐泻转筋。此外，本品还能止痒，治风疹、湿疹瘙痒。

【用法用量】煎服，6～15g；宜以纱布包后入煎，以防煎液浑浊。外用适量。

【使用注意】本品对瘫痪筋骨不遂，由于血虚不能荣养经络，而无风湿外邪侵犯者，不宜服。

第二节　祛风湿清热药

PPT

防　己
Fangji

【来源】为防己科植物粉防己 *Stephania tetrandra* S. Moore 的干燥根。

【处方用名】汉防己、粉防己。

【性味归经】苦、寒。归膀胱、肺经。

【功效应用】

1. 祛风止痛　用于热痹之骨节红肿疼痛，屈伸不利。本品辛散，苦寒降泄，既能祛风除湿止痛，又能清热，为治疗风湿痹证湿热偏盛、肢体酸重、关节红肿疼痛之要药。

2. 利水消肿　用于水肿（一身肌肤悉肿或湿热壅滞之腹胀水肿），小便不利，脚气。本品苦寒降利，能清热利尿，善泻下焦膀胱湿热，常与黄芪、白术、茯苓等药同用。

【性能特点】本品辛能宣散，苦寒降泄，能祛风除湿、清热止痛、利水消肿，为治疗湿热痹痛与水肿的要药。此外，还清泻下焦湿热，用于湿热下注诸证。

【用法用量】煎服，5～10g；或入丸散。

【使用注意】本品苦寒，易伤胃气，体弱阴虚，胃纳不佳者慎用。

秦　艽
Qinjiao

【来源】为龙胆科植物秦艽 *Gentiana macrophylla* Pall.、麻花秦艽 *Gentiana straminea* Maxim.、粗茎秦艽 *Gentiana crassicaulis* Duthie ex Burk. 或小秦艽 *Gentiana dahurica* Fisch. 的干燥根。

【处方用名】大艽、西大艽、左秦艽、麻花艽、酒秦艽。

【性味归经】苦、辛，平。归胃、肝、胆经。

【功效应用】

1. 祛风湿　用于湿、热痹证，关节发热肿痛。本品性微寒，既能祛风湿，又能除湿热，较宜于湿热痹证，且无论寒热新久均可配伍应用。

2. 止痹痛　用于中风不遂，肢体麻木，口眼歪斜，手足不遂，舌强不语。本品能祛风邪，舒筋络，又善"活血荣筋"，可用于上述症状，单用大剂量水煎服即能奏效。

3. 退虚热　用于阴虚内热，骨蒸潮热，疳积发热。

4. 清湿热 用于湿热黄疸，疮肿，湿疹。

【性能特点】本品辛散苦泄，性质平和而不燥烈，是祛风湿药中的退虚热、利湿退黄药，治风湿痹痛、筋脉拘挛，无论新久或偏寒偏热之痹证均可投用，尤以湿热痹者为宜，被前人称为"风家润药"。

【用法用量】煎服，3～10g；或入丸散。

🔖 知识链接

1. 热痹：是指因湿热之邪侵犯关节，以起病急骤，关节疼痛，局部红肿灼热、痛不可触、屈伸不利、得冷稍舒为主要表现的痹证。

2. 湿痹：又称着痹，多因湿邪痹阻，主要临床表现为肢体关节重着、肿胀，痛有定处，活动不便，肌肤麻木不仁，苔白腻，脉濡缓。

雷公藤
Leigongteng

【来源】为卫矛科植物雷公藤 *Tripterygium wilfordii* Hook. f. 的干燥根的木质部。

【处方用名】黄藤、断肠草、菜虫草。

【性味归经】苦、辛，寒；有大毒。归心、肝经。

【功效应用】

1. 祛风湿，通经络 用于风湿痹证。本品可祛风湿，其通经络的作用较强，能改善痹证的关节拘挛，减轻疼痛等。虽为苦寒之品，但各型风湿痹证均可选用，尤长于治疗类风湿关节炎。单用有效，内服或外用皆可。

2. 清热解毒 用于疮痈肿毒，皮肤瘙痒。

【性能特点】本品苦燥辛散，力猛毒大，入心、肝经。善祛风除湿、通络止痛、活血消肿、杀虫解毒。多用于风湿顽痹、疮肿、麻风及顽癣等沉疴痼疾，长于治疗类风湿关节炎、风湿性关节炎及坐骨神经痛等。此外，近年临床用治慢性肾炎、红斑狼疮等疑难病证，取得一定疗效。唯毒性强烈，内服宜慎。

【用法用量】煎服，3～6g；宜久煎（文火沸煎2小时以上）。外用适量，捣烂或研末外敷、调擦或捣汁搽患处。外敷不可超过半小时，否则起泡。

【使用注意】本品大毒，内服宜慎；孕妇、体虚弱者忌用；凡有心肝肾器质性病变及白细胞减少者慎用。

🔖 知识链接

雷公藤是一种剧毒药物，尤其皮部毒性极大，使用时应严格剥净皮部，包括二重皮及树缝中的皮。临床所见的一般中毒症状有头晕心悸、恶心呕吐、腹痛腹泻等。在使用雷公藤过程中出现肝肾区疼痛，尿中出现蛋白及血清转氨酶不正常时，应立即停药。

桑 枝
Sangzhi

【来源】为桑科植物桑 *Morus alba* L. 的干燥嫩枝。

【处方用名】嫩桑枝、童桑枝、桑条、炒桑枝、酒桑枝。

【性味归经】微苦，平。归肝经。

【功效应用】

1. 祛风湿，利关节　用于风湿痹证之关节疼痛拘挛。本品性平，作用缓和，不论热证或寒证，均较常用，尤以上肢之风湿热痹证为最适宜。

2. 行水消肿　用于水肿，脚气浮肿等证。

【性能特点】本品苦泄性平，专入肝经，作用缓和。治疗风湿痹证，不论寒证或热证，均较常用。擅横走肢臂，尤宜上肢风湿痹病，肩臂关节酸痛麻木者。又行水而消肿，治水肿与脚气浮肿。现代研究发现本品能降血压，可用以治疗高血压病。

【用法用量】煎服，9~15g。外用适量，煎汤熏洗。

PPT

第三节　祛风湿强筋骨药

五加皮
Wujiapi

【来源】为五加科植物细柱五加 *Acanthopanax gracilistylus* W. W. Smith 的干燥根皮。

【处方用名】南五加皮、南五加、炒五加皮、酒五加皮。

【性味归经】辛、苦，温。归肝、肾经。

【功效应用】

1. 祛风湿，补肝肾，强筋骨　用于风寒湿痹及肝肾不足，筋骨痿软，小儿行迟。本品辛能散风，苦能燥湿，温能祛寒，兼有补益作用，对风寒湿痹兼肝肾不足尤宜。

2. 利水消肿　用于水肿，脚气浮肿。

【性能特点】本品辛散苦燥温通。既善祛除风寒湿邪，治风湿痹痛，又补肝肾、强筋骨，治肝肾亏虚之腰膝软弱及小儿行迟等证。还能利水，治水肿、脚气浮肿。

【用法用量】煎服，5~10g；或浸酒。

【使用注意】本品性温，故阴虚火旺、舌干口苦者忌服。

即学即练 9-2

五加皮具有的功效是（　　　）

答案解析　A. 通便　　　　B. 利水　　　　C. 凉血　　　　D. 安胎

桑寄生
Sangjisheng

【来源】为桑寄生科植物桑寄生 *Taxillus chinensis*（DC.）Danser 的干燥带叶茎枝。

【处方用名】寄生、广寄生、上寄生、炒寄生。

【性味归经】苦、甘，平。归肝、肾经。

【功效应用】

1. 祛风湿，补肝肾，强筋骨　用于风寒湿痹及肝肾不足诸证。本品苦燥甘补，祛风湿又长于补肝肾、强筋骨，对痹证日久、伤及肝肾、腰膝酸软、筋骨无力者尤宜。

2. 安胎元　用于胎动不安及胎漏下血。本品能补肝肾，养血调冲任、安胎。

此外，本品尚能降血压，可用于高血压病。

【**性能特点**】本品味苦甘性平，具有补肝肾、强筋骨、养血安胎的作用，用治风湿痹痛及肝肾不足、营血亏虚诸证。

【**用法用量**】煎服，9~15g，或浸酒。

 知识链接

槲寄生为桑寄生科植物槲寄生的干燥带叶茎枝。槲寄生和桑寄生功用相同，但桑寄生偏于补肝肾、健筋骨；槲寄生偏于祛风湿。

狗 脊
Gouji

【**来源**】为蚌壳蕨科植物金毛狗脊 *Cibotiun baromelz*（L.）J. Sm. 的干燥根茎。

【**处方用名**】金毛狗脊、狗脊金、烫狗脊、制狗脊、扶筋。

【**性味归经**】苦、甘，温。归肝、肾经。

【**功效应用**】

1. 祛风湿　用于风寒湿痹证。本品辛苦而温，宜用于风寒湿痹而兼肝肾不足，筋骨软弱、腰脊疼痛之证。

2. 补肝肾，强腰膝　用于肝肾不足，腰脊失养之强痛，俯仰不利或肾气不固，遗尿尿频，白带过多。本品补肝肾而兼收涩，能温肾气、固冲任。无论有无风寒湿痹俱宜使用。

【**性能特点**】本品苦温以温散风寒湿邪，甘温以补肝肾、强腰膝、坚筋骨，对于肝肾不足，兼有风寒湿邪之腰痛脊强，不能俯仰者最为适宜。又可补肾缩尿止带，治疗肾虚下元不固之尿频、遗尿带下等症。

【**用法用量**】煎服，6~12g；或入丸散。

【**使用注意**】本品因兼固涩之性，肾虚有热之小便不利、短涩黄赤、口苦口干等证忌用。

【**附**】本章其他中药见表9-2。

表9-2 本章其他中药

类别	品名	来源	性味	功效	主治
祛风湿散寒药	乌梢蛇	游蛇科动物乌梢蛇的蛇体	辛，温	祛风通络，定惊止痉	风湿痹痛，急慢惊风
	伸筋草	石松科植物石松的全草	苦，辛，温	祛风除湿，舒筋活血	风湿痹痛，跌打损伤
	松节	松科植物油松的枝干结节	苦，温	祛风除湿，止痛	风湿痹痛，跌打损伤
	海风藤	胡椒科植物海风藤的藤茎	辛，苦，温	祛风湿，通经络	风湿痹痛，跌打损伤
	路路通	金缕梅科植物枫香树果序	辛，苦，平	祛风活络，通经下乳	风湿痹痛，乳滞胀痛
	丝瓜络	葫芦科丝瓜的果实维管束	甘，平	祛风通络，化痰解毒	风湿痹痛，咳嗽疮肿
	穿山龙	薯蓣科植物穿龙薯蓣根茎	苦，辛，平	祛风除湿，活血通络	风湿痹痛，跌打损伤
祛风湿清热药	豨莶草	菊科植物豨莶的地上部分	苦，辛	祛风除湿，活络解毒	风湿痹痛，疮痈肿毒
	络石藤	夹竹桃科植物络石的藤茎	苦，寒	祛风通络，凉血消肿	风湿痹痛，筋挛疮肿
	老鹳草	牻牛儿苗科牻牛儿苗茎叶	辛，苦，平	祛湿活络，解毒止痢	风湿痹痛，湿热泻痢
	海桐皮	豆科植物刺桐的干皮	苦，辛，平	祛风通络，止痛止痒	风湿痹痛，疥癣湿疹
祛风湿强筋骨药	千年健	天南星科植物千年健根茎	苦，辛，温	祛风湿止痛，强筋骨	风湿痹痛，筋骨无力
	鹿衔草	鹿蹄草科植物鹿蹄草全草	苦，平	祛风健骨，止血止咳	风湿痹痛，咳血崩漏

目标检测

答案解析

一、单项选择题

1. 治筋脉拘挛、吐泻转筋者，首推（　　　）

    A. 威灵仙　　　　　　　　B. 黄连　　　　　　　　C. 防己　　　　　　　　D. 木瓜

2. 秦艽的功效是（　　　）

    A. 祛风湿，清虚热　　　　　　　　　　B. 祛风湿，消水肿

    C. 祛风湿，消骨鲠　　　　　　　　　　D. 祛风湿，安胎

3. 川乌内服一般应（　　　）

    A. 生用、先煎　　　　B. 生用、浸酒　　　　C. 炮制、久煎　　　　D. 生用、研末

4. 功效为祛风湿、利关节，善治上肢风湿热痹的药物是（　　　）

    A. 独活　　　　B. 桑枝　　　　C. 防己　　　　D. 雷公藤

5. 既可用于风湿痹痛，又可用于诸骨鲠咽的药物是（　　　）

    A. 木瓜　　　　B. 独活　　　　C. 防己　　　　D. 威灵仙

6. 痹证见关节红、肿、热痛者，宜首选（　　　）

    A. 秦艽　　　　B. 狗脊　　　　C. 威灵仙　　　　D. 独活

7. 桑寄生临床用于（　　　）

    A. 胎热胎动不安　　　　B. 气虚胎动不安　　　　C. 气滞胎动不安　　　　D. 肾虚胎动不安

8. 蕲蛇宜用于（　　　）

    A. 寒痹证　　　　B. 湿痹证　　　　C. 痿痹证　　　　D. 顽痹证

9. 既能治疗风湿痹痛，又能治疗慢性肾炎、红斑狼疮的药物是（　　　）

    A. 川乌　　　　B. 马钱子　　　　C. 雷公藤　　　　D. 络石藤

10. 既能祛风除湿，又能补益肝肾、强筋壮骨，还能利水消肿的药物是（　　　）

    A. 川乌　　　　B. 威灵仙　　　　C. 五加皮　　　　D. 桑寄生

二、思考题

1. 简述祛风湿药的含义和分类。应用时须注意些什么？

2. 独活和羌活的功效主治有何异同点？

3. 简述雷公藤的用法用量和使用注意事项。

书网融合……

知识回顾　　　　微课　　　　习题

第十章 化湿药

学习引导

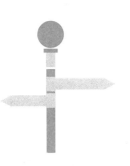

脾能运化水湿，可以调节体内水液代谢的平衡。若脾虚不运或湿邪过盛，均会导致水湿停滞。脾喜燥恶湿，如水湿停滞，也最易困脾，使得脾运化失常，出现脘腹痞满、呕吐泛酸、大便溏薄、食少体倦、口干多涎、舌苔白腻等症状。这就是中医常说的"湿阻中焦证"。化湿药有化湿运脾的功效，可以解除湿阻中焦的各种不适症状。

本单元主要介绍化湿药的含义，学习8味常用化湿药的功效、适应证和使用注意。

学习目标

知识要求

1. **掌握** 化湿药的含义、功效、适应证、配伍方法和使用注意；掌握药物4味（苍术、厚朴、广藿香、砂仁）。

2. **熟悉** 药物2味（佩兰、豆蔻）。

3. **了解** 药物2味（草豆蔻、草果）。

1. 含义 凡气味芳香，性偏温燥，以化湿运脾为主要作用，治疗湿阻中焦证的药物，称为化湿药。因本类药物多有芳香味，故又称为芳香化湿药。其中药性偏于温燥，作用较强的，称为燥湿药。

2. 性能特点 本类药物辛香温燥，辛香能醒脾化浊，苦温燥湿，有疏畅气机而健运脾胃，祛除湿邪之功。因脾主运化水湿，脾合气于胃，故化湿药主入脾胃经。此外，本类药物通过化湿又能解暑，暑温、阴寒闭暑、湿温等证亦可选用。

3. 功效与适应证 e 微课

（1）化湿

①湿阻中焦证 用于脘腹胀满、恶心呕吐、食少体倦、大便稀溏、泄泻、舌苔白腻或湿热口甘多涎、舌苔厚腻等。

②湿温、暑湿初起、湿热内蕴。

（2）行气 用于脾胃气滞、脘腹痞满，如厚朴、砂仁、豆蔻等。

（3）部分药物还有祛暑、辟秽、解表等作用。

4. 配伍应用 湿为阴邪，黏腻重着，易于阻遏气机脘腹胀满，故常与理气药配伍，既可增强化湿功效，又可消胀除满。

（1）脾虚寒湿中阻者，配温里药，以温化寒湿。

（2）脾胃湿热中阻者，宜与清热燥湿药及清利解暑药配伍，以清化湿热。

（3）湿阻气滞者，常配行气药，有助于化湿。

（4）湿邪在表者或有表证者，配解表药，以解表化湿。

（5）脾虚湿阻乏力，脘痞纳呆者，应配补气健脾药，以健脾化湿。

5. 使用注意

（1）本类药物多属辛香温燥之品，易耗气伤阴，故阴虚血燥及气虚者宜慎用。

（2）气味芳香，富含挥发油，故入煎剂不宜久煎，以免药效降低。

即学即练 10 - 1

化湿药多气味芳香，性偏温燥，主归（　　　）

答案解析　　A. 肝胃经　　　　　　B. 脾胃经　　　　　　C. 脾肺经　　　　　　D. 肾经

苍　术
Cangzhu

【来源】 为菊科植物茅苍术 *Atractylodes lancea*（Thunb.）DC. 或北苍术 *Atractylodes chinensis*（DC.）Koidz. 的干燥根茎。

【处方用名】 茅术、梅术、炒苍术、制苍术、焦苍术、麸炒苍术。

【性味归经】 辛、苦，温。归脾、胃、肝经。

【功效应用】

1. 燥湿健脾　用于湿滞中焦证。本品除湿作用较强，兼能健脾补气，可治湿阻中焦，脾失健运而致脘腹胀闷、呕恶食少、吐泻乏力、舌苔白腻等症，既能治标又能治本，单用即有效，常与厚朴、陈皮等配伍。

2. 祛风散寒　用于风寒湿痹证及外感风寒挟湿表证。本品长于祛风除湿，以治湿痹最宜。

3. 明目　用于夜盲症及眼目昏涩。

【性能特点】 本品辛散苦燥力强，内可化湿浊之郁，外能散风湿之邪，故有燥湿健脾、祛风湿和发表之功。凡湿邪为病，不论表里上下，皆可应用。既主治湿阻中焦、风湿痹痛、表证夹湿、痰饮及水肿等，又可治湿浊带下、湿热下注、湿疮、湿疹等。为治风寒湿痹及表证夹湿所常用。此外，本品还能明目，治夜盲症及眼目昏涩等。

【用法用量】 煎服，3～9g。炒用燥性减缓。

【使用注意】 本品苦温燥烈，故阴虚内热，气虚多汗者忌服。

知识链接

1. 苍术主要成分含挥发油，主要为苍术醇（系β-桉油醇和茅术醇的混合结晶物）；其他尚含少量苍术酮、维生素A样物质、维生素B及菊糖。本品所含挥发油有促进胃肠运动作用，对胃平滑肌有微弱收缩作用，所含苦味也有健胃、促进食欲的作用。

2. 张仲景曰"苍术能避一切恶气"。李时珍在《本草纲目》中记载百姓在瘟疫流行时用苍术烧烟以避邪气。现代研究表明，用苍术熏蒸法消毒空气，杀菌率达70%以上，可达到Ⅲ类环境空气消毒标准。这反映了我国古代劳动人民的伟大智慧和中医药文化的渊远流长。

厚 朴
Houpo

【来源】 为木兰科植物厚朴 *Magnolia officinalis* Rehd. et Wils. 或凹叶厚朴 *Magnolia officinalis* Rehd. et Wils. Var. *biloba* Rehd. et Wils. 的干燥干皮、根皮及枝皮。

【处方用名】 川朴、温朴、紫油朴、姜厚朴、制厚朴。

【性味归经】 苦、辛，温。归脾、胃、肺、大肠经。

【功效应用】

1. **燥湿消痰** 用于湿阻中焦证及痰饮喘咳。治湿阻中焦，脾胃气滞所致的脘腹胀闷、腹痛、呕恶食少、倦怠便溏等症，常与苍术、陈皮等同用；治痰湿阻肺之咳喘、胸闷，可与紫苏子、陈皮等同用。

2. **下气除满** 用于肠胃积滞，大便秘结。可与大黄等同用。

此外，取本品燥湿消痰，下气宽中的功效，亦可治痰凝气滞之梅核气证。

【性能特点】 本品苦能下气，辛以散结，温可燥湿。既可下有形之实满，又可除无形之湿满，功善燥湿、行气、消积、平喘，可用治脾胃气滞脘痞纳呆、肠胃积滞便秘、痰饮阻肺咳喘气逆等证，为消除气滞、湿阻、食积所致脘腹胀满之要药。

【用法用量】 煎服，3～10g；或入丸散。

【使用注意】 本品苦降下气，辛温燥烈，故体虚及孕妇慎服。

 知识链接

厚朴花：为木兰科植物厚朴或凹叶厚朴的干燥花蕾。性味苦，微温，归脾胃经。善于理气宽中、芳香化湿，其功似厚朴而力缓，主治脾胃湿阻气滞之胸腹胀满疼痛，纳少苔腻等症，常与广藿香、佩兰等配伍同用。煎服，3～9g。

即学即练 10－2

既可除有形之实满，又可除无形之湿满的是（　　　）

答案解析
A. 厚朴　　　　　B. 香薷　　　　　C. 黄连　　　　　D. 生姜

广藿香
Guanghuoxiang

【来源】 为唇形科植物广藿香 *Pogostemon cablin* (Blanco) Benth. 的干燥地上部分。

【处方用名】 藿香、枝香。

【性味归经】 辛，微温。归脾、胃、肺经。

【功效应用】

1. **芳香化浊** 用于湿阻中焦证。本品性微温，多用于寒湿困脾之脘腹痞闷、少食作呕、神疲体倦等症，为芳香化湿之要药。

2. **和中止呕** 用于湿浊呕吐。常与止呕要药半夏同用。

3. **发表解暑** 用于暑湿证及湿温初起。本品既可化湿，又能解暑，治暑月外感风寒，内伤生冷，症见恶寒发热、头痛、脘闷、吐泻的暑湿证，常为方中君药。

【性能特点】 本品芳香辛散而不峻烈，微温化湿而不燥热。功善化湿醒脾，为治疗湿阻中焦证之要药。并能辛散表邪解暑，治夏伤暑湿，感寒饮冷之寒热头痛、胸膈满闷、腹痛吐泻等；还可和中止呕，治疗湿浊呕吐。"故为暑湿时令要药"。

【用法用量】煎服，3～10g，鲜品加倍，不宜久煎；或入丸散。藿香叶偏于发表；藿香梗偏于和中；鲜藿香解暑之力较强，夏季泡汤代茶，可作清暑饮料。

【使用注意】本品芳香温散，有伤阴助火之虞，故阴虚火旺者忌服。

 知识链接

1. 暑湿证：中医病证名。是指暑湿之邪交阻内蕴所致的，以口渴、神疲倦怠、肢体困重、关节酸痛、心烦面垢、汗出不彻，舌红苔黄腻，脉滑数等为常见症的证候。

2. 广藿香的食用部位一般为嫩茎叶，其嫩茎叶为野味之佳品。可凉拌、炒食、炸食，也可做粥，亦可作为烹饪佐料或材料。

实例分析 10-1

实例 患者，女，37岁。某夏日天气炎热，白天外出，食用大量生冷瓜果解渴，回家后，空调温度设置18℃，至晚上发热，头痛，脘腹痞闷，泛恶欲吐，大便溏泄，自觉畏寒，苔白腻，脉濡。

问题 1. 根据本案例的症状进行辨证。

2. 要缓解患者症状可以选用哪味中药？

答案解析

佩 兰
Peilan

【来源】为菊科植物佩兰 *Eupatorium fortunei* Turcz. 的干燥地上部分。

【处方用名】省头草、佩兰叶、佩兰梗、陈佩兰、香佩兰。

【性味归经】辛，平。归脾、胃、肺经。

【功效应用】

1. **芳香化湿，醒脾开胃** 用于湿阻中焦证。本品气味芳香，其化湿和中之功与藿香相似，治湿阻中焦之证，每相须为用；亦治脾经湿热，口中甜腻，多涎，口臭的脾瘅证，单用或复方配伍。

2. **发表解暑** 用于暑湿证或湿温初起。

【性能特点】本品辛香宣化，性平偏凉。因其善醒脾而除中州陈腐秽浊之气，故多用于治疗脾经湿热、口气腐臭、口中甜腻之脾瘅证。此外，发表解暑与藿香相似，鲜品更佳，可用治外感暑湿或湿温初起等证。

【用法用量】煎服，3～10g，鲜品加倍。外用适量，装香囊佩戴。

【使用注意】本品芳香辛散，故阴虚血燥、气虚者慎服。

 知识链接

1. 脾瘅证：瘅，是热的意思。脾瘅为脾热之病，即由于过食甘美肥味，导致内热中满蓄积于脾，脾气上溢于口，从而出现口甘之症状，日久可转发为消渴病。

2. 佩兰加工成佩兰茶，可祛除口臭，消暑、预防中暑；佩兰煎水沐浴，可杀菌，治疗夏季皮肤病；佩兰做成香囊佩带，具有芳香化浊辟秽的功效，可以预防多种呼吸道疾病。

豆　蔻
Doukou

【来源】　为姜科植物白豆蔻 *Amomum kravanh* Pierre ex Gagnep. 或瓜哇白豆蔻 *Amomum compactum* Soland ex Maton 的干燥成熟果实。

【处方用名】　白豆蔻、原豆蔻、紫豆蔻、白蔻仁、豆蔻仁。

【性味归经】　辛，温。归肺、脾、胃经。

【功效应用】

1. 化湿行气　用于湿阻中焦及脾胃气滞的脘腹胀满等。

2. 温中止呕　用于胃寒、湿阻或气滞呕吐。

3. 开胃消食　用于湿阻中焦，不思饮食。

【性能特点】　本品辛能行散，芳香温化，入肺脾胃经。善醒脾化湿温中，理上、中二焦气机而止呕，治湿阻中焦、脾胃气滞、胃寒呕吐常用。治疗湿温胸闷亦可用。

【用法用量】　煎服，3~6g，后下；以入丸散为好。

【使用注意】　本品辛香温燥，故火升作呕者忌服。

砂　仁
Sharen

【来源】　为姜科植物阳春砂 *Amomum villosum* Lour. 、绿壳砂 *Amomum villosum* Lour. var. *xanthioides* T. L. Wu et Senjen 或海南砂 *Amomum longiligulare* T. L. Wu 的干燥成熟果实。

【处方用名】　砂米、砂壳、缩砂、阳春砂、春砂仁、广砂仁、西砂仁、盐砂仁。

【性味归经】　辛，温。归脾、胃、肾经。

【功效应用】

1. 化湿开胃　用于湿阻中焦及脾胃气滞证。本品能化湿醒脾，行气温中，尤宜用于寒湿气滞者，常与苍术、厚朴、陈皮等同用；若证兼脾气虚弱者，又常配木香、人参、白术等。

2. 温脾止泻　用于脾胃虚寒吐泻。症状较轻者可单用或研末吞服。

3. 理气安胎　用于妊娠气滞之恶阻及胎动不安。

【性能特点】　本品辛香温散，善芳化中焦之湿浊，温理脾胃之滞气，凡脾胃寒湿气滞所致病证均可用之。又善温脾止泻，治脾胃虚寒之吐泻。还善理气安胎，治妊娠气滞之恶阻及胎动不安等证。

【用法用量】　煎服，3~6g，后下。

【使用注意】　本品辛香温燥，故阴虚有热者慎服。

📖 知识链接

1. 胎动不安：妊娠期出现腰酸腹痛，胎动下坠，或阴道少量流血者，又称"胎气不安"。本病类似于西医学的先兆流产、先兆早产。

2. 砂仁食疗具有芳香行散，开胃、消食、增食欲，还有补肺益肾、开郁结之功，四时皆可用。夏季使用起到化湿健胃消食的作用；秋季使用起到化酒食，去异味，祛寒助消化的作用。

草豆蔻

Caodoukou

【来源】 为姜科植物草豆蔻 *Alpinia katsumadai* Hayata 的干燥近成熟种子。

【处方别名】 草蔻、草叩、草豆叩、草蔻仁。

【性味归经】 辛，温。归脾、胃经。

【功效应用】

1. 燥湿行气 用于寒湿中阻，脾胃气滞证。本品长于燥湿化浊，行气消胀。常与干姜、厚朴、陈皮等药同用。

2. 温中止呕 用于寒湿呕吐证。本品可温中散寒，降逆止呕。多与半夏、陈皮等药同伍。

此外，取本品温燥之性，温脾燥湿，可用于中焦寒湿泻痢。

【性能特点】 本品辛香温燥，功能燥湿行气，温中止呕。既适用于寒湿中阻、脾胃气滞所致的脘腹冷痛、恶心呕吐，又可治脾虚有寒夹湿之久泻等。

【用法用量】 煎服，3~6g，用时捣碎后下。

【使用注意】 本品辛香温燥，阴虚血少者忌服。

📱 知识链接

1. 反胃：是指以食后脘腹闷胀、宿食不化、朝食暮吐、暮食朝吐为主要临床表现的病证。多由饮食不节、酒色所伤，或长期忧思郁怒，使脾胃功能受损，以致气滞、血瘀、痰凝而成。又称胃反、翻胃。

2. 草豆蔻是辛香调味料，可去寒气、去膻腥味、异味。在烹饪中可与豆蔻同用。对脾胃虚弱饮食不佳者最宜，兼解酒毒。

草 果

Caoguo

【来源】 为姜科植物草果 *Amomum tsao-ko* Crevost et Lemaire 的干燥成熟果实。

【处方用名】 草果仁、炒草果仁、煨草果、姜草果仁。

【性味归经】 辛，温。归脾、胃经。

【功效应用】

1. 燥湿温中 用于寒湿中阻的脘腹胀痛，呕吐泄泻，舌苔浊腻。

2. 截疟除痰 用于疟疾。常与常山、槟榔等药同用。

【性能特点】 本品辛散温燥，有特异的香味，燥湿与温中作用均强于草豆蔻。功能燥湿温中、截疟除痰，主治寒湿阻滞脾胃之脘腹胀痛、吐泻及湿浊瘴气所致的疟疾等症。

【用法用量】 煎服，3~6g。去壳取仁，捣碎用。

【使用注意】 本品温燥伤津，阴虚血少者忌服。

答案解析

目标检测

一、单项选择题

1. 既能燥湿健脾又能祛风湿的药是（　　　）

　　A. 厚朴　　　　　　　　B. 苍术　　　　　　　　C. 独活　　　　　　　　D. 羌活

2. 用治外感暑湿内伤生冷的病证，常选用的药是（　　　）

　　A. 青蒿　　　　　　　　B. 砂仁　　　　　　　　C. 厚朴　　　　　　　　D. 广藿香

3. 用治湿阻气滞之脘腹胀闷，腹痛及咳喘多痰宜选（　　　）

　　A. 佩兰　　　　　　　　B. 砂仁　　　　　　　　C. 广藿香　　　　　　　D. 厚朴

4. 豆蔻具有止呕的作用，善于治疗（　　　）

　　A. 胃寒呕吐　　　　　　B. 胃虚呕吐　　　　　　C. 妊娠呕吐　　　　　　D. 胃热呕吐

5. 化湿药入汤剂时应（　　　）

　　A. 先煎　　　　　　　　B. 后下　　　　　　　　C. 另煎　　　　　　　　D. 包煎

6. 两药均能化湿，又解暑的药组是（　　　）

　　A. 砂仁、豆蔻　　　　　B. 苍术、厚朴　　　　　C. 广藿香、佩兰　　　　D. 草果、草豆蔻

二、思考题

1. 何谓芳香化湿药？其性能特点是什么？

2. 为什么说厚朴为消除胀满的要药？

3. 比较苍术、厚朴功用异同点。

4. 广藿香、佩兰均有外散表邪，内化里湿之功效，两者在应用方面有何区别？

书网融合……

知识回顾

微课

习题

第十一章　利水渗湿药

学习引导

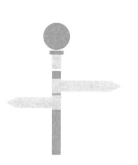

湿邪为中医"六淫"之一，针对湿邪有很多不同功效的药物。通过苦味来减少体内湿浊的为燥湿；以芳香来治疗中焦湿邪的为化湿；通过小便排除水湿的为利湿。中医素有"湿为水之渐，水为湿之积"的说法。湿邪积聚成形，即为水。利水渗湿主要指将人体内积聚成水的湿邪，通过通利小便，排出体外。

本单元主要介绍利水渗湿药的含义及分类，学习 16 味常用利水渗湿药的功效、适应证和使用注意。

学习目标

知识要求

1. **掌握**　利水渗湿药的含义、功效、适应证、配伍应用和使用注意；药物 7 味（茯苓、泽泻、车前子、滑石、川木通、茵陈、金钱草）。

2. **熟悉**　药物 5 味（猪苓、薏苡仁、石韦、萆薢、海金沙）。

3. **了解**　药物 4 味（香加皮、通草、地肤子、虎杖）。

1. **含义**　凡以通利水道，渗泄水湿，治疗水湿内停诸证为主要作用的药物，称为利水渗湿药。

2. **性能特点**　本类药物味多甘淡或苦，以其味淡能渗泄，味苦能降泄而奏渗利水湿之功，又其性多偏微寒，属于沉降之性，故有清热利湿作用。肾为水脏，主津液和气化；膀胱为州都之官，是贮尿的器官，主要起分清泌浊的作用。本类药物主入肺、脾、肾、膀胱经，主治水湿内停诸证。

（1）利水消肿药　甘淡平或微寒，淡能渗泄，偏于利水渗湿。

（2）利尿通淋药　多苦寒或甘寒，苦渗降泄，寒能清热，尤能清利下焦湿热，长于利尿通淋。

（3）利湿退黄药　多苦寒，苦泄寒清而清热利湿退黄。

3. **分类、功效与适应证**（表 11-1）

表 11-1　利水渗湿药的分类、功效与适应证

分类	功效	适应证
利水消肿药	淡渗利湿	主要用于水肿、小便不利、泄泻及痰饮等
利尿通淋药	清下焦湿热，利尿通淋	主要用于各种淋证
利湿退黄药	利湿退黄	主要用于湿热黄疸等

4. **配伍应用**　本类药物偏于治标，根据形成水湿的原因及症状，应做适当配伍。

（1）水肿骤起有表证者，配宣肺发汗药。

（2）水肿日久，脾肾阳虚水肿者，配温补脾肾药，以培其本。

（3）湿热淋证，常与清热药配伍。

（4）热伤血络而尿血者，配凉血止血药。

（5）寒甚者，配温里祛寒药。

（6）由于气行则水行，气滞则水停，故本类药常与行气药配伍。

5. 使用注意

（1）利水渗湿药易耗伤津液，慎用于阴亏津少的病证。

（2）通利性较强的药物，对于肾气不固的滑精、遗尿、小便量多者或孕妇当慎用。

PPT

第一节　利水消肿药

茯　苓 **e** 微课

Fuling

【来源】　为多孔菌科真菌茯苓 *Poria cocos*（Schw.）Wolf 的干燥菌核。

【处方用名】　云苓、赤茯苓、松苓、朱茯苓、带皮苓。

【性味归经】　甘、淡，平。归心、肺、脾、肾经。

【功效应用】

1. 利水渗湿　用于水肿，小便不利，痰饮眩悸。本品甘淡性平，有良好的利水消肿作用，可用治寒热虚实各种水肿，为利水消肿之要药。

2. 健脾　用于脾虚食少，便溏泄泻。常与人参、白术等药同用。

3. 宁心　用于心神不宁，惊悸失眠。常与黄芪、当归等药同用。

【性能特点】　本品甘淡平，入脾肾经，甘补中，淡渗利，善于利水，为利水渗湿要药。其药性平和，无寒热之偏，兼有补虚，有利水而不伤正气的特点，广泛用于寒热虚实多种水肿。可健脾渗湿，使湿无所聚，痰无所生，且归心肺经，故常用于痰饮眩悸。又健脾补中，可渗湿而止泻，用于脾虚便溏泄泻。还有宁心安神之功，对心脾亏虚所致的心神不安尤为适宜。

【用法用量】　煎服，10～15g；或入丸散。既往安神常以朱砂拌用，今则极少用。

【使用注意】　本品甘淡渗利，故阴虚而无湿热、虚寒滑精、气虚下陷者慎服。

📱 **知识链接**

茯苓皮：多孔菌科真菌茯苓菌核的干燥外皮。为黑色外皮，利水消肿。

赤茯苓：多孔菌科真菌茯苓菌核的皮层下红色部分，偏于利湿。

白茯苓：多孔菌科真菌茯苓菌核的内部白药部分，偏于健脾。

茯神：多孔菌科真菌茯苓菌核的中间环松根生长部分，偏于安神。

猪　苓

Zhuling

【来源】　为多孔菌科真菌猪苓 *Polyporus umbellatus*（Pers.）Fries 的干燥菌核。

【处方用名】　枫苓、野猪粪、猪苓片、粉猪苓。

【性味归经】 甘、淡，平。归肾、膀胱经。

【功效应用】

利水渗湿　用于水湿停滞所致水肿，小便不利，泄泻，淋浊，带下等。治脾虚水肿、小便不利，常与茯苓等药同用；治水湿泄泻，常与苍术、厚朴、茯苓等药同用；治热淋，常与车前子、滑石等药同用。

【性能特点】 本品甘淡平，性主渗泄，功专利水渗湿，但无补益作用。能开腠理，通水道，利小便，有较强的利水渗湿作用。每与茯苓相须为用，治水湿停滞之水肿、小便不利、泄泻、淋浊、带下等证。

【用法用量】 煎服，6~12g；或入丸散。

【使用注意】 本品甘淡渗利，有伤阴之虞，故水肿兼阴虚者不宜单用，而无水湿者忌服。

泽　泻
Zexie

【来源】 为泽泻科植物泽泻 *Alisma orientale*（Sam.）Juzep. 的干燥块茎。

【处方用名】 建泽泻、淡泽泻、福泽泻、泽泄、水泻、泽舍、炒泽泻、盐泽泻。

【性味归经】 甘、淡，寒。归肾、膀胱经。

【功效应用】

1. 利水渗湿　用于水肿，小便不利，泄泻，痰饮等证。本品甘淡渗泄，利水作用较强，为治各种水湿证之要药。

2. 泄热　用于湿热带下，淋浊。常与龙胆草、车前子、木通等同用。

3. 化浊降脂　用于高脂血症。常与山楂、决明子等同用。

【性能特点】 本品甘淡渗利水湿，性寒能清泄肾与膀胱之热，故善治下焦湿热之水湿证。本品还善渗湿行痰而化浊降脂，常用于治疗高脂血症。此外，在滋阴药中常加本药，泻相火，以保真阴。

【用法用量】 煎服，6~10g；或入丸散。

【使用注意】 本品对肾虚精滑无湿热者禁服。

薏苡仁
Yiyiren

【来源】 为禾本科植物薏苡 *Coix lacryma-jobi* L. var. *mayuen*（Roman.）Stapf 的干燥成熟种仁。

【处方用名】 薏米、生苡仁、米仁、苡米、炒苡仁、焦苡仁、麸苡仁、六谷子。

【性味归经】 甘、淡，凉。归脾、胃、肺经。

【功效应用】

1. 利水渗湿　用于水肿，小便不利及脚气。本品甘补淡渗，功似茯苓，有利水渗湿作用，对脾虚湿滞者尤为适用。

2. 健脾止泻　用于脾虚泄泻。一般不单用，多炒黄后与其他健脾止泻药配伍。

3. 除痹　用于湿痹筋脉拘挛。

4. 清热排脓　用于肺痈，肠痈。

5. 解毒散结　用于赘疣、癌肿。

【性能特点】 本品味甘淡，既能渗利水湿，又能健脾益胃，故利水而不伤正，凡水湿滞留者均可适用，尤以脾虚湿盛者为宜。可补益脾土止泻，故用治脾虚泄泻。还善于渗湿除痹，故风湿久痹，筋脉挛急者可用之，其性偏凉，风湿痹痛偏热者尤为适用。本品兼能清热排脓，为治内痈的要药。亦能解毒散结，近年来临床常用于治疗赘疣、癌肿等。

【用法用量】 煎服，9~30g。清利湿热宜生用，健脾止泻宜炒用。本品力缓，用量宜大。除入汤、丸、散剂外，亦可作粥食用，为食疗佳品。

【使用注意】 孕妇慎服。

 知识链接 ···

苡仁茯苓粥（源自《家庭中医食疗法》：薏苡仁200g，茯苓10g，粳米200g，鸡胸脯肉100g，干香菇4个。把薏苡仁浸泡过夜，香菇泡发，茯苓研粉；将薏苡仁、粳米分别煮至八分熟后，再将两粥合在一起，加入香菇、鸡肉丁、茯苓粉再煮至熟，最后加入适当调料调味即可。本药膳具有健脾利湿，润肤美容的功效。

香加皮

Xiangjiapi

【来源】 为萝藦科植物杠柳 *Periploca sepium* Bge. 的干燥根皮。

【处方用名】 北五加皮、杠柳皮、山五加皮。

【性味归经】 辛、苦，温；有毒。归肝、肾、心经。

【功效应用】

1. **利水消肿** 用于下肢浮肿，心悸气短。

2. **祛风湿** 用于风寒湿痹。

3. **强筋骨** 用于肝肾不足之腰膝酸软。

【性能特点】 本品性温，入心肾肝经，有温助心肾，利水消肿之功，多用于下肢浮肿，心悸气短。本品辛苦温燥能祛风湿，强筋骨，为治风湿痹证常用药。

【用法用量】 煎服，3~6g；浸酒或入丸散，酌量。

【使用注意】 本品有毒，不宜过量使用。

即学即练 11-1

治水肿伴心悸失眠，宜选用的药是（　　）

答案解析　A. 茯苓　　　　B. 猪苓　　　　C. 泽泻　　　　D. 香加皮

第二节　利尿通淋药

PPT

车前子

Cheqianzi

【来源】 为车前科植物车前 *Plantago asiatica* L. 或平车前 *Plantago depressa* Willd. 的干燥成熟种子。

【处方用名】 车前、车前仁、车前实、炒车前子、盐车前子。

【性味归经】 甘，寒。归肝、肾、肺、小肠经。

【功效应用】

1. **利尿通淋**　用于热淋涩痛，水肿胀满。本品清热利水作用较强，善治膀胱湿热，小便淋漓涩痛及水湿内停之水肿、小便不利，轻者单用即效。

2. **渗湿止泻**　用于暑湿泄泻。本品利水湿，分清浊则止泻，利小便以实大便。

3. **明目**　用于目赤涩痛，目暗昏花，翳障。

4. **祛痰**　用于痰热之咳嗽痰多。

【性能特点】　本品甘寒滑利，性专降泄，能清热利尿通淋，善治湿热淋证及水肿兼热者。又能利小便以实大便、分清浊而渗湿止泻，善治湿热盛及暑湿之水泻。且能清肝明目，清肺化痰止咳。

【用法用量】　煎服，9～15g。宜布包煎。

【使用注意】　本品甘寒滑利，故阳气下陷，肾虚遗精及内无湿热者禁服；车前子包煎时，布不宜包得过紧，以免车前子在煎煮膨胀后，影响有效成分的析出，降低疗效。

知识链接

1. 车前草：与车前子功能相似，还可清热解毒。车前草还可食用，可做成车前叶苋菜粥，车前草炖猪小肚，车前草小西瓜粥，车前茶，车前叶萝卜粥等。

2. 车前子长期服用有保健功效，能降血脂、降血糖、降血压，尤其适用于有高血脂、糖尿病、心脑血管方面疾病的患者。

滑石

Huashi

【来源】　为硅酸盐类矿物滑石族滑石，主含含水硅酸镁 $[Mg_3(Si_4O_{10})(OH)_2]$。

【处方用名】　硬滑石、块滑石、飞滑石、滑石粉、西滑石。

【性味归经】　甘、淡，寒。归膀胱、肺、胃经。

【功效应用】

1. **利尿通淋**　用于热淋、石淋、尿热涩痛。本品性寒而滑，能清泻膀胱湿热而通利水道，常用治疗各种湿热淋证，尤多用于石淋（尿路结石）。

2. **清解暑热**　用于暑湿烦渴，湿热水泻。本品甘淡而寒，能利水湿、解暑热，善治暑热烦渴、小便短赤、湿温初起及暑温夹湿等证，常与其他清热解暑药同用。

3. **外用收湿敛疮**　用于湿疮，湿疹，痱子。可单用或复方配伍。

【性能特点】　本品甘淡质滑利，能清热利窍，性寒质重，有清膀胱热结、通利水道之功，故为治湿热淋证之常用药。本品既能利湿，又能清热解暑，亦为治暑热烦渴及夏日暑湿之常用药。外用清热收湿敛疮。

【用法用量】　煎服，10～20g，滑石宜先煎，滑石粉宜包煎。外用适量。

【使用注意】　本品寒滑清利，故脾气虚、精滑及热病伤津者及孕妇忌服。

川木通

Chuanmutong

【来源】　为毛茛科植物小木通 *Clematis armandii* Franch. 或绣球藤 *Clematis montana* Buch. – Ham. 的干燥藤茎。

【处方用名】小木通、细木通、油木通、白木通、炒木通。

【性味归经】苦，寒。归心、小肠、膀胱经。

【功效应用】

1. **利尿通淋** 用于淋证，水肿。本品上清心经之火，下泄小肠之热，能引湿热之邪从小便排出。

2. **通经下乳** 用于经闭，乳汁不通。常与王不留行、穿山甲等通络下乳药同用。

3. **清心除烦** 用于心烦尿赤，口舌生疮。

此外还可用于湿热痹痛。

【性能特点】本品苦寒降泄力强，既入膀胱而利水退淋，又归心与小肠而清心火、导热下行，用治湿热淋证及心火上炎所致口舌生疮，或心火下移于小肠而致的心烦尿赤等症。

此外，又可通经下乳。

【用法用量】煎服，3 ~ 6g。

【使用注意】本品对内无湿热者、脾胃虚寒与体弱者慎服，孕妇忌服。

📱 **知识链接**

1. 关木通：为马兜铃科植物东北马兜铃的藤茎。性能功效同川木通。因含马兜铃酸，过量使用会引起急性肾功能衰竭，甚至导致死亡。故不能使用关木通，以免中毒。川木通和关木通，一字之差，关乎性命，中药从业人员应认真辨别、谨防误用。

2. 马兜铃酸肾病，又常称关木通中毒性肾病，是一类由关木通及相关马兜铃科属的药物所造成的急性或慢性肾小管间质疾病。马兜铃酸肾病的确切发病机制仍不明确，现有研究表明，该病是由过量摄入马兜铃酸损伤肾小管上皮细胞所致。

石 韦

Shiwei

【来源】为水龙骨科植物庐山石韦 *Pyrrosia sheareri*（Bak.）Ching、石韦 *Pyrrosia lingua*（Thunb.）Farwell 或有柄石韦 *Pyrrosia petiolsa*（Christ）Ching 的干燥叶。

【处方用名】石苇、石尾、石兰。

【性味归经】甘、苦，微寒。归肺、膀胱经。

【功效应用】

1. **利尿通淋** 用于热淋，血淋，石淋，小便不通，淋沥涩痛。本品味苦微寒，下能清利膀胱，以洁净腑，腑洁而尿自通，用治湿热蕴结所致的小便淋沥涩痛等症，为治疗湿热淋证的常用药。

2. **清肺止咳** 用于肺热咳喘。本品入肺，上能清泄肺金，以清水之上源，源清而水自畅，适用于肺热偏盛之咳嗽喘息者。

3. **凉血止血** 用于血热妄行之吐血、衄血、尿血、崩漏。

【性能特点】本品苦寒，上清肺止咳，以治喘咳；下能清利膀胱湿热而利尿通淋，治湿热淋证。并可凉血止血，故既为治血淋之要药，又善治血热妄行之吐衄血及崩漏等症。

【用法用量】煎服，6 ~ 12g。

【使用注意】本品苦寒清泄，故阴虚及无湿热者禁服。

萆薢

Bixie

【来源】为薯蓣科植物绵萆薢 *Dioscorea spongiosa* J. Q. Xi，M. Mizuno et W. L. Zhao、福州薯蓣 *Dioscorea futschauensis* Uline ex R. Kunth 或粉背薯蓣 *Dioscorea hypoglauca* Palibin. 的干燥根茎。

【处方用名】绵萆薢、粉萆薢、川萆薢、白萆薢。

【性味归经】苦，平。归肾、胃经。

【功效应用】

1. 利湿去浊　用于膏淋，白浊，白带过多。本品善于通利下窍，有利湿去浊之功，为治小便湿浊，或尿如米泔之膏淋要药。

2. 祛风除痹　用于风湿痹痛。

【性能特点】本品苦平，长于利湿而分清去浊，为治小便混浊或膏淋之要药。并能祛风除痹，善治风湿痹痛、腰膝疼痛、关节不利。

【用法用量】煎服，9～15g。

【使用注意】本品味苦泄降，易伤阴，故肾阴亏虚遗精泄者慎服。

📖 知识链接 ────────────────────────────────

1. 膏淋：又名肉淋。此病以小便混浊，或如米泔，或如膏脂为主症。中医认为膏淋以肾虚或湿热蕴蒸为主要病理。膏淋多见于乳糜尿、泌尿系统感染及前列腺炎等病。

2. 白浊，又称尿精，亦称便浊、溺浊、尿浊，系指在排尿后或排尿时从尿道口滴出白色浊物，可伴小便涩痛的一种病证。《内经》称之为白淫。

海金沙

Haijinsha

【来源】为海金沙科植物海金沙 *Lygodium japonicum* (Thunb.) Sw. 的干燥成熟孢子。

【处方用名】左转藤灰、金沙粉。

【性味归经】甘、咸，寒。归膀胱、小肠经。

【功效应用】

清利湿热，通淋止痛　用于热淋，石淋，血淋，膏淋，尿道涩痛。本品尤善止尿道疼痛，为治小便淋涩疼痛的常用药。

此外，本品又能利水消肿，故水肿常用之。

【性能特点】本品甘寒质滑，其性下降，善通水道，善清小肠与膀胱湿热，功专于利尿通淋止痛，尤善治尿道疼痛，为治诸淋涩痛的要药。

【用法用量】煎服，6～15g。宜包煎。

【使用注意】本品甘淡渗利，故阴虚者慎服。

📖 知识链接 ────────────────────────────────

海金沙藤：为海金沙的全草。性能功效与海金沙相似，兼能清热解毒。除治淋证外，亦用于痈肿疮毒、痄腮和黄疸。

通　草
Tongcao

【来源】为五加科植物通脱木 *Tetrapanax papyrifer*（Hook.）K. Koch 的干燥茎髓。

【处方用名】白通草、方通草、泡通、丝通草、穿方通。

【性味归经】甘、淡，微寒。归肺、胃经。

【功效应用】

1. 清热利尿　用于湿热淋证，水肿尿少。本品能清热利尿通淋，治膀胱湿热之小便不利，淋沥涩痛。

2. 通气下乳　用于产后乳汁不通或乳少。

【性能特点】本品甘淡微寒，气味淡渗清降，入肺经能开泄水之上源而通调水道，引热下行，使热邪从小便而出，常用治湿热淋证等。本品入胃经，能使胃气上达而行乳汁，适用于产后乳汁不下。

【用法用量】煎服，3～5g。

【使用注意】孕妇慎服。

 知识链接

通草、木通名称不同，气味有别。但今之木通，古书称为"通草"。今之通草，古书称为"通脱木"，当知区别，不可混淆。

地肤子
Difuzi

【来源】为藜科植物地肤 *kochia scoparia*（L.）schrad. 的干燥成熟果实。

【处方用名】地夫子、扫帚菜子、扫帚子、炒地肤子。

【性味归经】辛、苦，寒。归肾、膀胱经。

【功效应用】

1. 清热利湿　用于膀胱湿热，小便涩痛。

2. 祛风止痒　用于风疹，湿疹，皮肤瘙痒，阴痒带下。

【性能特点】本品苦寒降泄，入膀胱经，既善清利下焦湿热，治湿热蕴积膀胱之小便不利、赤涩热痛；又能祛风止痒，治湿疹、风疹、皮肤瘙痒、阴痒等症，为皮肤科常用药。

【用法用量】煎服，9～15g。外用适量，煎汤熏洗。

【使用注意】本品苦寒清利，故内无湿热，小便过多者忌服。

第三节　利胆退黄药

PPT

茵　陈
Yinchen

【来源】为菊科植物茵陈蒿 *Artemisia capillaris* Thunb. 或滨蒿 *Artemisia scoparia* Waldst. et Kit. 的干燥地上部分。

【处方用名】茵陈蒿、绵茵陈、西茵陈、白蒿、绒蒿。

【性味归经】 苦、辛，微寒。归脾、胃、肝、胆经。

【功效应用】

1. 利胆退黄 用于黄疸。本品善清利脾胃肝胆湿热，使之从小便而出，为治黄疸要药，无论湿热阳黄还是寒湿阴黄，均可配伍应用。治阳黄，常与大黄、山栀子等药同用；治阴黄，常与白术、附子、干姜等药同用。

2. 清利湿热 用于湿温暑湿，湿疮瘙痒。可内服或外敷。

【性能特点】 本品味苦降泄，性微寒清热。功善去除脾胃肝胆湿热而退黄疸，为治湿热黄疸之要药。通过配伍，亦常用于寒湿黄疸证。本品味辛苦，有清利湿热之功，亦用于湿温暑湿，湿疮瘙痒。

【用法用量】 煎服，6～15g。外用适量，煎汤熏洗。

【使用注意】 本品微寒苦泄，故脾胃虚寒者及血虚萎黄者慎服。

金钱草
Jinqiancao

【来源】 为报春花科植物过路黄 *Lysimachia christinae* Hance 的干燥全草。

【处方用名】 过路黄、对坐草、大金钱草、大叶金钱草。

【性味归经】 甘、咸、微寒。归肝、胆、肾、膀胱经。

【功效应用】

1. 利湿退黄 用于湿热黄疸。本品既可清肝胆之火，又能除下焦湿热，治湿热效佳，常与茵陈、栀子、虎杖等同用。

2. 利尿通淋 用于石淋，热淋。本品善消结石，又清热利尿通淋，是治疗泌尿系统结石要药，常与海金沙、鸡内金等同用。

3. 解毒消肿 用于恶疮肿毒，毒蛇咬伤等。可用鲜品捣烂取汁饮，并以渣外敷。

【性能特点】 本品微寒清热，入肾与膀胱经，长于利水通淋，排除结石，故为治疗石淋之要药。本品归肝胆经，善清肝胆之火，又能除下焦湿热，常用于肝胆湿热之黄疸。鲜用还能清热解毒消肿，为治疗疮肿、蛇伤所常用。

【用法用量】 煎服，15～60g，鲜品加倍；外用适量，捣敷。

【使用注意】 本品微寒，故脾胃虚寒者慎服。外用鲜品熏洗，有引起接触性皮炎的报道。

📱 知识链接 ────────────────────

1. 广金钱草：为豆科植物广金钱草的干燥地上部分。本品有清热除湿、利尿通淋之功，但较少用。

2. 结石：是指体内某些部位形成的砂石样病理产物或结块。结石较大者难以排出，故多留滞而致病。结石常见的因素有饮食不当、情志内伤、服药不当以及体质差异等方面。

虎 杖
Huzhang

【来源】 为蓼科植物虎杖 *Polygonum cuspidatum* Sieb. et Zucc. 的干燥根茎和根。

【处方用名】 阴阳莲、苦杖、酒虎杖。

【性味归经】 微苦，微寒。归肝、胆、肺经。

【功效应用】

1. 利湿退黄　用于湿热黄疸，淋浊，带下。本品苦寒，善于清泄中焦湿热，祛除肝胆瘀滞，为治湿热黄疸良药。

2. 清热解毒　用于水火烫伤、痈肿疮毒。

3. 散瘀止痛　用于经闭，癥瘕，跌打损伤，风湿痹痛。

4. 止咳化痰　用于肺热咳嗽。单用或与清热止咳药同用。

【性能特点】本品苦泄寒清，既善泄中焦瘀滞，降泄肝胆湿热，治湿热黄疸、淋浊带下；又善活血祛瘀以通经，通利经络以止痛。本品还能清肺化痰止咳，亦有清热解毒之功，治水火烫伤、痈肿疮毒。

【用法用量】煎服，9~15g；外用适量，制成煎液或油膏涂敷。

【使用注意】本品有活血祛瘀之功，故孕妇慎服。

 实例分析 11-1

实例　患者，女，34 岁。主诉：发热、食欲减退 3 周，皮肤黄染 1 周后来诊。患者 3 周前无明显诱因发热达 38℃，全身不适，乏力，食欲减退，恶心，发黄如橘，尿色较黄，厌食油腻，小便不利，舌苔厚腻微黄，脉濡缓。

问题　1. 根据以上患者的症状进行辨证。

　　　 2. 可选用本章哪类中药治疗？举例说明。

答案解析

【附】本章其他中药见表 11-1。

表 11-1　本章其他中药

类别	品名	来源	性味	功效	主治
利水消肿药	冬瓜皮	葫芦科植物冬瓜外果皮	甘，寒	利水消肿，清热解暑	暑热烦渴，水肿泄泻
利尿通淋药	冬葵子	锦葵科植物冬葵的种子	甘，寒	利水通淋，下乳润肠	水肿淋证，乳滞便秘
	瞿麦	石竹科植物瞿麦的茎叶	苦，寒	利尿通淋，破血通经	淋沥涩痛，闭经不调
	萹蓄	蓼科植物萹蓄的地上茎	苦，寒	利尿通淋，杀虫止痒	热淋血淋，湿疹虫积
	赤小豆	豆科植物赤小豆的种子	甘，平	利水消肿，利湿解毒	水肿黄疸，痈疮肿毒
	灯心草	灯心草科灯心草的茎髓	辛苦，平	祛风除湿，解毒止痢	风湿痹痛，湿热泻痢
利胆退黄药	地耳草	金丝桃科地耳草的全草	苦，平	利湿退黄，解毒消肿	湿热黄疸，跌打痈肿
	垂盆草	景天科植物垂盆草全草	甘酸，凉	利湿退黄，清热解毒	湿热黄疸，痈疮肿毒

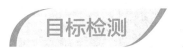 **目标检测**

答案解析

一、单项选择题

1. 既能利水渗湿，又能清热排脓的药是（　　　）

A. 茯苓　　　　　　　　 B. 猪苓　　　　　　　　 C. 泽泻　　　　　　　　 D. 薏苡仁

2. 治水肿日久脾肾阳虚者，用利水渗湿药必须配用的药物是（　　　）

    A. 益脾滋肾药　　　　　　B. 温补脾肾药　　　　　　C. 健脾利水药　　　　　　D. 温肾壮阳药

3. 通草的适应证是（　　　）

    A. 产后乳汁不多　　　　　B. 风寒湿痹证　　　　　　C. 湿阻中焦证　　　　　　D. 寒湿泄泻证

4. 治膏淋最常用的药物是（　　　）

    A. 石韦　　　　　　　　　B. 车前草　　　　　　　　C. 金钱草　　　　　　　　D. 草薢

5. 车前子除利水通淋外，还能（　　　）

    A. 通经下乳　　　　　　　B. 除湿和胃　　　　　　　C. 解暑祛湿　　　　　　　D. 清肝清肺

6. 关木通来源于（　　　）

    A. 木通科　　　　　　　　B. 马兜铃科　　　　　　　C. 毛茛科　　　　　　　　D. 防己科

7. 车前子入煎剂宜（　　　）

    A. 包煎　　　　　　　　　B. 后下　　　　　　　　　C. 另煎　　　　　　　　　D. 先煎

8. 味甘、咸，性微寒，善治湿热黄疸、肝胆结石、石淋的药物是（　　　）

    A. 金钱草　　　　　　　　B. 海金沙　　　　　　　　C. 滑石　　　　　　　　　D. 茵陈

二、思考题

1. 应用利水渗湿药常与行气药配伍，其意义是什么？

2. 利水渗湿药、祛风湿药、芳香化湿药、清热燥湿药的作用与适应证有什么不同？

3. 茵陈蒿善治黄疸，临床如何配伍应用？

书网融合……

知识回顾　　　　　　　微课　　　　　　　习题

第十二章　温里药

PPT

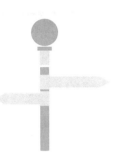
寒证根据病位分为表寒证和里寒证，表寒证为风寒侵袭肌表所致；里寒证为寒邪直中脏腑经络，或阳气虚衰，阴寒内盛所致。对于表寒证，可选用辛温解表类中药进行治疗，该类药物已在解表药章节中介绍。对于里寒证，则要选用具有温阳散寒功效的中药进行治疗。

本单元主要介绍温里药的含义及分类，学习7味常用温里药的功效、适应证和使用注意。

学习目标

知识要求

1. **掌握**　温里药的含义、功效、适应证及配伍应用及使用注意；掌握药物4味（附子、干姜、肉桂、吴茱萸）。

2. **熟悉**　药物2味（小茴香、丁香）。

3. **了解**　药物1味（荜茇）。

1. **含义**　凡以温里散寒，治疗里寒证为主要作用的药物，称温里药，又称祛寒药。寒证的病因、证候与治则见表12-1。

表12-1　寒证的病因、证候与治则

病因	证候	治则
寒邪致病	表寒证	辛温发散以解表，属于解表药的治疗范畴
	里寒证	辛热祛寒以温里，属于温里药的治疗范畴

2. **性能特点**　温里药大多辛温大热。辛能散，性热祛寒，偏走在里脏腑，祛散在里寒邪，振奋阳气而奏温里散寒之功。本类药物属升浮之性，多归脾胃经。又能温肾、暖肝、温心、温肺，也归肾、肝、心、肺经。部分药物具有毒性。

3. **归经、功效与适应证**（表12-2）　🅴 微课

表12-2　温里药的归经、功效与适应证

归经	功效	适应证
脾胃	温中散寒止痛	脾胃受寒或中焦虚寒之脘腹冷痛，呕吐泻痢，舌淡苔白等
肝	温肝散寒止痛	肝经受寒之寒疝作痛，少腹痛或厥阴头痛等
肺	温肺化饮	肺寒痰饮证，痰鸣咳喘，痰白清稀，舌淡苔白滑等

归经	功效	适应证
肾	温肾助阳	肾阳不足之阳痿宫冷，腰膝冷痛，滑精遗尿等
心肾	温阳通脉利水	心肾阳虚之心悸怔忡，畏寒肢冷，小便不利及肢体浮肿等
	回阳救逆	亡阳证之汗出神疲，四肢逆冷，脉微欲绝或浮数而空等

4. 配伍应用 使用温里药应根据病因、证候及兼症的不同，适当配伍用药。

（1）外寒内侵，表邪未解者，常配发散风寒药，以表里双解。

（2）寒凝经脉，气滞血瘀者，常配伍行气活血药，以温经通脉。

（3）寒湿内阻者，常配伍芳香化湿或温燥化湿药，以温散寒湿。

（4）脾肾阳虚者，常配伍温补脾肾药，以温阳散寒。

（5）亡阳气脱者，常配伍大补元气的人参以益气固脱。

5. 使用注意

（1）温里药性多辛热而燥，易助火伤阴，故热证、阴虚忌用；孕妇及气候炎热时当慎用。

（2）对真热假寒之证，尤当明辨，不可误用。

（3）有毒药物，应注意炮制、剂量及用法，避免中毒。

附 子
Fuzi

【来源】 为毛茛科植物乌头 *Aconitum carmichaelii* Debx. 的子根的加工品。

【处方别名】 黑顺片、盐附子、附片、淡附片、炮附片、熟附片、制附子、天雄。

【性味归经】 辛、甘，大热；有毒。归心、肾、脾经。

【功效应用】

1. 回阳救逆 用于亡阳证。本品辛甘大热，为纯阳燥烈之品，为回阳救逆之要药。治阳气衰微、阴寒内盛，或大汗、大吐、大泻而致四肢厥逆、脉微欲绝之亡阳证，常与干姜、甘草等同用，如四逆汤；若治亡阳兼气虚欲脱，常与人参同用，以回阳固脱，如参附汤。

2. 补火助阳 用于阳虚证。本品大热，能补一身之阳气，凡阳虚者均可应用，尤善治肾阳不足，命门火衰所致的形寒肢冷、腰膝酸痛、夜尿频多、阳痿宫寒等症，多与温补肾阳之品配伍，以增强温助肾阳的疗效。

3. 散寒止痛 用于寒凝疼痛。本品能温经通络、驱除寒邪，善于治风寒湿痹之寒痹诸痛，也可用于虚寒头痛、寒凝气滞腹痛等证。

【性能特点】 本品辛甘热，毒力猛，入心、肾、脾经。功善上助心阳、中温脾阳、下补肾阳，而奏回阳救逆之功；还能峻补元阳，益火消阴，为治亡阳证之主药。也为肾阳虚、脾阳虚、心阳虚等阳虚诸证之良品，尤宜治心阳虚。且秉性纯阳，散寒力大，温散走窜，亦为散阴寒、除风湿、止疼痛之猛药，善治寒湿痹痛及阳虚外感等。

【用法用量】 制用煎服，3～15g，因有毒，宜先煎0.5～1小时，至口尝无麻辣感为度。

【使用注意】 本品辛热燥烈，凡阴虚阳亢者及孕妇忌用。反半夏、瓜蒌、天花粉、贝母、白蔹、白及。内服须用炮制品。

知识链接 ․․․

附子主要成分含多种乌头碱类化合物，包括乌头碱、次乌头碱、新乌头碱、川乌碱甲、川乌碱乙，以及消旋去甲基乌药碱等。乌头碱有剧毒，尤其表现为对心脏的毒性，但经水解后毒性大大降低，所以附子内服必须经过炮制。附子的炮制方法较多，炮制时间对附子毒性影响大，因此对其炮制工艺要求极高。中药人应坚守"修合无人见，存心有天知"的古训，怀抱敬畏之心，秉承精益求精的工匠精神，为患者提供安全有效的中药。

干 姜
Ganjiang

【来源】 为姜科植物姜 *Zingiber officinale* Rosc. 的干燥根茎。

【处方用名】 干姜片、干薑、均姜、犍姜、淡干姜。

【性味归经】 辛，热。归脾、胃、肾、心、肺经。

【功效应用】

1. 温中散寒 用于脾胃寒证。本品主入脾胃经，为温暖中焦之主药，凡脾胃寒证，无论是外寒内侵还是阳气不足的寒证皆宜选用。

2. 回阳通脉 用于亡阳证。本品有通心助阳、回阳通脉的作用，但回阳之功力弱，须与附子配伍同用，还可降低附子毒性。

3. 温肺化饮 用于寒饮咳喘。治疗寒痰水饮迫肺所致的形寒背冷、痰多清稀、咳嗽或喘息者，常配伍细辛、五味子等药。

【性能特点】 本品辛热，入脾、胃经。既能祛脾胃之寒邪，又能助脾胃之阳气，为温中散寒之要药。治脾胃寒证，无论是外寒内侵之实寒证，还是脾胃阳气不足之虚寒证，均可应用；入心经，能回阳通脉，每与附子相须为用，治亡阳证；入肺经，善温散肺经寒邪而温肺化饮，为治寒饮伏肺喘咳之常品。

【用法用量】 煎服，3~10g。外用适量，研末调敷。

【使用注意】 本品燥热助火，故阴虚体质、体内津液不足者及孕妇慎用。

即学即练 12 –1

既能回阳温中，又能温肺化饮的药物是（ ）

答案解析
A. 附子   B. 干姜   C. 肉桂   D. 细辛

肉 桂
Rougui

【来源】 为樟科植物肉桂 *Cinnamomum cassia* Presl 的干燥树皮。

【处方用名】 桂皮、紫油桂、企边桂、板桂、桂通、上玉桂、官桂、牡桂、桂心。

【性味归经】 辛、甘，大热。归肾、脾、心、肝经。

【功效应用】

1. 补火助阳 用于肾、脾、心等多种阳虚证，常与附子相须为用，以增强补火助阳之功。治肾阳不足、命门火衰的阳痿，宫冷，形寒肢冷，腰膝冷痛，滑精遗尿尿频，常与附子、鹿角胶等同用；治脾肾阳虚的四肢逆冷、食少神疲、大便溏薄，常与附子、白术等同用；治心阳不足、心悸气短，常与黄芪、薤白等配伍使用。

2. 引火归元 用于下元虚冷，虚阳上浮之面赤、虚喘、汗出、失眠。常与山茱萸、五味子等同用。

3. 散寒止痛 用于里寒诸证。治寒邪内侵或脾胃虚寒的脘腹冷痛，可单用，也可与干姜、高良姜等药配伍；治胸阳不振、寒邪内侵的胸痹心痛，可与附子、干姜等药配伍；治疗风寒湿痹，可与独活、桑寄生等药配伍；治寒疝腹痛，常与小茴香、吴茱萸等药配伍。

4. 温经通脉 用于冲任虚寒、寒凝血滞的痛经、经闭、产后瘀滞腹痛，或其他寒凝血瘀证，宜与川芎、当归等配伍使用。

【性能特点】 本品辛甘大热，入肾、脾、心、肝经。其性纯阳温散，作用持久，善补命门之火，益阳消阴，并能引火归元，为治命门火衰及虚阳上浮诸证之要药。又善温脾胃、散寒邪，为治脾胃虚寒证及脾肾阳虚证之常用药。且散血分阴寒而温通经脉。此外，取其甘热助阳补虚，有温运阳气、鼓舞气血生长之功。

【用法用量】 煎服，1~5g，宜后下；研末冲服，每次1~2g。

【使用注意】 本品辛热助火动血，故孕妇及里有实热、血热妄行者忌服，阴虚火旺者不宜单用。畏赤石脂。

📖 **知识链接**

1. 肉桂含挥发油，油中主要为桂皮醛。其他还包括肉桂醇、肉桂醇乙酸酯、肉桂酸、乙酸苯丙酯、桂皮苷、阿拉伯木聚糖等。现代药理研究表明肉桂具有促进血液循环、抗炎、抗凝血、抗肿瘤、抗心肌缺血、镇痛、解热、杀菌、抗肥胖和神经保护等多种作用。

2. 引火归元：即引离上越之火，使之向下归于本原。肾阴亏竭，阴不敛阳，出现虚阳上越的病症，表现为上热下寒、面色浮赤、头晕耳鸣、口舌糜烂等。中医治疗将上越之火引导回到命门之中。

吴茱萸

Wuzhuyu

【来源】 为芸香科植物吴茱萸 *Euodia rutaecarpa*（Juss.）Benth.、石虎 *E. rutaecarpa*（Juss.）Benth. var. *officinalis*（Dode）Huang 或疏毛吴茱萸 *Euodia rutaecarpa*（Juss.）Benth. var. *bodinieri*（Dode）Huang 的干燥近成熟果实。

【处方用名】 吴萸、茱萸、淡吴萸、制茱萸。

【性味归经】 辛、苦，热；有小毒。归肝、脾、胃、肾经。

【功效应用】

1. 散寒止痛 用于寒凝诸痛证。本品性热祛寒，既散肝经之寒邪，又疏肝气之郁滞，为治肝寒气滞诸痛之主药。常配伍其他温里药治疗寒凝气滞之厥阴头痛、脘腹疼痛、寒湿脚气，及肝寒气滞所致的疝痛、痛经等。

2. 降逆止呕 用于虚寒呕吐证。本品有温中散寒、疏肝降逆止呕、制酸止痛之效，尤以用治胃寒呕吐、肝郁化火、肝胃不和之呕吐吞酸为宜。常与黄连或半夏、生姜同用。

3. 助阳止泻 用于虚寒泄泻。本品性热散寒，味苦燥湿，能散寒燥湿止泻。

【性能特点】 本品辛苦热，辛散苦泄，辛热温散，苦热能燥，主入厥阴肝经。散肝经之寒邪而止痛，又可疏肝下气而降逆，为治肝寒气滞诸痛之要药。并善燥湿助阳止泻，以消阴寒之气为主要特点，为治虚寒泄泻证所常用。

【用法用量】煎服，2～5g。外用适量，研末调敷。

【使用注意】本品辛热燥烈有小毒，易耗气动火，故不宜多服久服，阴虚有热者忌服。

📖 知识链接 ⋯⋯⋯⋯⋯⋯⋯⋯⋯⋯⋯⋯⋯⋯⋯⋯⋯⋯⋯⋯⋯⋯⋯⋯⋯⋯⋯⋯⋯⋯⋯⋯⋯⋯⋯⋯⋯

寒疝：是由脾胃虚寒，或产后血虚，复感风寒外邪，结聚腹中而致。症见脐周绞痛、冷汗、四肢厥逆、脉沉紧，甚则全身发冷。寒邪侵于厥阴经的痛证，症见阴囊冷痛肿硬、痛引睾丸、阴茎不举、喜暖畏寒、形寒肢冷等。

小茴香
Xiaohuixiang

【来源】为伞形科植物茴香 *Foeniculum vulgare* Mill. 的干燥成熟果实。

【处方用名】茴香、茴香子、西茴香、谷香、炙茴香。

【性味归经】辛，温。归肝、肾、脾、胃经。

【功效应用】

1. 散寒止痛　用于寒疝腹痛，少腹冷痛，虚寒痛经或睾丸偏坠胀痛。本品既能温肾暖肝，又能行气止痛。治疗寒疝腹痛，少腹冷痛，可单用或与吴茱萸、乌药等配伍；治疗肝郁肾寒之虚寒痛经或睾丸偏坠胀痛，常与橘核、荔枝核等药配伍。

2. 理气和胃　用于脘腹胀痛，胃寒呕吐。本品气味芳香，温中散寒，醒脾开胃，行气止痛。治疗胃寒气滞之脘腹胀痛，常与高良姜、香附等药同用；治疗脾胃虚寒之呕吐食少，常与白术、砂仁等配伍。

【性能特点】本品辛温，以暖肝肾而散寒止痛为主。为治寒疝腹痛、睾丸偏坠胀痛之佳品。入脾胃经，可理气和中以开胃，常用治中寒气滞所致脘腹胀痛、呕吐食少等症。

【用法用量】煎服，3～6g。外用适量，研末调敷。

【使用注意】本品辛香温散，故热证及阴虚火旺者忌服。

丁 香
Dingxiang

【来源】为桃金娘科植物丁香 *Eugenia caryophyllata* Thunb. 的干燥花蕾。

【处方用名】公丁香、紫丁香、雄丁香、丁子香。

【性味归经】辛，温。归脾、胃、肺、肾经。

【功效应用】

1. 温中降逆　用于胃寒呕吐、呃逆、脘腹冷痛。本品辛散温通力强，尤善降逆，为治疗胃寒呕逆之要药。治胃寒呕吐、呃逆，常与半夏、生姜、柿蒂等同用；治胃寒脘腹冷痛，常与高良姜、小茴香等同用。

2. 补肾助阳　用于肾虚阳痿，宫冷。常与淫羊藿、巴戟天、肉桂等药配伍。

【性能特点】本品辛温而性降。入脾胃经，既能温中散寒止痛，又善降逆止呕，为治胃寒呕逆之要药。入肾经，能温肾助阳，治肾虚阳痿及宫冷。

【用法用量】煎服，3~6g，或研末外敷。

【使用注意】本品辛温香燥，易伤阴助火，故热证及阴虚火旺者慎服。畏郁金。

 知识链接

1. 母丁香，为丁香的成熟果实，又名鸡舌香。其性味功效与公丁香相似，但气味较淡，功力稍逊。用法用量与公丁香同。

2. 丁香可作为肉类、糕点、腌制食品、炒货、蜜饯、饮料制作的调味品。

荜 茇
Bibo

【来源】为胡椒科植物荜茇 *Piper longum* L. 的干燥近成熟或成熟果穗。

【处方用名】荜拔、荜菝、鼠尾、必卜。

【性味归经】辛，热。归胃、大肠经。

【功效应用】

温中散寒，下气止痛　用于胃寒之脘腹冷痛，呕吐呃逆，泄泻，寒凝气滞，胸痹心痛等。

此外，本品配胡椒研末，填塞龋齿中，可治疗龋齿疼痛。

【性能特点】本品辛热，归胃、大肠经，能温中散寒，降胃气止呕呃，治胃寒之腹痛、呕吐、泄泻、呃逆等证。

【用法用量】煎服，1~3g。外用适量，研末塞龋齿孔中或调敷。

【使用注意】本品辛热，能助火伤阴，故热证及阴虚火旺者忌服，孕妇慎服。

▶▶ 实例分析 12-1

实例　患者，女，38岁。泄泻反复发作，近日脘腹冷痛更甚，喜温喜按，四肢不温，恶心呕吐，大便稀溏，舌淡苔白，脉沉迟。

问题　1. 本案例的患者为何证？

　　　2. 可选用本章哪些中药治疗？

答案解析

【附】本章其他中药见表12-3。

表 12-3　本章其他中药

品名	来源	性味	功效	主治
荜澄茄	樟科植物山鸡椒的成熟果实	辛，温	温中散寒，行气止痛	脘腹冷痛，胃寒呕逆
胡椒	胡椒科植物胡椒的近成熟果实	辛，热	温中散寒，下气消痰	胃寒呕吐，腹痛泄泻
花椒	芸香科植物花椒的成熟果皮	辛，苦	温中止痛，除湿止泻	脘腹冷痛，呕吐泄泻
大茴香	木兰科植物八角茴香的成熟果实	辛，温	温阳散寒，理气止痛	寒疝腹痛，胃寒呕吐
高良姜	姜科植物高良姜的根茎	辛，热	温胃止呕，散寒止痛	脘腹冷痛，胃寒呕吐
山柰	姜科植物山柰的根茎	辛，温	行气温中，消食止痛	脘腹冷痛，胸膈胀满

答案解析

目标检测

一、单项选择题

1. 下列药物中，善于上助心阳、中温脾阳、下补肾阳的是（　　）

  A. 附子   B. 干姜   C. 丁香   D. 吴茱萸

2. 下列药物中，具有回阳的功效的是（　　）

  A. 附子、干姜 B. 干姜、肉桂 C. 附子、肉桂 D. 吴茱萸、附子

3. 下列药物中，（　　）善治厥阴头痛

  A. 白芷   B. 藁本   C. 细辛   D. 吴茱萸

4. 温里药中具有温肺化饮功效的药物是（　　）

  A. 附子   B. 干姜   C. 肉桂   D. 吴茱萸

5. 丁香的功效为（　　）

  A. 温中降逆 B. 助阳止泻 C. 下气消痰 D. 理气和胃

6. 能引火归原、温通经脉的药物是（　　）

  A. 肉桂   B. 附子   C. 吴茱萸   D. 干姜

7. 干姜最适宜于治疗（　　）

  A. 寒疝腹痛 B. 两胁胀痛 C. 脘腹冷痛 D. 腹满胀痛

8. "十九畏"中不宜与郁金同用的药物是（　　）

  A. 细辛   B. 吴茱萸   C. 丁香   D. 小茴香

9. 入汤剂须后下的药是（　　）

  A. 苏合香   B. 小茴香   C. 肉桂   D. 桂枝

10. 既能暖肝疏肝，又能温中止呕的药物是（　　）

  A. 香附   B. 丁香   C. 吴茱萸   D. 荜茇

二、思考题

1. 如何解释"附子无姜不热"？

2. 比较附子与肉桂、附子与干姜的功用异同点。

书网融合……

知识回顾   微课   习题

PPT

第十三章　理气药

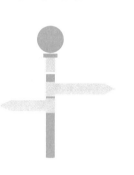

学习引导

气的运行是人体生命活动的基础。气的运行失常，人体便会处于气逆、气滞、气陷等状态，甚至引起脏腑经络功能的失常。"气得吃不下饭"就是气机失常引起脾胃功能失常的典型表现。理气药可以调畅人体气机，使各脏腑发挥正常生理功能。如何使用理气药呢？

本单元主要介绍理气药的含义，学习 10 味常用理气药的功效、适应证和使用注意。

学习目标

知识目标

1. **掌握**　理气药的含义、功效、适应证和使用注意；掌握药物 4 味（陈皮、枳实、木香、香附）。

2. **熟悉**　药物 5 味（青皮、沉香、乌药、薤白、川楝子）。

3. **了解**　药物 1 味（荔枝核）。

1. 含义　凡能调理气分，消除气滞与气逆证为主要作用的药物，称为理气药，又谓行气药。其中行气力强者，又称为破气药。气分病的类型见表 13 – 1。

表 13 – 1　气分病的类型

病变类型	病证	治则	治疗范畴
气的病变	气虚	气虚当补	补气药的治疗范畴
	气滞（闷、胀、痛）	气滞当通	理气药的治疗范畴
	气逆（呃逆、呕恶、喘息）	气逆当降	理气药的治疗范畴

2. 性能特点　本类药物大多味辛苦，性温，气味芳香，主归脾、肝、肺经。辛香行散走窜、苦能降泄、温能通行。具有理气健脾、疏肝解郁、顺气宽胸，行气止痛、降逆止呕、止呃平喘等功效。

3. 功效与适应证（表 13 – 2）

表 13 – 2　理气药的功效与适应证

功效	适应证
理气健脾	主要适用于脾胃气滞证，症见脘腹胀痛，嗳气吞酸，恶心呕吐，不思饮食，大便秘结或泻痢不爽等
疏肝解郁	主要适用于肝气郁滞证，症见胁肋疼痛，胸闷不舒，疝气疼痛，乳房胀痛或结块积聚以及月经不调、痛经等
理气宽胸	主要适用于肺气壅滞证，症见胸闷不畅，喘咳短气等

4. 配伍应用　气滞气逆之证常有兼证，因此使用本类药物时，必须根据具体病证的部位和病机的不同，选择适宜的药物进行配伍。

（1）脾胃气滞　除选用理脾和胃的理气药之外，还应根据具体兼证而配伍。寒湿困脾者，宜配温中燥湿药；食积不化者，宜配消食导滞药；脾胃虚弱者，宜配补脾益气药；湿浊中阻者，宜配化湿药；若兼寒兼热者，又当配温里药或清热药。

（2）肝郁气滞　在选用疏肝理气药的同时，若因寒凝肝脉者，应配散寒暖肝药；瘀血阻滞胸痹者，当配活血化瘀药；肝血不足者，应配养血柔肝药。

（3）肺气壅滞　在选用理肺气药的同时，若外邪客肺者，应配宣肺解表药；痰饮阻肺者，多配化痰止咳药；肾虚喘咳者，则配补益肺肾、纳气平喘药。

5. 使用注意

（1）本类药物气多芳香，辛散温燥，易于耗气伤阴，故临床应用时气虚阴亏者慎用。

（2）作用峻猛的破气药更易耗气伤胎，孕妇则应慎用。

（3）理气药含挥发性成分，入汤剂一般不宜久煎，以免挥发性有效成分耗散，影响疗效。

陈　皮 🄴 微课

Chenpi

【来源】　为芸香科植物橘 *Citrus reticulata* Blanco 及其栽培变种的干燥成熟果皮。

【处方用名】　橘皮、广陈皮、新会皮、炒陈皮、陈皮炭。

【性味归经】　苦、辛，温。归肺、脾经。

【功效应用】

1. 理气健脾　用于脾胃气滞证。本品性温，作用温和，长于行脾胃气滞，故凡脾胃气滞之证皆可选用。又因兼有降逆止呕，燥湿健脾的功效，故脾胃气滞而见脘腹胀闷、呕恶、便溏泄泻者及湿阻气滞者尤宜。

2. 燥湿化痰　用于湿痰证。本品辛散温通，能行能降，既能燥湿化痰，又能宣降肺气，为治痰之要药。

【性能特点】　本品味辛苦气香性温，主入脾肺经。辛香而能行气、醒脾快膈，苦温而能燥湿以化痰，共奏理气健脾、调中快膈、燥湿化痰之功，为治脾胃气滞、痰湿壅肺之要药。又本品理气化痰之性较缓和，故脾胃气滞较轻、湿痰壅肺不重者较为适宜。

【用法用量】　煎服，3～10g；或入丸散。

【使用注意】　本品辛散苦燥而温，能助热伤津，故舌红少津、内有实热者慎服。

📱 知识链接

2017 年"阳春砂、广陈皮与巴戟天规模化生态种植及其精准扶贫示范研究"项目成功入选国家中医药现代化研究重点专项。该项目的子课题为"广陈皮（新会陈皮）生态种植基地与产地加工技术示范"。这是广陈皮首次得到国家科技部重点科研立项支持。项目的科研成果将直接应用于广陈皮的选种、种植、贮藏、鉴定等全产业领域。中药的科技创新，使得中药行业发展充满希望。

青　皮

Qingpi

【来源】　为芸香科植物橘 *Citrus reticulata* Blanco 及其栽培变种的干燥未成熟果皮或幼果。

【处方用名】 四花青皮、均青皮、小青皮、化青皮、个青、炒青皮、醋青皮。

【性味归经】 苦、辛，温。归肝、胆、胃经。

【功效应用】

1. 疏肝破气 用于肝郁气滞诸证。本品辛散温通，苦泄下行，药性峻烈，长于行气疏肝，破气散结。适用于肝郁气滞之胸胁胀痛，乳房胀痛结块，乳痈初起及寒疝疼痛。

2. 消积化滞 用于食积气滞证。本品行散降泄，有消积化滞作用。

【性能特点】 本品苦辛温，其气峻烈，沉降下行，主入肝胆气分，长于疏肝胆，破结气。凡肝气郁滞之胁痛、乳核，甚至癥瘕积聚、久疟癖块等证均可应用。又兼入胃经能消积化滞，可治食积痰滞等证。

【用法用量】 煎服，3～10g。醋炙疏肝止痛力增强。

【使用注意】 本品辛散苦泄，性烈耗气，故气虚津伤者慎服。

知识链接

1. 橘核：为橘的种子。性味苦，平。归肝经。功能理气散结，止痛。适用于疝气疼痛、睾丸肿痛及乳房结块等。

2. 橘络：为橘的中果皮及内果皮之间的纤维束群。性味甘、苦，平。归肝、肺经。功能行气通络，化痰止咳。适用于痰滞经络之胸痛、咳嗽、痰多。

3. 橘叶：为橘树的叶。性味辛、苦，平。归肝经。功能疏肝行气，散结消肿。适用于胁肋作痛、乳痈、乳房结块等。

4. 化橘红：为芸香科植物化州柚未成熟或接近成熟外层果皮。性味辛、苦，温。归肺、脾经。功能理气宽中，燥湿化痰。适用于湿痰或寒痰咳嗽及食积呕恶、胸闷等。

枳 实
Zhishi

【来源】 为芸香科植物酸橙 *Citrus aurantium* L. 及其栽培变种或甜橙 *Citrus sinensis* Osbeck 的干燥幼果。

【处方用名】 小枳实、江枳实、陈枳实、炒枳实。

【性味归经】 苦、辛、酸，微寒。归脾、胃经。

【功效应用】

1. 破气消积 用于食积内停，痞满胀痛，泻痢后重。本品辛散苦降，气锐性猛，作用力强，善行中焦之气，破气散结，消除痞满，为破气消痞之要药。

2. 化痰散痞 用于痰浊阻滞之胸痹，结胸，心下痞满。本品破气化痰，为消痞除满之要药。

此外，本品又可用于气虚下陷所致的子宫脱垂、脱肛、胃下垂等。

【性能特点】 本品苦辛微寒，行滞降泄力强，长于破滞气、行痰湿、消积滞、除痞满，为脾胃气分药。凡积滞内停、气机受阻而见胸腹痞满胀痛、便秘或泻痢后重等症，不论气血痰食皆可配伍应用。还常与补气升阳药同用治脏器下垂病证。唯破气作用较强，能伤正气，若非邪实之证，用当宜慎。

【用法用量】 煎服，3～10g；大剂量可用至15g；炒后性较平和；外用适量，研末调涂或炒热熨。

【使用注意】 本品破气，故脾胃虚弱及孕妇慎用。

1. 枳壳：为酸橙及其栽培变种的干燥未成熟果实。其性味、归经、功用与枳实同，但作用缓和，长于行气宽中除胀。

2. 痞证：以自觉心下痞塞，胸膈胀满，触之无形，按之柔软，压之无痛为主要症状的病症。

木　香
Muxiang

【来源】 为菊科植物木香 *Aucklandia lappa* Decne. 的干燥根。

【处方用名】 云木香、广木香、炒木香、煨木香。

【性味归经】 辛、苦，温。归脾、胃、大肠、三焦、胆经。

【功效应用】

1. 行气止痛 用于多种气滞证。本品辛行苦泄温通，善行三焦之滞气，具有良好的行气止痛作用，为治气滞胀痛之要药。

2. 健脾消食 用于食积不消，不思饮食。

【性能特点】 本品气味芳香而辛，可温通，为行气消胀止痛之要药。脾胃气滞所致腹胀腹痛，无论属虚属实，每多用之，尤多用以治疗大肠气滞、泻痢里急后重之证。兼入三焦和胆经，可疏肝利胆，用治湿热郁蒸、气机阻滞之胁痛、黄疸以及胆石症、胆绞痛以及寒疝腹痛等。此外本品还可以醒脾开胃、助消化，与补益药同用，可收补而不滞的效果。

【用法用量】 煎服，3～6g。生用行气力强，煨用行气力缓而多用于止泻。

【使用注意】 本品辛温香燥，能伤阴助火，故阴虚火旺者慎服。

即学即练 13-1

善行三焦之滞气，为行气消胀止痛之要药的是（　　　）

答案解析　　A. 香附　　　　　B. 木香　　　　　C. 乌药　　　　　D. 枳实

香　附
Xiangfu

【来源】 为莎草科植物莎草 *Cyperus rotundus* L. 的干燥根茎。

【处方用名】 香附子、莎草根、香附米、醋香附、制香附、香附炭。

【性味归经】 辛、微苦、微甘，平。归肝、脾、三焦经。

【功效应用】

1. 疏肝解郁 用于肝郁气滞证。本品为疏肝解郁，行气止痛之要药，治疗肝气郁结之胁肋胀痛、肝气犯胃之胃脘疼痛、寒疝腹痛及气、血、火、痰、湿、食六郁所致胸膈痞满、脘腹胀痛、呕吐吞酸等，常用为方中主药。

2. 调经止痛 用于肝郁月经不调，痛经，乳房胀痛。本品为妇科调经的要药。

3. 理气宽中 用于脾胃气滞证。

【性能特点】 本品辛行苦降，微甘能和，芳香性平，辛香善能散肝气之郁，微甘性平而无寒热之偏，故为疏肝理气解郁之要药。肝为藏血之脏，气为血之帅，肝气调和则血行通畅，故本药又为调经止痛之主药。凡肝气郁滞之胸胁脘腹胀痛、妇科经产诸病，均以本品为要药。被李时珍誉为"气病之总司，妇科之主帅"。

【用法用量】 煎服，6~10g。醋炙止痛力增强。

【使用注意】 本品辛温助热，故阴虚血热及气虚下陷或气虚无滞者慎服。

 实例分析 13-1

实例　患者，女，32岁，乳房胀痛1年，月经不调。近日情志不遂而加重，右侧乳房有肿块，伴有胸闷胁胀，易生气发怒，心烦口苦，苔薄黄，脉弦滑。

问题　1. 根据本案例的症状进行辨证。

　　　2. 应首选哪味中药进行治疗？

答案解析

沉　香
Chenxiang

【来源】 为瑞香科植物白木香 *Aquilaria sinensis*（Lour.）Gilg 含有树脂的木材。

【处方用名】 沉水香、蜜香、沉香木、盔沉香。

【性味归经】 辛、苦，微温。归脾、胃、肾经。

【功效应用】

1. 行气止痛　用于胸腹胀闷疼痛。本品能散胸腹阴寒，行气而止痛，治寒凝气滞之胸腹胀痛，也可用于脾胃虚寒之脘腹冷痛。

2. 温中止呕　用于胃寒呕吐呃逆。本品能散胃寒，降胃气，治疗寒邪犯胃之呕吐清水及脾胃虚寒所致呕吐、呃逆等证。

3. 纳气平喘　用于肾虚喘急。常与肉桂、附子、补骨脂等补肾阳药同用。

【性能特点】 本品辛香性温，善散胸腹阴寒，行气止痛。虽为木材，入水却沉，故质重、苦降下行，入脾胃经，善于温中降逆止呕。入肾经，既能温肾散寒以纳气，又能苦泄降逆而平喘。

【用法用量】 煎服，1~5g，宜后下；或磨汁冲服；或入丸散剂，每次0.5~1.5g。

【使用注意】 本品辛温助热，故阴虚火旺及气虚下陷者慎服。

📖 **知识链接**

1. 肾虚咳喘：多由年高肾气亏虚、房事过度、久病伤肾、摄纳无权、气不归元所致。主要表现为呼多吸少，气不得续，动则喘甚。

2. 古人认为沉香沉水者质量较好。沉香是树脂与木质的混合体，当沉香木质中树脂的含量超过25%时，即可沉于水。沉香树脂含量越高，品质越好。

乌　药
Wuyao

【来源】 为樟科植物乌药 *Lindera aggregata*（Sims）Kosterm. 的干燥块根。

【处方用名】 台乌、天台乌药、台片。

【性味归经】 辛，温。归肺、脾、肾、膀胱经。

【功效应用】

1. 行气止痛 用于寒凝气滞所致胸腹诸痛证。本品上入脾肺，具有宣畅气机，温散寒邪，行气止痛之功，常与行气调中止痛、活血通经等药合用。

2. 温肾散寒 用于尿频遗尿。本品下达肾与膀胱，温肾散寒，除膀胱冷气，缩尿止遗，治肾阳不足，膀胱虚冷之便频遗尿，宜与益智仁等温肾助阳药同用。

【性能特点】 本品辛温走窜，上走脾肺，下达肾与膀胱，有行气散寒止痛之功。在治疗寒疝的天台乌药散中为君药。

【用法用量】 煎服，6~10g；或入丸散。

【使用注意】 本品辛温香散，能耗气伤阴，故气阴不足或有内热者慎服。

薤 白
Xiebai

【来源】 为百合科植物小根蒜 *Allium macrostemon* Bge. 或薤 *Allium chinense* G. Don 的干燥鳞茎。

【处方用名】 薤白头、亥白、荄白、炒薤白。

【性味归经】 辛、苦，温。归心、肺、胃、大肠经。

【功效应用】

1. 通阳散结 用于痰浊闭阻胸阳之胸痹证。本品能散胸腹阴寒，行气而止痛，治寒凝气滞之脘腹胀痛，也可用于脾胃虚寒之脘腹冷痛，如瓜蒌薤白半夏汤。

2. 行气导滞 用于胃肠气滞之脘腹胀痛及泻痢后重。

【性能特点】 本品辛开行气，苦泄痰浊，性温祛寒，善温通胸中之阳气，散阴寒之凝滞，为治胸痹证之要药。下能行大肠之气滞，可用治泻痢后重。

【用法用量】 煎服，5~10g。外用适量，捣敷，或捣汁涂。

【使用注意】 本品辛散苦泄温通，并有蒜味，故气虚无滞、阴虚发热及不耐蒜味者慎服。

川楝子
Chuanlianzi

【来源】 为楝科植物川楝 *Melia toosendan* Sieb. et Zucc. 的干燥成熟果实。

【处方用名】 金铃子、川楝、楝实、炒川楝子。

【性味归经】 苦，寒；有小毒。归肝、小肠、膀胱经。

【功效应用】

1. 疏肝泄热，行气止痛 本品独寒，行气之中兼散郁热，因归肝经，最宜用治肝郁化火之胸腹诸痛及肝胃气痛、疝气疼痛等证。

2. 杀虫疗癣 用于虫积腹痛，头癣。本品外涂治头癣、秃疮。

【性能特点】 本品味苦能泄，性寒清热，主归肝经而善疏肝泄热，行气止痛，故凡肝郁有热诸痛证用之最宜，兼可驱虫疗癣。

【用法用量】 煎服，5~10g。外用适量，研末调涂。炒用寒性降低。

【使用注意】 本品苦寒，脾胃虚寒者慎用，又有毒，不宜过量或持续服用。

荔枝核
Lizhihe

【来源】 为无患子科植物荔枝 *Litchi chinensis* Sonn. 的干燥成熟种子。

【处方用名】 荔仁、荔核、盐荔枝核。

【性味归经】甘、微苦，温。归肝、肾经。

【功效应用】

1. 行气散结 用于胃脘疼痛，妇女痛经，产后腹痛。

2. 祛寒止痛 用于寒疝疼痛及睾丸肿痛。

【性能特点】本品辛苦温，主入肝经，长于疏肝气而散结止痛。常用治寒凝肝脉之寒疝疼痛、睾丸肿痛（"以核治核"）；肝郁气滞血瘀之痛经、产后腹痛；肝胃不和之胃脘疼痛等证。

【用法用量】煎服，5~10g；或入丸散。

【使用注意】本品苦泄温通，能耗气助热，故气虚或有内热者慎服。

【附】本章其他中药见表13-3。

表13-3 本章其他中药

品名	来源	性味	功效	主治
香	檀香科植物檀香的木质心材	辛，温	行气温中，开胃止痛	寒凝气滞，胸膈不舒
降香	豆科降香檀树干和根的心材	辛，温	化瘀止血，理气止痛	吐血衄血，外伤出血
佛手	芸香科植物佛手的果实	辛苦酸，温	疏肝理气，和胃止痛	肝胃气滞，胸胁胀痛
香橼	芸香科植物枸橼的成熟果实	辛苦酸，温	疏肝理气，宽中化痰	肝胃气滞，胸胁胀痛
青木香	马兜铃科植物马兜铃的根	辛苦，寒	行气止痛，解毒消肿	胸胁脘疼痛，疝气痛
玫瑰花	蔷薇科植物玫瑰的花蕾	甘苦，温	行气解郁，和血止痛	肝胃气痛，食少呕恶
绿萼梅	蔷薇科植物梅的花蕾	酸涩，平	疏肝和胃，散结化痰	肝郁气痛，痰气郁结
柿蒂	柿树科植物柿的果实宿萼	苦涩，平	降逆止呃，止咳下气	呃逆咳嗽，淋下尿血
九香虫	蝽科昆虫九香虫的全虫	咸，温	理气止痛，温中助阳	胃寒胀痛，肾虚阳痿
刀豆	豆科植物刀豆的成熟种子	甘，温	温中下气，补肾止呃	虚寒呃逆，肾虚腰痛
甘松	败酱科植物甘松的根及根茎	辛甘，温	理气止痛，开郁醒脾	脘腹胀满，食欲不振
大腹皮	棕榈科植物槟榔的果皮	辛，微温	行气宽中，利水消肿	湿阻气滞，水肿脚气

目标检测

答案解析

一、单项选择题

1. 理气药性味多为（　　　）

A. 辛甘温　　　　　B. 辛温　　　　　C. 辛苦温　　　　　D. 苦甘温

2. 理气药主归（　　　）

A. 肺、脾、肾经　　B. 心、肝、肺经　　C. 心、肺、脾经　　D. 肺、脾、肝经

3. 陈皮化痰，适用于（　　　）

A. 风寒咳嗽　　　　B. 阴虚咳嗽　　　　C. 湿痰咳嗽　　　　D. 肺燥咳嗽

4. 既能疏肝理气，又能消积化滞的药物是（　　　）

A. 川楝子　　　　　B. 乌药　　　　　C. 青皮　　　　　D. 香附

5. 木香的功效是（　　　）

A. 行气止痛　　　　B. 纳气平喘　　　　C. 温中止呕　　　　D. 温肾散寒

6. 治疗湿热泻痢、里急后重，最宜用（　　　）

A. 陈皮、黄连　　　　B. 青皮、陈皮　　　　C. 木香、黄连　　　　D. 青皮、枳实

7. 香附除疏肝行气外，又能（　　　）

A. 温肾纳气　　　　B. 调经止痛　　　　C. 散结消滞　　　　D. 燥湿化痰

8. 香附调经，适用于的月经不调是（　　　）

A. 气血虚亏所致　　　　B. 气滞血瘀所致　　　　C. 寒凝血滞所致　　　　D. 肝气郁结所致

9. 枳实治食积停滞之痞满胀痛，是因其具有（　　　）功能

A. 化痰除痞　　　　B. 破气消积　　　　C. 通阳散结　　　　D. 健脾消食

10. 金铃子是（　　　）的别名

A. 金樱子　　　　B. 川楝子　　　　C. 千金子　　　　D. 牛蒡子

二、思考题

1. 何谓理气药？有哪些主要适应证？

2. 陈皮和青皮的功效主治有何异同点？

3. 川楝子和荔枝核的功效主治有何异同点？

书网融合……

知识回顾　　　　微课　　　　习题

第十四章　消食药

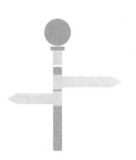

学习引导

饮食积滞通常是由于暴饮暴食或素体脾胃虚弱、运化无力引起脘腹胀满，疼痛拒按，嗳腐吞酸，厌食呕恶，消化不良，大便秘结，舌苔厚腻等症状。"健胃消食片"是一种常见的具有健胃消食功效的中成药，主治脾胃虚弱所致的食积。其主要成分含太子参、陈皮、山药、（炒）麦芽、山楂等。这些成分中哪些是消食的药物呢？这些消食的药物都有哪些功效呢？

本单元主要介绍消食药的含义，学习6味常用消食药的功效、适应证和使用注意。

学习目标

知识要求

1. **掌握**　消食药的含义、功效、适应证、配伍方法及使用注意；掌握药物3味（山楂、神曲、麦芽）。

2. **熟悉**　药物2味（莱菔子、鸡内金）。

3. **了解**　药物1味（谷芽）。

1. 含义　凡以消积导滞，促进消化，治疗饮食积滞为主要作用的药物，称为消食药。

2. 性能特点　本类药物多味甘性平，性平作用和缓，味甘能和中。主归脾胃二经，适用于脾胃功能失常导致的诸证。

3. 功效与适应证　具有消食化积，开胃和中的作用，治疗饮食不消所致的脘腹胀闷、嗳气吞酸、恶心呕吐、大便失常等脾胃虚弱的消化不良证。

4. 配伍应用　食积气滞之证，常有兼证，临床用药时，应根据不同病情，选取适当药物配伍应用。

（1）食积气滞者，配伍理气药，以行气导滞。

（2）脾虚食积者，配伍健脾益胃药，以健脾消积。

（3）积而化热者，配伍苦寒攻下药，以泻热化积。

（4）湿阻中焦者，配伍芳香化湿药，以化湿醒脾，消食开胃。

（5）脾胃虚寒者，配伍温里药，以温运脾阳，散寒消食。

5. 使用注意

（1）消食药作用虽缓和，但部分药也有耗气之弊，素体脾胃虚弱而常停食者，当调养脾胃为主，不宜单用或过多使用消食药，以免再伤脾胃，故素有"久服消人之气"之说。

（2）对暴饮暴食，食积时短，证情急重者，当用涌吐法尽快吐出胃中宿食，消食药则缓不济急。

山 楂 ⓔ微课

Shanzha

【来源】 为蔷薇科植物山里红 *Crataegus pinnatifida* Bge. var. Major N. E. Br. 或山楂 *Crataegus pinnatifida* Bge. 的干燥成熟果实。

【处方用名】 生山楂、炒山楂、焦山楂、焦楂肉、山楂炭。

【性味归经】 酸、甘，微温。归脾、胃、肝经。

【功效应用】

1. 消食健胃 用于肉食积滞，胃脘胀满，泻痢腹痛。本品能治各种饮食积滞，为消化油腻肉食积滞之要药。治疗食积证，山楂常炒焦与焦神曲、焦麦芽配伍，合称为"焦三仙"；治泻痢腹痛，单用或配黄连、木香等药同用。

2. 行气散瘀 用于瘀血痛经、闭经，产后瘀阻，心腹刺痛，胸痹心痛，疝气疼痛等。

3. 化浊降脂 用于高脂血症。

【性能特点】 本品酸甘微温，主归脾胃经，善于消食化积，可治诸般食积停滞，为消油腻肉积之要药。又兼入肝经，通行气血，能行气活血化瘀止痛，多用于治疗瘀滞胸腹诸痛。还能化浊降脂，用于高脂血症。此外，炒炭兼止泻痢，可治泻痢腹痛。

【用法用量】 煎服，9～12g；大剂量可用至30g。生山楂用于消食散瘀；焦山楂用于导滞止泻。

【使用注意】 本品味酸，故胃酸过多者忌服，脾胃虚弱者慎服。

▶▶ 实例分析 14－1

实例 患者，男，18岁。与朋友相约吃自助餐，期间进食大量肉食性食物，饭后觉得脘腹胀满不适，嗳腐吞酸、恶心呕吐。

问题 1. 根据患者的症状进行辨证。

2. 治疗可首选哪味中药？注意事项是什么？

答案解析

神 曲

Shenqu

【来源】 为面粉、麦麸与适量鲜辣蓼、鲜青蒿、鲜苍耳、赤小豆、杏仁泥混合拌匀后经发酵而成的加工品。

【处方用名】 六神曲、六曲、陈曲、炒神曲、焦神曲。

【性味归经】 甘、辛，温。归脾、胃经。

【功效应用】

消食和胃 用于饮食积滞。本品甘温，能消食和中，并略兼辛味，尚能行脾胃滞气，故对各种饮食积滞证均常用。炒焦后又具止泻之功，对食积腹泻可发挥消食与止泻双重作用，常与焦山楂、焦麦芽等同用。

此外，在含有金石贝壳之品的丸药中，常用神曲糊丸以护脾胃、助消化，如磁朱丸。

【性能特点】 本品甘辛温，为酵母制品，其甘而不壅，味辛微散。炒焦气香，又善健胃。长于消食化积、健脾和胃，略兼解表之功，对伤食兼有外感表证者，尤为适宜。

【用法用量】 煎服，6～15g，消食宜炒焦用。

【使用注意】 本品性温，故胃阴虚、胃火盛者不宜用。

麦 芽

Maiya

【来源】 为禾本科植物大麦 *Hordeum vulgare* L. 的成熟果实经发芽干燥的炮制加工品。

【处方用名】 大麦芽、生麦芽、炒麦芽、焦麦芽。

【性味归经】 甘，平。归脾、胃经。

【功效应用】

1. 行气消食，健脾开胃 用于饮食积滞，脘腹胀痛，脾虚食少。本品善促进淀粉食物的消化。主治米面薯芋类食滞不化，也可用于小儿乳食停滞、脾虚食少、食后饱胀等，单用或配伍山楂、神曲等药同用。

2. 回乳消胀 用于妇女乳汁郁积、断乳、乳房胀痛。

此外，本品又兼能疏肝解郁，用治肝气郁滞之肝郁胁痛及肝胃气痛证，常作为辅助之品。

【性能特点】 本品甘平生发，既入脾、胃经而善消食化积，为治食积腹满之良药，尤宜用于治疗米、面类等淀粉性食滞不化者。又可回乳消胀，用于断乳或乳汁郁积引起的乳房胀痛。兼能疏肝解郁，用治肝郁气滞或肝胃不和等证。

【用法用量】 煎服，10～15g；回乳炒用60g。生麦芽功善健脾和胃，疏肝行气；炒麦芽性偏温而气香，长于行气消食回乳；焦麦芽偏于消食化滞。

【使用注意】 本品能回乳，故妇女授乳期不宜服。

谷 芽

Guya

【来源】 为禾本科植物粟 *Setaria italica*（L.）Beauv. 的成熟果实经发芽干燥的炮制加工品。

【处方用名】 生谷芽、炒谷芽、香谷芽、炙谷芽。

【性味归经】 甘，温。归脾、胃经。

【功效应用】

消食和中，健脾开胃 用于食积不消，腹胀口臭，脾胃虚弱，不饥食少。本品消食作用功似麦芽而力缓，两者常相须为用，以增强疗效。治食滞脘腹胀满，可与山楂、神曲、青皮等药同用；对脾虚食少，饮食不消者，常与党参、白术、山药等药同用。

【性能特点】 本品甘平生发。能健脾开胃，消食化积，尤善消谷面积滞。但其作用较麦芽缓和，每相须为用，用治脾胃虚弱、消化不良、饮食乏味者，尤为适宜。炒谷芽长于消食健胃，用于不饥食少；焦谷芽善化积滞，长于消食止泻。

【用法用量】 煎服，9～15g。

莱菔子

Laifuzi

【来源】 为十字花科植物萝卜 *Raphanus sativus* L. 的干燥成熟种子。

【处方用名】 萝卜子、炒卜子、炒莱菔子、炙莱菔子。

【性味归经】 辛、甘，平。归肺、脾、胃经。

【功效应用】

1. **消食除胀**　用于食积气滞，脘腹胀满，大便秘结，积滞泻痢。本品既能消食又善行气，最宜治疗食积气滞，常与山楂、神曲、陈皮等药同用，如保和丸。

2. **降气化痰**　用于咳嗽痰多，胸闷食少。常与白芥子、紫苏子同用，如三子养亲汤。

【性能特点】本品辛能行散，入脾、胃经。既能消食化积又善于行气消胀，多用于治疗食积脾胃气滞之脘腹胀痛等证。又入肺经，善降气化痰，治痰盛喘咳、胸闷气逆等。

【用法用量】煎服，5~12g，打碎入煎。生品长于祛痰；炒后药性缓和，有香气，可避免生品服后出现恶心的副作用，且长于消食除胀。

【使用注意】本品辛散耗气，故气虚及无食积、痰滞者慎用；不宜与人参等补气药同用。

> **知识链接**
>
> "三子养亲汤"：三子养亲汤由莱菔子、白芥子、紫苏子组成，出自《韩氏医通》，其作者为韩天爵，是明朝名医，也是有名的孝子。韩天爵见老人常有咳嗽、有痰、气滞等病证。就将莱菔子、白芥子、紫苏子三味种子类药材组合配方为老人看病，并将药方取名为三子养亲汤。该药汤疗效明显，广为流传，大家纷纷用三子养亲汤侍奉亲人。韩天爵用"老吾老以及人之老"的思想，将中华民族的传统美德——"孝道"推而广之。

鸡内金

Jineijin

【来源】为雉科动物家鸡 *Gallus gallus* domesticus Brisson 的干燥砂囊内壁。

【处方用名】鸡肫皮、鸡真皮、炒内金、炙内金、炙鸡金。

【性味归经】甘，平。归脾、胃、小肠、膀胱经。

【功效应用】

1. **健胃消食**　用于饮食积滞，小儿疳积。本品消食化积作用较强，并能健运脾胃，广泛用于米面薯芋肉食等各种食滞证。病情较轻者，单用研末服有效；若治食积不化、脘腹胀满可与山楂、麦芽、青皮等药同用；若治小儿脾虚疳积，可与白术、使君子等药同用。

2. **涩精止遗**　用于肾虚遗精，遗尿。

3. **通淋化石**　用于石淋涩痛及胆结石等，多与金钱草、海金沙等同用。

【性能特点】本品甘平，既善磨谷消积，以治诸种食积；又善健脾强胃，治食积兼脾虚或小儿疳积之症。且能软坚散癥、通淋消石，治泌尿系统结石、胆结石及癥瘕痞块等症。还能涩精止遗。

【用法用量】煎服，3~10g；研末服，每次1.5~3g。研末用效果优于煎剂。

【使用注意】本品消食化积力强，故脾虚无积滞者慎服。

即学即练 14−1

下列药物既能用于食积又能用于石淋的是（　　　）

A. 山楂　　　　B. 神曲　　　　C. 鸡内金　　　　D. 麦芽

答案解析

目标检测

答案解析

一、单项选择题

1. 治疗食积不化，消化不良，小儿疳积宜首选（　　）
   A. 山楂　　　　　　B. 鸡内金　　　　　　C. 神曲　　　　　　D. 麦芽

2. 善消肉食积滞的是（　　）
   A. 莱菔子　　　　　B. 鸡内金　　　　　　C. 山楂　　　　　　D. 谷芽

3. 下列不属于"焦三仙"范围的是（　　）
   A. 焦槟榔　　　　　B. 焦山楂　　　　　　C. 焦麦芽　　　　　D. 焦神曲

4. 在含有大量金石类药的丸剂中，起赋形与助消化作用的是（　　）
   A. 神曲　　　　　　B. 鸡内金　　　　　　C. 山楂　　　　　　D. 莱菔子

5. 治疗饮食积滞，常需配伍使用的药物类别是（　　）
   A. 泻下药　　　　　B. 温里药　　　　　　C. 理气药　　　　　D. 补益药

6. 既能消食又能降气化痰的是（　　）
   A. 山楂　　　　　　B. 麦芽　　　　　　　C. 神曲　　　　　　D. 莱菔子

二、思考题

1. 临床使用消食药时，常配伍哪几类药物？

2. 鸡内金功效及应用有哪些？使用注意有哪些？

书网融合……

 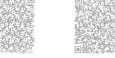

知识回顾　　　　　微课　　　　　习题

PPT

学习引导

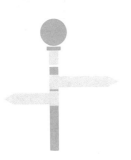

虫证通常是指寄生在人体肠道的虫类所引起的病证，多是因为患者不注意个人卫生，没有正确洗手或者误食不洁的食品，将虫卵食入体内引起的。如果小孩患虫证，出现不思饮食或嗜食异物等症状，就会影响孩子的正常发育。使用一些中药可以驱除或杀灭人体肠道内的寄生虫，实现"药到虫除"。

本单元主要介绍驱虫药的含义，学习5味常用驱虫药的功效、适应证和使用注意。

学习目标

知识要求

1. **掌握**　驱虫药的含义，各种驱虫药的不同作用及配伍方法和使用注意；掌握药物2味（使君子、槟榔）。

2. **熟悉**　药物2味（苦楝皮、雷丸）。

3. **了解**　药物1味（南瓜子）。

实例分析 15 –1

实例　患者，男，6岁。近1个月来，脐周腹痛，时作时止，食欲不振，日渐消瘦，面色萎黄，恶心呕吐，睡眠不安，寐中磨牙，面部出现淡色白斑，粪便检出有蛔虫卵。

问题　1. 根据本实例的症状进行辨证。

　　　　2. 可选用本章哪些中药治疗？

答案解析

1. 含义　凡以驱除或杀灭人体寄生虫为主要作用，用以治疗虫证的药物，称为驱虫药。

2. 性能特点　本类药物的性味与其杀虫功效无明显相关性，其药性多结合兼有功效而确定，主归脾、胃、大肠经，多有毒性；可麻醉、分解虫体或刺激虫体使其逃逸而排出体外，起到驱虫的作用。此外，部分驱虫药具甘温之性，既能驱虫，又能健脾和胃、消积化滞。

3. 功效与适应证

（1）具有毒杀麻痹虫体的作用，促使其排出体外，治疗肠道寄生虫病（如蛔虫病、绦虫病、蛲虫病、钩虫病、姜片虫病等）。

肠道寄生虫多由饮食不洁，食入虫卵或蚴虫侵入人体所致。虫居肠道，壅滞气机，久则伤及气血，损伤脾胃。虫证患者多表现为绕脐腹痛、不思饮食或多食善饥、嗜食异物，迁延日久则可见面色萎黄、形体消瘦、浮肿乏力、青筋暴露等症状。也有部分患者症状较轻，只在查验大便时才发现患者有肠虫病。

（2）部分药物具有健脾消积疗疳的作用，用于治疗潮热体瘦，腹部膨大，多食不化的小儿疳积证。

4. 配伍应用　应用驱虫药时，必须根据寄生虫的种类、患者体质强弱、病势的缓急以及不同的兼证，分别选用恰当的药物，以增强驱虫效果。

（1）大便秘结者，配伍泻下药，以促进虫体及残存驱虫药的排出。

（2）兼有积滞者，配伍消积导滞药。

（3）脾胃虚弱者，配伍健脾和胃药。

（4）体质虚弱者，配伍补益药。根据病情需要，可先补后攻或攻补兼施。

5. 使用注意

（1）一般应在空腹时服，使药力较易作用于虫体，以收驱虫之效。

（2）无泻下作用的药物，应加服泻药，促使虫体排出。

（3）对毒性较大的药物，应注意剂量、用法，以免中毒或损伤正气。

（4）虫证患者，在发热或腹痛剧烈时，以安虫止痛或解热为主，待疼痛或发热缓解后再驱虫。

（5）孕妇及老弱患者应慎用。

使君子 e 微课
Shijunzi

【来源】为使君子科植物使君子 *Quisqualis indica* L. 的干燥成熟果实。

【处方用名】君子、使君肉、使君子仁、川君子、留球子。

【性味归经】甘，温。归脾、胃经。

【功效应用】

1. 杀虫　用于蛔虫病、蛲虫病、虫积腹痛。本品为驱蛔要药，既可驱杀蛔虫，又能滑利通肠，尤宜于小儿蛔虫、蛲虫病，单用本品炒香嚼服或研末冲服。

2. 消积　用于小儿疳积。常与槟榔、神曲、麦芽等药同用。

【性能特点】本品甘温，香甜无毒，不苦多脂，善治蛔虫、蛲虫等肠道虫证，为驱蛔杀虫之要药。又可益脾胃、消积滞，为治小儿疳积之常用药。

【用法用量】使君子，9 ~ 12g，捣碎煎服。使君子仁，6 ~ 9g，多入丸散或单用，作 1 ~ 2 次分服。小儿每岁 1 ~ 1.5 粒，炒香嚼服，1 日总量不超过 20 粒。空腹服用。

【使用注意】本品大量服用可致呃逆、眩晕、呕吐、腹泻等反应。若与热茶同服，亦能引起呃逆、腹泻，故服用时要忌饮热茶。

即学即练 15 – 1

答案解析

小儿内服使君子，每日的最大用量是（　　）

A. 20 粒　　　　　B. 25 粒　　　　　C. 30 粒　　　　　D. 35 粒

苦楝皮
Kulianpi

【来源】为楝科植物楝 *Melia azedarach* L. 和川楝 *Melia toosendan* Sieb. et Zucc. 的干燥树皮和根皮。

【处方用名】棟皮、川棟皮、棟白皮、苦棟根皮。

【性味归经】苦，寒；有小毒。归肝、脾、胃经。

【功效应用】

1. 杀虫　用于蛔虫、蛲虫、钩虫病，虫积腹痛。本品有较强的杀虫作用。

2. 疗癣　用于疥癣，湿疮等。本品苦寒，外用能清热燥湿，杀虫止痒。

【性能特点】本品苦燥寒清，有毒而力较强。功善杀虫，兼能清热燥湿、止痒，外用可杀灭皮肤寄生虫及抑制致病真菌，治头癣、疥疮。鲜品作用尤佳。

【用法用量】煎服，3～6g，鲜品用至15～30g。外用适量，煎水洗或研末调涂患处。

【使用注意】孕妇及肝肾功能不全者慎用。

> 知识链接
>
> 苦棟皮有毒，且有效成分溶于水，需文火适当久煎。本品还有一定的泻下作用，但服用过量可引起肺、脾、胃等内脏出血，甚至死亡；对肝也有一定的损害作用。

槟　榔
Binglang

【来源】为棕榈科植物槟榔 *Areca catechu* L. 的干燥成熟种子。

【处方用名】大白、大腹子、花槟榔、炒槟榔、焦槟榔、槟榔炭。

【性味归经】苦、辛，温。归胃、大肠经。

【功效应用】

1. 杀虫　用于多种肠道寄生虫病。本品为广谱驱虫药，对绦虫、蛔虫、蛲虫、钩虫、姜片虫等肠道寄生虫都有驱杀作用，兼有泻下之功，能促使虫体排出。用治绦虫病疗效最佳。

2. 消积，行气　用于食积气滞、腹胀便秘、积滞泻痢、里急后重。常以焦槟榔配伍"焦三仙"同用，增强消食化积之力。

3. 利水　用于水肿，脚气肿痛。

4. 截疟　用于疟疾。

【性能特点】本品质重苦降，辛温行散。善杀虫而力强，又能缓通大便而有利于虫体排出，凡虫积腹痛皆可选用，对绦虫有麻痹作用，用治绦虫证疗效最佳，常与南瓜子相须为用。焦槟榔长于消食导滞，用于食积不消，泻痢后重。本品还能利水、截疟，用于水肿、疟疾。

【用法用量】煎服，3～10g。单用驱杀绦虫、姜片虫时，须用30～60g；或入丸散。外用适量，煎水洗，或研末调敷。

【使用注意】本品行气、缓通大便，故脾虚便溏或气虚下陷者忌服。

> 知识链接
>
> 1. 大腹皮：为槟榔的果皮。性温味苦，归脾胃、大肠、小肠经，具有行气宽中、利水消肿之功。
>
> 2. 槟榔是我国名贵的"四大南药"之一。嚼食槟榔后，人们通常会面颊通红，身体微微出汗，故槟榔还有驱寒和兴奋作用，但过量嚼食槟榔会出现口腔黏膜病变等不良反应。

南瓜子
Nanguazi

【来源】 为葫芦科植物南瓜 *Cucurbita moschata*（Duch.）Poiret 的种子。

【处方用名】 白瓜子、生南瓜子、南瓜仁。

【性味归经】 甘，平。归胃、大肠经。

【功效应用】

杀虫　用于绦虫病。本品杀虫，甘平不伤正气，治绦虫，每与槟榔同用，可增强疗效。

【性能特点】 本品甘平油润，无毒，主要用于驱杀绦虫，安全有效。大量长期服用本品，对血吸虫病亦有疗效。

【用法用量】 驱绦虫生用连壳或去壳研粉，冷开水调服 60～120g；也可去壳取仁口嚼服。外用适量，煎水熏洗。治血吸虫病，须生用大量久服。

雷丸
Leiwan

【来源】 为白蘑科真菌雷丸 *Omphalia lapidescens* Schroet. 的干燥菌核。

【处方用名】 雷实、竹苓、白雷丸、雷丸粉。

【性味归经】 微苦，寒。归胃、大肠经。

【功效应用】

1. 杀虫　用于绦虫、钩虫、蛔虫病，虫积腹痛。单用研末吞服。

2. 消积　用于小儿疳积。

【性能特点】 本品苦寒，对多种肠道寄生虫均有驱杀作用，尤以驱杀绦虫为佳，并有泻下作用，有利于虫体排出。

【用法用量】 入丸散，15～21g，不宜入煎剂。饭后用凉开水调服，一次 5～7g，一日 3 次，连服 3 天。

【使用注意】 本品苦寒，脾胃虚寒者慎服。

知识链接

1. 雷丸杀虫成分为蛋白酶，加热 60℃ 左右或在酸作用下易被破坏失效，而在碱性环境中使用则作用最强，故不宜入煎剂。

2. 历代有本草记载雷丸有小毒。但本品服用量较大，毒副反应小，仅偶见患者有恶心、上腹部不适的症状，2020 年版《中国药典》（一部）未记载其毒性，故本书不再谓其有毒。

【附】 本章其他中药见表 15-1。

表 15-1　本章其他中药

品名	来源	性味	功效	主治
鹤草芽	蔷薇科植物龙芽草的冬芽	苦、涩，凉	杀虫	绦虫，阴道滴虫
鹤虱	菊科天名精植物的成熟果实	苦、平，小毒	杀虫消积	虫积腹痛，小儿疳疾
榧子	红豆杉科植物榧的成熟种子	甘，平	杀虫消积，润肠通便	虫积腹痛、肠燥便秘

答案解析

目标检测

一、单项选择题

1. 下列药物中，最适用于小儿蛔虫病的药物是（　　）

    A. 使君子   B. 苦楝皮   C. 槟榔   D. 雷丸

2. 槟榔与南瓜子配伍主要用于治疗（　　）

    A. 蛔虫病   B. 疟疾   C. 小儿疳积   D. 绦虫病

3. 服用驱蛔药，宜选择的服用方法是（　　）

    A. 睡前   B. 饭后   C. 空腹   D. 与食同服

4. 肝病患者忌服的药物是（　　）

    A. 鹤虱   B. 雷丸   C. 苦楝皮   D. 槟榔

5. 外用能杀灭皮肤寄生虫及抑制致病真菌的是（　　）

    A. 雷丸   B. 使君子   C. 槟榔   D. 苦楝皮

6. 虫病患者在发热或腹痛较剧时，宜（　　）

    A. 先驱虫，再清热或止痛   B. 驱虫的同时清热或止痛

    C. 先清热或止痛，待缓解后再驱虫   D. 只给予驱虫药即可

7. 患者，男，5岁。诊断小儿疳积。医生建议选用使君子。使君子除杀虫外，还能（　　）

    A. 消积   B. 止咳   C. 行气   D. 解毒

二、思考题

1. 驱虫药的适应证、服药方法及使用注意有哪些？

2. 试述槟榔的功效及临床应用。

3. 使君子、苦楝皮两味药的性味功效、主治有何异同？

4. 主要驱杀绦虫的药物有哪些？

书网融合······

知识回顾   微课   习题

第十六章　止血药

学习引导

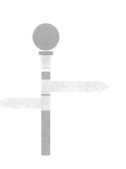

止血药在临床上被用于各种出血证，根据止血药的药性和功效不同，止血药分为收敛止血药、凉血止血药、化瘀止血药和温经止血药四类。使用止血药时，如何根据出血证的不同病因、病情和病位进行合理的选择和必要的配伍？

本单元主要介绍止血药的含义及分类，学习15味常用止血药的功效、适应证和使用注意。

学习目标

知识要求

1. **掌握**　止血药的含义、功效、适应证和使用注意；掌握药物6味（仙鹤草、大蓟、地榆、三七、艾叶、炮姜）。

2. **熟悉**　药物5味（白及、槐花、侧柏叶、茜草、蒲黄）。

3. **了解**　药物4味（棕榈炭、血余炭、白茅根、灶心土）。

1. 含义　凡以制止体内外出血为主要作用的药物，称为止血药。

2. 性能特点　本类药物药性有寒、温、散、敛之异，故分别有凉血、温经、化瘀、收敛止血的作用。凉血止血药药性属苦寒；而化瘀止血、温经止血药多辛温；收敛止血药味涩，平性居多。因血液外溢皆是肝不藏血，亦与心主血脉相关，故均主要归肝、心经。具体药物的归经还可根据其止血部位的不同而互有差异。

3. 分类、功效与适应证　本类药物适用于多种出血证，如咯血、衄血、吐血、尿血、便血、崩漏、紫癜及创伤出血等（表16-1）。

表16-1　止血药的分类、功效与适应证

分类	功效	适应证
凉血止血药	凉血止血	主要用于血热妄行的出血证，症见血色鲜红、烦躁口渴、面赤、舌红、脉滑或数等
化瘀止血药	化瘀止血	主要用于瘀血内阻、血不循经的出血证，症见血色紫暗或有瘀块，伴有局部疼痛、痛处不移等
收敛止血药	收敛止血	主要用于出血而无瘀滞者及外伤出血证，症见出血不止、虚损不足、神疲乏力、舌淡脉细等
温经止血药	温经止血	主要用于脾不统血，冲脉失固的虚寒性出血病证，症见血色淡而稀薄、出血较久、面色萎黄、舌淡、乏力、畏寒肢冷、脉细或迟等

4. 配伍应用　止血药的应用应根据出血的病因、出血的性质和出血的部位不同，选择相应的止血

药，并进行必要的配伍。

（1）血热妄行的出血者，应选凉血止血药，并配伍清热凉血药。

（2）阴虚火旺、阴虚阳亢的出血者，应配伍滋阴降火潜阳的药物。

（3）瘀血出血者，应选化瘀止血药，并配伍活血行气药。

（4）虚寒性出血者，应选温经收敛止血药，并配伍温里和健脾助阳之品。

（5）"下血必升举，吐衄必降气"，便血、崩漏因多属脾气下陷，冲任不固所致，故配伍升举之品；吐血、衄血因多属气火上逆，常配伍降气之品。

5. 使用注意

（1）使用凉血止血药及收敛止血药，有凉遏恋邪、留瘀之弊，因此，对瘀血所致的出血及邪实者慎用，不宜单独使用。

（2）在出血证的初期，不宜过早使用收敛性较强的止血药，以免瘀血阻滞。

（3）凉血止血药不宜用于虚寒性出血证。

（4）温经止血药不宜用于热盛火旺的出血证。

（5）出血过多，气随血脱，单用止血药缓不济急，法当峻补元气、益气固脱以救其急。

第一节　收敛止血药

PPT

仙鹤草 ⓔ微课
Xianhecao

【来源】为蔷薇科植物龙芽草 *Agrimonia pilosa* Ledeb. 的干燥地上部分。

【处方用名】龙芽草、脱力草。

【性味归经】苦、涩，平。归心、肝经。

【功效应用】

1. 收敛止血　用于多种出血证。本品味涩收敛而性平，具有收敛止血作用，无论属热属寒均可用之。

2. 消积止痢　用于泻痢。本品既能收涩止泻止血，又能消积止痢、补虚健脾，故对血痢及久病泻痢、小儿疳积尤宜，可单用或随证配伍他药同用。

3. 补虚　用于脱力劳伤，神疲乏力，面色萎黄。

4. 截疟　用于疟疾，滴虫性阴道炎。疟疾可单用；治阴道滴虫可煎汁冲洗。

此外，本品尚可解毒，用于疮疖痈肿、痔疮肿痛，可外用，亦可内服。

【性能特点】本品苦涩，性平。长于收敛止血，对寒热虚实等多种出血证均可用之。又可补虚、消积止痢，治疗脱力劳伤、小儿疳积及血痢、久病泻痢；兼能截疟，用于疟疾。

【用法用量】煎服，6～12g，大剂量可用 30～60g。止血亦可炒炭用。外用适量，捣敷，或煎汤熏洗。

【使用注意】本品收敛，故泻痢兼表证发热者不宜服。

📱 **知识链接**

1. 治疮疥痈肿、痔疮肿痛：取仙鹤草茎叶熬膏调蜜外敷，并同时内服，有消肿止痛之效。

2. 治滴虫性阴道炎：以仙鹤草嫩茎叶煎浓汁冲洗阴道，再用带线棉球浸汁放入，3~4小时后取出，每日一次。

白 及

Baiji

【来源】 为兰科植物白及 *Bletilla striata*（Thunb.）Reichb. f. 的干燥块茎。

【处方用名】 白芨、白及片、白及粉、白及末。

【性味归经】 苦、涩、甘，微寒。归肺、肝、胃经。

【功效应用】

1. 收敛止血　用于体内外诸出血证。本品质黏味涩，为收敛止血之要药，可治咳血、吐血，外伤出血等体内外诸出血证。因其主入肺、胃经，长于治疗肺结核咯血、胃溃疡出血。

2. 消肿生肌　用于疮疡痈肿，水火烫伤，手足皲裂，肛裂。疮痈者不论未溃已溃均可应用。水火烫伤、手足皲裂、肛裂，亦可单用研末麻油调涂，以消肿生肌，促使裂口愈合。

【性能特点】 本品味涩，质黏，为收涩止血的要药。用治内外诸出血证，尤以治疗肺胃出血效佳，不但能止血，而且可促进其病灶愈合。

【用法用量】 煎服，6~15g；研末服，每次3~6g。外用适量，研末撒或调涂。

【使用注意】 本品质黏性涩，故外感咯血、肺痈初起及肺胃有实热者慎用。反乌头。

棕榈炭

Zonglütan

【来源】 为棕榈科植物棕榈 *Trachycarpus fortunei*（Hook. f.）H. Wendl. 的干燥叶柄的炭化物。

【处方用名】 棕榈、棕板炭、陈棕炭。

【性味归经】 苦、涩，平。归肺、肝、大肠经。

【功效应用】

收敛止血　用于多种出血证。如吐血、衄血、便血、崩漏等，尤多用于崩漏。本品性涩，有较强的收敛止血作用，以无瘀滞或血热者为宜。

【性能特点】 本品苦涩性平，收涩之性很强，为作用较强的收敛止血药，主治多种出血证。以妇科崩漏多用，因作用较强，以无瘀滞者为宜。尚可用于久痢、带下等证。

【用法用量】 煎服，3~9g；或研末服，每次1~1.5g。

【使用注意】 本品收涩力强，故出血兼瘀滞者慎用。

血余炭

Xueyutan

【来源】 为人发制成的炭化物。

【处方用名】 血余、发炭。

【性味归经】 苦、平。归肝、胃经。

【功效应用】

1. 收敛止血　用于尿血，崩漏，吐衄血，咯血以及便血等。本品苦涩而能收敛止血，兼能散瘀，因此无止血留瘀之弊，故广泛用于多种失血证。

2. 化瘀利尿　用于小便不利。

【性能特点】本品苦平，能止能行，既善收敛止血，又善化瘀利尿；且稍兼益阴，有止血而不留瘀的特点。主治各种出血。兼治小便不利等证。

【用法用量】煎服，5～10g；或研末服，每次1.5～3g。外用适量，研末撒或调敷。

【使用注意】本品气浊，故胃弱者慎服。

PPT

第二节　凉血止血药

大　蓟

Daji

【来源】为菊科植物蓟 *Cirsium japonicum* Fisch. ex DC. 的干燥地上部分。

【处方用名】大蓟草、马蓟、虎蓟、大蓟炭。

【性味归经】甘、苦，凉。归心、肝经。

【功效应用】

1. 凉血止血　用于血热出血证。本品性凉，善清血分之热，用于血热妄行之吐血、衄血、咯血、便血及崩漏等，可单味应用或与小蓟、侧柏叶等药同用。

2. 解毒消痈　用于热毒痈肿。本品能清热解毒、散瘀消痈，可单用，以鲜品为佳。

此外，大蓟还具有降血压、利胆退黄作用。

【性能特点】本品苦甘凉，入血分，长于清血分热邪而凉血止血，为治血热出血之要药。尤多用于吐血、咯血及崩漏；又能活血散瘀、解毒消痈，为治痈肿疮毒常用之品。

【用法用量】煎服，9～15g；鲜品可用30～60g。外用适量，捣敷患处。

【使用注意】本品清泄散瘀，故孕妇及无瘀滞者慎服，脾胃虚寒者忌服。

知识链接

小蓟为菊科植物刺儿菜的干燥地上部分，其性味归经、功用同大蓟，但力稍逊，兼利尿之功，故擅治尿血血淋。

地　榆

Diyu

【来源】为蔷薇科植物地榆 *Sanguisorba officinalis* L. 或长叶地榆 *Sanguisorba officinalis* L. var. *longifolia*（Bert.）Yü et Li 的干燥根。

【处方用名】赤地榆、地榆炭。

【性味归经】苦、涩、酸，微寒。归肝、大肠经。

【功效应用】

1. 凉血止血　用于血热出血证。本品苦寒酸涩入血分，长于凉血止血，又能收敛止血，治疗多种血热出血证，尤宜用于下焦之便血、痔血、血痢、崩漏等。

2. 解毒敛疮　用于烧烫伤、湿疮及疮疡肿毒。本品苦寒能泻火解毒，酸涩能敛疮，为治局部水火烫伤之要药。可单味研末，麻油调敷，或配大黄粉，或配黄连、冰片研末调敷；治湿疹及皮肤溃烂，可单用浓煎，或与苦参、大黄同煎，以纱布浸药汁外敷。

【性能特点】本品苦寒降泄，味酸涩收敛，是凉血止血的佳品，归大肠经，尤宜用于下焦血热的便血、痔血、血痢、崩漏等。又能解毒敛疮，为治水火烫伤（局部）之要药，亦治疮疡肿毒等。

【用法用量】煎服，9～15g。外用适量，研末涂敷患处。凉血解毒生用，收敛止血炒炭用。

【使用注意】本品性凉味涩，故虚寒及出血有瘀者慎服。地榆只适用于局部烧烫伤，对于大面积烧伤，不宜使用地榆制剂外涂，以防其所含水解型鞣质被机体大量吸收而引起中毒性肝炎。

槐 花
Huaihua

【来源】为豆科植物槐 *Sophora japonica* L. 的干燥花及花蕾。

【处方用名】槐花、槐米、净槐花、槐花炭。

【性味归经】苦，微寒。归肝、大肠经。

【功效应用】

1. 凉血止血　用于血热出血证，如吐血、衄血、便血及痔血等。本品寒凉苦降，善清大肠之火热而凉血止血，故擅治便血、痔血，常与地榆相须为用。

2. 清肝泻火　用于肝热目赤，头痛眩晕。

【性能特点】本品苦微寒，质轻清泄，归大肠经，善清热凉血止血，常治血热出血证，尤以便血、痔血多用。并能清泻肝火，凡肝火上炎所致目赤、头痛及眩晕等证均可用。可单用煎汤代茶饮用。

【用法用量】煎服，5～10g。清肝泻火宜生用；止血宜炒炭用。

【使用注意】本品味苦性微寒，有伤阳生寒之弊，故脾胃虚寒者慎服。

📱 **知识链接** --

槐角：本品为豆科植物槐的果实。性味、功效、主治均与槐花相似，止血之力较槐花弱，清热之力较强，且具润肠之功效，用于便秘目赤，便血、痔血等症。煎服，6～9g。

侧柏叶
Cebaiye

【来源】为柏科植物侧柏 *Platycladus orientalis*（L.）Franco 的干燥枝梢及叶。

【处方用名】柏叶、丛柏叶、鲜侧柏叶、炒侧柏叶、侧柏炭。

【性味归经】苦、涩，寒。归肺、肝、脾经。

【功效应用】

1. 凉血止血　用于吐血、衄血、咯血、便血、崩漏下血等各种出血证，尤以血热者为宜。单用有效，复方中则常与其他止血药同用。炒炭偏于收敛止血，其应用可不拘于热性。

2. 化痰止咳　用于肺热咳嗽、痰多。近代以本品治慢性气管炎及小儿百日咳有效。

3. 生发乌发　用于血热脱发，须发早白。

【性能特点】本品苦寒清泄，涩黏收敛。凉血止血之中兼有收敛之功，凡一切出血之证，用之均有效。而尤以血热出血疗效最佳。又能清泄肺热，化痰止咳，用于肺热咳嗽、痰多。此外，还治血热血虚脱发或发色早白，有生发黑发之效。

【用法用量】煎服，6～12g。外用适量。清热凉血、化痰止咳宜生用；收敛止血宜炒炭用。

【使用注意】本品苦寒黏涩，故虚寒者不宜单用，出血有瘀血者慎服。

白茅根
Baimaogen

【来源】 为禾本科植物白茅 Imperata cylindrica Beauv. var. major（Nees）C. E. Hubb. 的干燥根茎。

【处方用名】 茅根、茅草根、干茅根、鲜茅根、茅柴根、茅根肉、茅根炭。

【性味归经】 甘，寒。归肺、胃、膀胱经。

【功效应用】

1. 凉血止血 用于血热出血证。治疗各种血热出血证，单用或配其他凉血止血药。本品不仅善治上部火热之出血，还可治膀胱湿热蕴结而致的尿血、血淋等。

2. 清热利尿 用于热淋，水肿，黄疸。

3. 清肺胃热 用于胃热呕吐，肺热咳喘。

【性能特点】 本品甘寒清利，有"甘寒而不腻膈伤胃，利尿而不伤津"之特点。既长于凉血止血，又因能清热利尿，尤善于治疗热淋、血淋及水肿。还可清肺胃蕴热而生津、止呕、止咳。唯作用平缓，用量宜大。

【用法用量】 煎服，9～30g。鲜品加倍，亦可鲜品捣汁服。炒炭味由甘转涩，偏于收敛止血。外用适量，煎汤外洗或鲜品捣敷。

【使用注意】 本品性寒，故脾胃虚寒及血分无热者忌服。

第三节 化瘀止血药

PPT

三 七
Sanqi

【来源】 为五加科植物三七 Panax notoginseng（Burk.）F. H. Chen 的干燥根和根茎。

【处方用名】 田七、云三七、参三七、三七粉、三七片。

【性味归经】 甘、微苦，温。归肝、胃经。

【功效应用】

1. 化瘀止血 用于体内外各种出血诸证。本品微涩善止血，又化瘀血，对人体内外各种出血，无论有无瘀滞，均可应用，尤以有瘀滞者为宜。在收敛止血、温经止血等方中酌加本品，还可防其留瘀之弊。

2. 消肿定痛 用于跌打损伤，瘀血诸证。本品辛散而善活血化瘀，消肿止痛，为伤科要药。还可用于治疗胸痹心痛、血瘀痹阻、血瘀痛经、闭经等瘀血诸证。

【性能特点】 本品苦泄温通，甘能补虚，行止兼补。既能止血，又能活血化瘀，具有"止血而不留瘀，化瘀而不伤正"的特点，对出血兼有瘀滞者尤为适宜，为血证良药，广泛用于体内外各类出血。本药又有良好的活血消肿定痛之效，为外伤科要药。现代用于冠心病心绞痛、脑卒中后遗症、慢性肝炎及其他多种内科、妇科瘀血证等，均取得满意疗效。

【用法用量】 煎服，3～9g；研末吞服，每次1～3g；或入丸散。外用适量，研末外掺或调敷。

【使用注意】 本品性温活血，故孕妇慎用，血热及阴虚有火者不宜单用。

> **实例分析 16－1**
>
> **实例** 复方丹参片主要含丹参、三七、冰片，可用于气滞血瘀所致的胸痹，症见胸闷心痛等。冠心病，心绞痛患者常服用之。
>
> **问题** 分析复方丹参片中三七的功效。

茜草

Qiancao

【来源】 为茜草科植物茜草 *Rubia cordifolia* L. 的干燥根和根茎。

【处方用名】 茜草根、红茜草、小活血、茜草炭。

【性味归经】 苦，寒。归肝经。

【功效应用】

1. 凉血止血 用于血热夹瘀出血证。对于血热夹瘀的各种出血证尤为适宜。

2. 祛瘀通经 用于血瘀经闭、跌打损伤及风湿痹痛等。本品能行瘀血、通经脉，尤多用于妇科之瘀滞证，为妇科调经要药。

【性能特点】 本品苦寒泄降，专入肝经血分，既能凉血泄热以止血，又能活血化瘀以通经，对血热兼瘀出血证尤宜。且有止血而不留瘀之长。除治出血证外，又治血瘀经闭、跌打损伤、风湿痹痛等证，兼热者尤宜。

【用法用量】 煎服，6～10g。活血祛瘀宜生用或酒炒用；炒炭后寒性减弱，性变收涩，以止血为主。

【使用注意】 本品苦寒降泄，故脾胃虚寒及无瘀滞者慎服。

蒲黄

Puhuang

【来源】 为香蒲科植物水烛香蒲 *Typha angustifolia* L.、东方香蒲 *Typha orientalis Presl* 或同属植物的干燥花粉。

【处方用名】 生蒲黄、蒲草黄、卜黄、蒲棒花粉、炒蒲黄、蒲黄炭。

【性味归经】 甘，平。归肝、心包经。

【功效应用】

1. 化瘀止血 用于各种内外出血证。本品既长于收敛止血，又能活血行瘀，为止血行瘀的良药，有止血而不留瘀的特点，对出血证无论寒热，有无瘀滞均可应用。

2. 利尿通淋 用于血淋、尿血。

【性能特点】 本品甘缓不峻，性平无寒热之偏，既能止血，又能活血，故治出血病证，无论属寒属热，有无瘀血，皆可随证配伍用之。其活血之用，亦甚广泛，凡由瘀滞所致心腹诸痛，均可配用。兼能利尿，善于治疗血淋。

【用法用量】 煎服，5～10g，纱布包煎。外用适量，研末撒或调敷。止血多炒用，散瘀止痛多生用。

【使用注意】 本品生用能收缩子宫，故孕妇慎用。

> **即学即练 16－1**
>
>
>
> 蒲黄的功效是（ ）
>
> A. 清热解毒 B. 利尿 C. 活血定痛 D. 生津止呕

PPT

第四节 温经止血药

炮姜
Paojiang

【来源】 为干姜的炮制加工品。

【处方用名】 姜炭、干姜炭、炮姜炭。

【性味归经】 辛，热。归脾、胃、肾经。

【功效应用】

1. 温经止血 用于虚寒性吐血、便血、崩漏等。本品主入脾经，能温经止血，对脾阳虚、脾不统血者，此为首选要药。

2. 温中止痛 用于虚寒腹痛、腹泻等。本品从干姜炮制而来，有类似干姜之温中之效，而温散性弱于干姜。可用于中焦受寒，或脾胃虚寒所致的泄泻、呕吐、胃脘冷痛等症。

【性能特点】 本品辛热，既善温经止血，又善温中止痛、止泻，主治脾阳不足、脾不统血之虚寒性出血及中焦虚寒腹痛、腹泻等症。

生姜偏于发散；干姜偏于温中散寒；炮姜成炭则专于温经止血。

【用法用量】 煎服，3~9g；或入丸散。外用适量，研末调敷。

【使用注意】 本品辛热温燥，故孕妇慎服，阴虚有热之出血者忌服。

> **知识链接**
>
> 炮姜、干姜、生姜本源于一物，药性温热，均能祛寒，但其性能各异。生姜辛温，长于发散风寒，又温中止呕，为呕家圣药，用于风寒感冒及胃寒呕吐；干姜辛热，温燥之性较强，长于温中回阳，温肺化饮，用于中焦虚寒之呕吐泻利、脘腹冷痛、肢冷脉微及痰饮咳喘；炮姜辛热，辛散作用减弱，收敛性增强，善止泻、止血，用于虚寒性腹痛、腹泻、出血。
>
> 古人有"生姜走而不守，干姜能走能守，炮姜守而不走"之说。

艾叶
Aiye

【来源】 为菊科植物艾 *Artemisia argyi* Levl. et Vant. 的干燥叶。

【处方用名】 蕲艾、陈艾叶、灸草、艾香、艾绒、艾炭。

【性味归经】 辛、苦，温；有小毒。归肝、脾、肾经。

【功效应用】

1. 温经止血 用于虚寒出血证。本品为温经止血之要药，适用于虚寒性出血病证，尤宜用于下元虚冷、冲任不固所致的崩漏下血，可单用本品煎服或配伍其他止血药同用。

2. 散寒止痛 用于痛经、宫冷腹痛，或脘腹冷痛。可单味煎服，或炒热熨敷脐腹。

3. 调经安胎 用于虚寒性月经不调，胎动不安，胎漏下血。本品为妇科安胎之要药。

4. 外用祛湿止痒 用于湿疹瘙痒。可用本品煎汤外洗。

【性能特点】 本品苦燥辛散，芳香温热，能暖气血而温经脉，逐寒湿而止冷痛。既能温经止血，善治虚寒性出血，尤宜用于崩漏、胎漏下血；又善散寒调经安胎。此外，尚能燥湿止痒，外用可治湿疹瘙痒。还可外用温灸，以温经逐寒。

【用法用量】煎服，3~9g。温经止血宜炒炭用；散寒止痛宜生用。外用适量，煎水熏洗、捣绒作艾条、艾炷熏灸。

【使用注意】本品辛香温燥，故不可过量或持续服用，阴虚血热者忌服。

📖 **知识链接**

1. 艾叶主要成分是挥发油，含1,8-桉树脑、异蒿属（甲）酮、樟脑、冰片、绿原酸等。具有止血、抗菌、抗病毒、平喘等作用。

2. "端午插艾"是端午节的传统活动。艾草的茎、叶都含有挥发性成分，它所产生的奇特芳香，可净化空气、提神通窍、杀虫灭菌。端午节也是自古相传的"卫生节"，人们在这一天洒扫庭院，插艾草，悬菖蒲，洒雄黄水，杀菌防病。这些活动反映了中华民族的优良传统和伟大智慧。

灶心土
Zaoxintu

【来源】为久经烧柴草熏烧的灶底中心的焦黄土。

【处方用名】伏龙肝。

【性味归经】辛、温。归脾、胃、肝经。

【功效应用】

1. 温中止血　用于脾阳虚不能统血之出血。本品能温中焦，收摄脾经，尤其对吐血、便血更宜，可单味煎服，亦可与其他温中散寒止血之品同用。

2. 温胃止呕　用于脾胃虚寒，胃气不降之呕吐。本品能温胃止呕，可以单用研末，米饮调服；亦可配入复方应用。

3. 温脾止泻　用于脾胃虚寒之脘腹疼痛，久泻不止。

【性能特点】本品辛温。善温中而摄血止血，治脾气虚寒不能统血之吐血、便血及崩漏有良效。又能温胃止呕、温中止泻，治虚寒性呕吐、妊娠恶阻及脾虚久泻疗效亦佳。

【用法用量】煎服，15~30g，纱布包煎；或60~120g，煎汤代茶。

【使用注意】煤火灶中土不能药用，阴虚失血及热证呕吐反胃忌用。

【附】本章其他中药见表16-2。

表16-2　本章其他中药

类别	品名	来源	性味	功效	主治
收敛止血药	藕节	睡莲科植物莲根茎的节	甘涩，平	收敛止血	各种出血证
	鸡冠花	苋科植物鸡冠花的花序	甘涩，凉	收敛止带，止血止痢	各种出血，久痢不止
	紫珠叶	马鞭草科植物紫珠的叶	苦涩，凉	收敛止血，清热解毒	血热出血，烫伤疮疡
凉血止血药	苎麻根	荨麻科植物苎麻的根	甘，寒	凉血止血，解毒安胎	血热出血证
化瘀止血药	花蕊石	岩石含蛇纹大理岩石块	酸涩，平	化瘀止血	各种出血证

目标检测

答案解析

一、单项选择题

1. 在下列药物中，既能凉血止血，又能解毒敛疮的是（　　）
　　A. 大蓟　　　　　　　B. 地榆　　　　　　　C. 侧柏叶　　　　　　D. 茜草

2. 治疗血热夹瘀的出血证，宜选用（　　）
　　A. 地榆　　　　　　　B. 艾叶　　　　　　　C. 仙鹤草　　　　　　D. 茜草

3. 治疗肺胃出血，宜首选（　　）
　　A. 白及　　　　　　　B. 三七　　　　　　　C. 地榆　　　　　　　D. 仙鹤草

4. 炮姜适用于（　　）
　　A. 虚寒便血　　　　　B. 热毒泻痢　　　　　C. 亡阳厥逆　　　　　D. 寒饮伏肺

5. 化瘀止血药最宜用于（　　）
　　A. 血热出血　　　　　B. 瘀血出血　　　　　C. 外伤出血　　　　　D. 虚劳出血

6. 艾叶除用治崩漏外，还可治（　　）
　　A. 虚寒性腹痛　　　　B. 湿热泻痢　　　　　C. 瘀阻出血　　　　　D. 血热吐衄

7. 槐花除凉血止血外，又能（　　）
　　A. 清热安胎　　　　　B. 清肝泻火　　　　　C. 解毒　　　　　　　D. 祛痰止咳

8. 艾叶的功效是（　　）
　　A. 收敛止血　　　　　B. 温中止痛　　　　　C. 清热解毒　　　　　D. 散寒暖宫止痛

9. 能收敛止血、解毒止痢的药物是（　　）
　　A. 大蓟　　　　　　　B. 槐花　　　　　　　C. 地榆　　　　　　　D. 仙鹤草

10. 三七的功效是（　　）
　　A. 利尿　　　　　　　B. 清热解毒　　　　　C. 活血定痛　　　　　D. 宁心安神

二、思考题

1. 比较收敛止血药白及、仙鹤草、棕榈炭临床应用的异同。

2. 比较化瘀止血药三七、蒲黄、茜草临床应用的异同。

书网融合……

　　知识回顾　　　　　　微课　　　　　　习题

第十七章 活血化瘀药

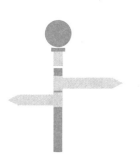

学习引导

血瘀证是由于外伤、寒凝、血热、气滞或气虚等而致瘀血内阻，出现以刺痛、肿块、出血、舌紫黯、脉涩等为主要表现的证候。由于瘀阻部位不同，临床内、外、妇、儿各科中均可见血瘀证。如瘀血阻滞于心脉，可见胸闷心痛、口唇青紫；瘀血阻于胞宫，可见月经不调、痛经、经闭或产后瘀血腹痛；瘀血阻于肢体局部，可见局部肿痛或青紫等。

本单元主要介绍活血化瘀药的含义及分类，学习 24 味常用活血化瘀药的功效、适应证和使用注意。

学习目标

知识要求

1. **掌握** 活血化瘀药的含义、功效、适应证和使用注意；药物 10 味（川芎、延胡索、郁金、丹参、红花、桃仁、益母草、土鳖虫、莪术、三棱）。

2. **熟悉** 药物 7 味（姜黄、乳香、没药、牛膝、鸡血藤、自然铜、穿山甲）。

3. **了解** 药物 7 味（五灵脂、泽兰、王不留行、马钱子、骨碎补、血竭、水蛭）。

1. 含义 凡以通畅血行、消散瘀血，治疗血瘀证为主要作用的药物，称为活血化瘀药。又称活血祛瘀药，简称活血药或化瘀药。其中活血化瘀作用较强者，又称破血药。

2. 性能特点 本类药物多辛、苦、温，辛散温通，善于走散通行，苦以泄滞，而有活血化瘀的作用。部分药物性偏寒，味咸能软坚散癥，并通过活血化瘀作用，而产生止痛、调经、破血消癥、疗伤消肿、活血消痈的作用。因肝藏血，心主血，活血化瘀药主归肝心二经，又因古有"恶血必归于肝"之说，故本类药物更强调归肝经。

3. 分类及功效与适应证（表 17 - 1）

表 17 - 1 活血化瘀药的分类、功效与适应证

分类	功效	适应证
活血止痛药	活血行气止痛	气滞血瘀诸痛证（头痛、胸胁痛、心腹痛、痛经、产后瘀阻腹痛、痹痛及跌打伤痛等）
活血调经药	活血祛瘀调经	妇女经产诸证，瘀血痛证、癥瘕、跌损、疮痈等证
活血疗伤药	活血消肿疗伤 止血生肌敛疮	跌打损伤、骨折、金疮出血等，或一般血瘀病证
破血消癥药	破血逐瘀消癥	癥瘕积聚、半身不遂、肢体麻木、血瘀经闭、瘀肿疼痛偏瘫等证

应用活血化瘀药时，应辨证审因，并根据药物寒温、猛缓之性或止痛、通经、疗伤、消癥等专长，

加以选择，并作适当的配伍。

（1）常与行气药配伍，提高活血化瘀的作用。

（2）寒凝血瘀者，配伍温里散寒药，以温通血脉、消散瘀滞。

（3）热入血分者，配伍清热凉血药。

（4）热瘀互结者，配伍泻火解毒药。

（5）风湿痹痛者，配伍祛风湿药。

（6）癥瘕积聚者，选破血消癥药，并配软坚散结药。

（7）体虚者，配伍补益药，以通补兼顾。

5. 使用注意　本类药物易耗血动血，临床应用时应注意以下几点。

（1）无瘀血者忌用。

（2）月经过多者忌用，孕妇慎用或忌用。

（3）对于破血逐瘀之品，体虚而兼瘀者更应慎用。

PPT

第一节　活血止痛药

川　芎
Chuanxiong

【来源】为伞形科植物川芎 *Ligusticum chuanxiong* Hort. 的干燥根茎。

【处方用名】芎藭、大川芎、炒川芎、酒炙川芎。

【性味归经】辛，温。归肝、胆、心包经。

【功效应用】

1. 活血行气　用于血瘀气滞痛证。本品既能活血化瘀，又能行气止痛，为"血中之气药"。治气滞血瘀之胸胁、腹部诸痛、胸痹心痛、胸闷憋气、跌打损伤、瘀伤疼痛等，为血瘀气滞痛证之要药。川芎能"下行血海"，亦为妇科要药，可用治多种气滞血瘀引起的妇产科疾病，如月经不调、经闭、痛经等。近年以川芎为主的复方治冠心病心绞痛，疗效较好。

2. 祛风止痛　用于头痛、风湿痹痛等证。本品辛温升散，能"上行头目"，祛风止痛，为治头痛要药，无论风寒、风热、风湿、血虚、血瘀头痛均可随证配伍用之。

【性能特点】本品辛香行散，温通血脉，入血走气，下行血海。既能活血化瘀以调经，又能行气开郁以止痛，为"血中之气药"，故凡血瘀气滞之痛证，均可用此治之，尤为妇科活血调经之要药。本药辛温又兼升散之性，可"上行头目"，祛风止痛，随证配伍可用治风寒、风热、风湿、血虚、血瘀等引起的多种头痛，为治头痛之要药。故前人有"头痛不离川芎"之说。

【用法用量】煎服，3~10g；研末服，每次 1~1.5g。外用适量，研末或煎汤洗。酒炙川芎可增强温通升散之力。

【使用注意】本品辛温升散，故阴虚火旺、气虚多汗、气逆呕吐、月经过多及出血性疾病者，均不宜服用。

🔖 **知识链接** ⌐⌐⌐

1. "血中之气药"：是指以活血为主，兼有行气作用的药物。

2. 川芎主要成分含川芎嗪、阿魏酸、藁本内酯、川芎内酯等。川芎能抑制血管平滑肌收缩、扩张冠状动脉、增加冠脉血流量、降低外周血管阻力、改善微循环、抑制血小板聚集、抗血栓形成。

延胡索
Yanhusuo

【来源】 为罂粟科植物延胡索 *Corydalis yanhusuo* W. T. Wang 的干燥块茎。

【处方用名】 玄胡索、元胡、玄胡、醋制延胡。

【性味归经】 辛、苦，温。归肝、脾经。

【功效应用】

活血，行气，止痛 用于血瘀气滞痛证。本品为活血行气之良药，无论何种痛证，均可应用。单用研粉吞服即可止痛；或配伍活血祛瘀药、开胸通阳散结药、疏肝解郁药等也可治上述诸痛。近代临床用治多种内脏痉挛性或非痉挛疼痛。

【性能特点】 本品辛散苦泄温通，活血行气止痛功效强，凡一身上下气滞血瘀诸痛证均可应用，尤其对内脏诸痛有较好疗效，醋制后其力更捷。

【用法用量】 煎服，3～10g。研末服，每次 1.5～3g。醋制可增加有效成分的溶解度，增强止痛作用。

【使用注意】 本品活血行气，故孕妇慎服。

 知识链接

延胡索主要含生物碱，主要为延胡索甲素、延胡索乙素、延胡索丙素（原阿片碱）、延胡索丁素、延胡索戊素、延胡索己素、去氢延胡索甲素等。其中延胡索乙素有显著的镇痛、催眠、镇静与安定作用。去氢延胡索甲素能显著扩张冠状血管，对多种原因所致的胃溃疡亦有一定的保护作用。

郁 金
Yujin

【来源】 为姜科植物温郁金 *Curcuma wenyujin* Y. H. Chen et C. Ling、蓬莪术 *Curcuma phaeocaulis* Val.、广西莪术 *Curcuma kwangsiensis* S. G. Lee et C. F. Liang 或姜黄 *Curcuma longa* L. 的干燥块根。

【处方用名】 玉金、黄郁金、川郁金、温郁金、广郁金、醋郁金、制郁金。

【性味归经】 辛、苦，寒。归肝、心、肺经。

【功效应用】

1. 活血止痛，行气解郁 用于气滞血瘀痛证。本品既能活血又能行气，且性寒能清热，治疗肝郁气滞之胸胁刺痛，心血瘀阻之胸痹心痛，气滞血瘀之痛经、乳房胀痛及癥瘕痞块诸证，兼有郁热者，常以本品为主药。

2. 清心凉血 用于热病神昏、癫痫痰闭、血热吐衄。本品入心经，清心热，用于治疗痰浊蒙蔽心窍、热陷心包之神昏及癫痫痰闭之证，常用本品配伍寒性化痰开窍药。本品还可用于血热吐衄、尿血、血淋及妇女倒经。

3. 利胆退黄 用于黄疸尿赤。本品苦寒清热，主入肝经，能疏肝利胆，治疗湿热黄疸、肝胆结石。

【性能特点】 本品辛散苦泄，性寒又能清热。能疏肝行气以解郁，入血分则活血化瘀以止痛，又能清心而开窍，凉血兼止血。故凡气滞血瘀有热、肝郁化火、血热出血、热扰心神及湿热郁闭心窍所致诸证，皆可酌选。

【用法用量】煎服，3～10g；研末服，每次2～5g。排结石剂量可稍大。临床生用居多，醋制疏肝止痛作用增强。

【使用注意】本品孕妇慎服；畏丁香、母丁香。

📖 知识链接

"倒经"，又称"逆经"，现代医学称为"代偿性月经"。倒经表现为除阴道流血外，鼻子或口腔也会流少量的血，持续天数不等，多发于月经来潮前1～2天或经期间，而且像月经来潮似的，具有周期规律性。中医认为倒经属血热或气火上逆所致。

姜黄
Jianghuang

【来源】为姜科植物姜黄 *Curcuma longa* L. 的干燥根茎。

【处方用名】毛姜黄、黄姜、片姜黄。

【性味归经】辛、苦，温。归肝、脾经。

【功效应用】

1. 破血行气　用于血瘀气滞痛证或寒凝之胸痹心痛、胸胁刺痛、痛经经闭、产后腹痛等。本品辛散温通，能活血行气止痛，且祛瘀力强，使瘀散滞通而痛解。

2. 通经止痛　用于跌打损伤、风湿肩臂疼痛。

【性能特点】本品辛散苦燥温通，能破血行气，通经止痛，治疗血瘀气滞的胸、胁、腹疼痛，经闭、产后腹痛及跌打损伤。外散风寒湿邪，内行气血，温通经络，长于行肢臂治疗风湿臂痛，以寒凝阻络者最佳。

【用法用量】煎服，3～10g。外用适量，研末调敷。

【使用注意】本品破血力较强，故孕妇忌用。

乳香
Ruxiang

【来源】为橄榄科植物乳香树 *Boswellia carterii* Birdw. 及同属植物 *Boswellia bhawdajiana* Birdw. 树皮渗出的树脂。

【处方用名】乳头香、熏陆香、滴乳香、醋炙乳香。

【性味归经】辛、苦，温。归心、肝、脾经。

【功效应用】

1. 活血定痛　用于瘀血阻滞诸痛证。本品可用于一切血瘀疼痛证，如胸痹心痛、胃脘疼痛，常与没药相须为用。

2. 消肿生肌　用于跌打损伤、疮疡痈肿。本品是中医伤科、外科常用药物，以外用为主。常与金银花等清热解毒药同用，如仙方活命饮。

【性能特点】本品辛散苦泄，芳香走窜，内能宣通脏腑，通达气血，外能透达经络。功善活血定痛、消肿生肌，并兼行气。凡血瘀气滞外伤疼痛、痈疽疮疡及瘰疬肿块皆可用之。若内服外用相配合，其效更良，为外伤科要药。

【用法用量】煎服或入丸散，3~5g。生用或炒去油用。外用适量，研末调敷。

【使用注意】本品生用气辛浊香燥味苦，故用量不宜过大，对胃有刺激性，易致恶心、呕吐，故胃弱者应慎服；孕妇及无瘀滞者忌服；疮疡溃后勿服，脓多勿敷。

📱 **知识链接**

乳香是阿拉伯半岛南部的特产，由乳香树的树脂凝结而成。2000多年前，乳香随佛教通过丝绸之路传入中国，与中国本土文化相融合，成为古代中国人的日用品和中药材。

中阿贸易是丝绸之路的重要组成部分，乳香的主要输出国是阿拉伯半岛的阿曼、也门和红海沿岸的索马里、埃塞俄比亚等，这些国家都是新时期"一带一路"沿线国家，乳香贸易对促进"一带一路"背景下的中阿合作具有积极意义。

没 药
Moyao

【来源】为橄榄科植物地丁树 *Commiphora myrrha* Engl. 或哈地丁树 *Commiphora molmol* Engl. 的干燥树脂。

【处方用名】末药、明没药、炙没药、醋炙没药。

【性味归经】辛、苦，平。归心、肝、脾经。

【功效应用】

散瘀定痛，消肿生肌　没药的功效应用与乳香相似，常与乳香相须为用。

【性能特点】本品辛散苦泄，芳香走窜，具有散瘀定痛，消肿生肌之功，主治与乳香相似。唯没药偏于散血化瘀，治疗血瘀气滞较重之胃痛多用；而乳香偏于行气伸筋。

【用法用量】煎服，3~5g；或入丸散。生用或炒去油用。外用适量，研末调敷。

【使用注意】本品气浊味苦而活血，入煎剂常致汤液混浊，胃弱者多服易致呕吐，故用量不宜过大，胃弱呕逆者慎服。孕妇及无瘀滞者忌服。疮疡溃后勿服，脓多勿敷。

五灵脂
Wulingzhi

【来源】为鼯鼠科动物复齿鼯鼠 *Trogopterus xanthipes* Milne Edwards 的干燥粪便。

【处方用名】灵脂、灵脂米、灵脂块、糖灵脂、醋炙五灵脂。

【性味归经】甘、苦，温。归肝、脾经。

【功效应用】

1. 活血止痛　用于瘀血阻滞诸痛证。本品苦咸温通，为治疗血瘀诸痛之要药。

2. 化瘀止血　用于出血证兼有瘀阻者。

【性能特点】本品苦甘温通疏泄，主入肝经血分，既善活血止痛，为治疗血滞诸痛证之要药，常与蒲黄相须为用。又善化瘀止血，为治出血夹瘀之常用药。

【用法用量】煎服，3~10g，纱布包煎；或入丸散用。外用适量，研末调敷。本品有腥臭味，不利于服用，制后可矫臭矫味，醋炙可增强其散瘀止血作用，酒制后增强活血止痛之力。

【使用注意】本品活血祛瘀，故孕妇慎服。反人参。

PPT

第二节　活血调经药

丹　参

Danshen

【来源】为唇形科植物丹参 *Salvia miltiorrhiza* Bge. 的干燥根和根茎。

【处方用名】紫丹参、红根、酒炒丹参、炒丹参、丹参炭。

【性味归经】苦，微寒。归心、肝经。

【功效应用】

1. **活血祛瘀**　用于血瘀诸证。本品既能活血又能止痛，临床治疗血瘀心痛、脘腹疼痛、癥瘕积聚、跌打损伤、风湿痹证等。

2. **通经止痛**　用于月经不调、痛经经闭。本品为妇科调经常用药，因其性寒凉，对血热瘀滞之证尤为相宜。症状较轻者，单用本品研末，酒调服有效。

3. **清心除烦**　用于热病烦躁神昏、心悸失眠。本品性寒，主入心经，能清心凉血、除烦安神，多用于热入营分证，如清营汤。

4. **凉血消痈**　用于疮疡痈肿。常与清热解毒药配伍同用。

【性能特点】本品味苦寒降泄，入心肝血分。因善活血消癥止痛，广泛治疗各种瘀血病证，为活血化瘀之要药。又善活血调经止痛，为妇科调经佳品。还因性寒，又可凉血清心而除烦安神，散结消痈。总之，本药既活血又凉血，血热瘀滞用之最佳，前人有"一味丹参饮，功同四物汤"之说，但"四物汤"既活血又补血，而丹参无补血作用，实为以通为补之意。

【用法用量】煎服，10～15g。生品清心除烦之力强，酒炙后寒凉之性有所缓和，能增强活血祛瘀调经之力。

【使用注意】本品活血通经，故月经过多及孕妇慎服。反藜芦。

 知识链接

丹参主要含丹参酮、异丹参酮、隐丹参酮等多种醌类等。尚含丹参素、丹酚酸。

丹参能扩张冠状动脉、增加冠脉血流量、改善心肌缺血和心脏功能、改善微循环；能促进纤维蛋白溶解并有抗凝作用、抑制血小板聚集、抑制血栓、保肝、降血脂、降血压、抗动脉粥样硬化、调节免疫功能，还具有抗菌、抗炎、抗过敏、抗肿瘤、解热、镇静、降血糖等作用。

▶▶ 实例分析 17－1

实例　患者，男，64岁。最近自觉胸闷，胸中刺痛加重。同时，心悸烦躁失眠，精神不佳，口唇紫暗，舌质暗，有瘀斑，脉沉而涩。

问题　可以首选本章中哪味中药调理？为什么？

答案解析

红　花

Honghua

【来源】为菊科植物红花 *Carthamus tinctorius* L. 的干燥花。

【处方用名】红蓝花、刺红花、草红花、南红花、杜红花。

【性味归经】辛，温。归心、肝经。

【功效应用】

活血通经，散瘀止痛　用于血滞经闭、痛经、产后瘀滞腹痛以及癥瘕积聚、心腹瘀痛、跌打损伤、疮疡痈肿等。本品性味辛温，活血化瘀作用较强，为治瘀证的常用之品，尤长于通经、止痛，因此妇产科血瘀病证每方必用。

【性能特点】本品辛散温通，专入心肝血分。能活血而通调经脉，祛瘀而消癥散积，为治瘀血阻滞病证的常用药物。前人有"多用则破血，少用则养血"之说。又善活血通经，治经产瘀滞之证。

【用法用量】煎服，3～10g。外用适量。小剂量活血通经，大剂量破血催产。

【使用注意】本品辛温行散而活血力强，故孕妇及月经过多者忌服。

<h2 style="text-align:center">西红花</h2>
Xihonghua

【来源】为鸢尾科植物番红花 *Crocus sativus* L. 的干燥柱头。

【处方用名】番红花、藏红花。

【性味归经】甘，平。归心、肝经。

【功效应用】

1. 活血化瘀　用于血滞经闭、痛经、产后瘀滞腹痛以及癥瘕积聚、心腹瘀痛等。

2. 凉血解毒　用于温毒发斑。

3. 解郁安神　用于忧郁痞闷、惊悸发狂。

【性能特点】本品性平，专入心肝血分，能活血化瘀通经，作用与红花相似，但力强。体轻质润，凉血解毒，尤宜用于血热瘀滞之斑疹紫暗、热郁血瘀者发斑。又善解郁安神，治忧郁痞闷、惊悸发狂之证。

【用法用量】煎服，1～3g。或沸水泡服。

【使用注意】孕妇慎用。

> **知识链接**
>
> 水试法鉴别真伪西红花：将少许西红花，浸入水中，可见橙黄色成直线下降，并逐渐扩散，水被染成黄色，清澈透明，无沉淀，水面没有油状物漂浮。柱头呈喇叭状，有短缝，短时间内用针拨之，不易破碎。伪品多为其他花的花蕊、花柱等染色而成，遇水后多呈红色。

<h2 style="text-align:center">桃　仁</h2>
Taoren

【来源】为蔷薇科植物桃 *Prunus persica*（L.）Batsch 或山桃 *Prunus davidiana*（Carr.）Franch. 的干燥成熟种子。

【处方用名】山桃仁、光桃仁、桃仁泥、燀桃仁、炒桃仁。

【性味归经】苦、甘，平。归心、肝、大肠经。

【功效应用】

1. 活血祛瘀　用于多种瘀血证。本品祛瘀力强，有破血之功，为治疗各种瘀血阻滞病证的常用药，每与红花相须为用。也常与清热解毒药配伍同用，用治肺痈、肠痈。

2. 润肠通便　用于肠燥便秘。本品富含油脂，能润燥滑肠。

3. 止咳平喘　用于咳嗽气喘。本品止咳平喘较弱，常与苦杏仁等止咳平喘药同用。

【性能特点】本品入心肝血分，活血祛瘀，为治妇科血瘀经产诸证所常用。且善泄血分之壅滞，治疗气血凝滞之肺痈、肠痈。此外，苦能降泄，质润多脂，能润肠通便。又有类似于杏仁的润肺降气、止咳平喘作用。

【用法用量】煎服，5～10g，宜捣碎入煎。生品活血祛瘀力较强，燀后去皮，易于有效成分煎出。炒后偏于润燥和血，活血力缓和，多用于肠燥便秘。

【使用注意】孕妇及便溏者慎用。

即学即练 17-1

桃仁既能活血祛瘀，又能润肠通便，并能（　　　）

答案解析　A. 行气止痛　　　　B. 止咳平喘　　　　C. 利水消肿　　　　D. 凉血消痈

益母草

Yimucao

【来源】为唇形科植物益母草 *Leonurus japonicus* Houtt. 新鲜或干燥的地上部分。

【处方用名】坤草、益母艾、益母蒿、茺蔚。

【性味归经】苦、辛，微寒。归肝、心包、膀胱经。

【功效应用】

1. 活血调经　用于血滞经闭、月经不调、痛经、产后恶露不尽、瘀滞腹痛等。本品治妇科经产诸证，可单用大量水煎或熬膏服用；亦可用于伤科、内科血瘀证。

2. 利尿消肿　用于水肿，小便不利。本品既能利尿消肿，又能活血化瘀，尤长于治疗水瘀互结之水肿。

3. 清热解毒　用于疮疡肿毒。本品既能活血化瘀，又能清热解毒，用于疮痈肿毒，临床单用本品煎汤外洗或鲜品捣敷，或配伍黄柏、蒲公英等煎汤内服。

【性能特点】本品苦泄辛行，主入血分，功善活血调经，为治妇科经产诸证之要药，故有"益母"之名。又利水消肿，对水瘀互阻的水肿尤为适宜。兼可清热解毒，热毒疮肿等用之亦宜。

【用法用量】煎服，9～30g；鲜品 12～40g；或熬膏。外用适量，鲜品捣敷或煎汤外洗。

【使用注意】本品活血，故血虚无瘀者及孕妇慎服。

📖 知识链接

1. 恶露：是指产妇分娩后，胞宫内遗留的余血和浊液。一般在 2～3 周内应排尽，过期仍淋漓不尽者，多因瘀血内阻，或冲任不固等原因所致。

2. 茺蔚子：为唇形科植物益母草 *Leonurus japonicus* Houtt. 的干燥成熟果实。秋季果实成熟时采收，晒干。具有活血调经，清肝明目的功效。用于月经不调、经闭痛经、目赤翳障、头晕胀痛等。

牛 膝 微课

Niuxi

【来源】 为苋科植物牛膝 *Achyranthes bidentata* BL. 的干燥根。

【处方用名】 怀牛膝、怀膝、淮牛膝、制牛膝。

【性味归经】 苦、甘、酸，平。归肝、肾经。

【功效应用】

1. 逐瘀通经 用于妇科经产诸证及伤科瘀血证。本品活血祛瘀力较强，性善下行，故其活血祛瘀作用有疏利降泄之特点。治经闭、痛经、产后瘀阻腹痛等，常与桃仁、红花等同用，如血府逐瘀汤。

2. 补肝肾，强筋骨 用于肾虚腰痛、下肢痿软。本品活血中又能补益，兼能祛除风湿，性善下行，故善治下半身腰膝关节酸痛。

3. 利尿通淋 用于淋证、水肿及小便不利等。

4. 引血下行 用于头痛眩晕、齿痛、口舌生疮、吐血、衄血。本品味苦善降泄，能导热下泄，引血下行，以降上炎之火。

【性能特点】 本品苦能降泄，甘酸能补，平而偏凉，入肝肾经。生用性善下行，活血逐瘀通经，治妇科经产诸疾及跌打伤痛，为调经疗伤之品；制用补肝肾、强筋骨，为治肾虚腰痛及久痹腰膝酸痛无力之品。又善利尿通淋、引血下行，"能引诸药下行"，故临床用药欲其下行者，常用本品作身体下部疾病的引经药。

【用法用量】 煎服，5～12g。引血下行、利尿通淋多生用。酒炙后增强活血祛瘀、通经止痛作用，盐炙后增强补肝肾、强筋骨之功。

【使用注意】 本品性善下行逐瘀，故孕妇慎用；经期及下部出血者忌用。肾虚滑精，脾虚溏泄者亦不宜用。

📖 **知识链接**

川牛膝：为苋科川牛膝的干燥根。性味甘、微苦、平。有逐瘀通经，通利关节，利水通淋的功效。怀牛膝偏于补肝肾、强筋骨；川牛膝偏于活血化瘀。

鸡血藤

Jixueteng

【来源】 为豆科植物密花豆 *Spatholobus suberectus* Dunn 的干燥藤茎。

【处方用名】 血风藤、密花豆藤。

【性味归经】 苦、甘，温。归肝、肾经。

【功效应用】

1. 活血补血 用于血虚血瘀证。本品既能活血，又能补血，对血瘀、血虚之证均适用。

2. 调经止痛 用于月经不调、痛经、经闭。

3. 舒筋活络 用于风湿痹痛及肢体麻木。

【性能特点】 本品苦泄，温通甘补，入肝经血分，行补并能。能祛瘀血，生新血，有活血补血、舒筋活络之功，为治血瘀或兼血虚之常用药，主治妇科血瘀或血虚经产诸证以及风湿痹证、肢体麻木或中风半身不遂等证。本品为藤茎类植物，又可舒筋活络。

【用法用量】煎服，9～15g，大剂量可用至30g。或浸酒服，或熬成膏服。

【使用注意】本品活血通经，故孕妇及月经过多者慎服。

泽 兰
Zelan

【来源】为唇形科植物毛叶地瓜儿苗 *Lycopus lucidus* Turcz. var. *hirtus* Regel 的干燥地上部分。

【处方用名】地笋、地瓜儿苗、山泽兰、黄泽兰。

【性味归经】苦、辛，微温。归肝、脾经。

【功效应用】

1. 活血调经　用于血瘀经产诸证。本品辛散温通，药性平和不峻，为妇科活血调经常用之品。

2. 祛瘀消痈　用于跌打损伤，胸胁刺痛及痈肿等。

3. 利水消肿　用于产后水肿，浮肿及腹水。

【性能特点】本品辛散苦泄温通，药性平和不峻。入肝经血分，功能活血化瘀而通经、消肿，凡经行不畅之妇科经产诸证或伤科跌打均可应用。又入脾经，芳香舒脾而行水消肿，可治水瘀互结之水肿。

【用法用量】煎服，6～12g。外用适量。

【使用注意】血虚及无瘀滞者慎用，孕妇忌服。

王不留行
Wangbuliuxing

【来源】为石竹科植物麦蓝菜 *Vaccaria segetalis*（Neck.）Garcke 的干燥成熟种子。

【处方用名】王不留、留行子、麦篮子、炒王不留行。

【性味归经】苦，平。归肝、胃经。

【功效应用】

1. 活血通经　用于血滞经闭、痛经等证。本品性"走而不守"，善于通利血脉，有活血通络之功。

2. 下乳消肿　用于产后乳汁不下及乳痈肿痛。本品善通乳脉，治产后因乳脉不通而致乳汁不行或乳汁少者，临床常与穿山甲为伍，效果更好。

3. 利尿通淋　用于热淋、血淋、石淋等证。

【性能特点】本品性平味苦疏泄，入肝经血分。善于走窜，长于活血通经，治经产血瘀诸证；上可通利血脉而通乳汁、消痈，下能通利血脉而通经，又兼能利尿通淋。

【用法用量】煎服，5～10g。治痈多生用，炒爆易于煎出有效成分。

【使用注意】本品善活血通利，故孕妇慎用。古代医书有云，用量过大，可致流产下胎。

第三节　活血疗伤药

PPT

土鳖虫
Tubiechong

【来源】为鳖蠊科昆虫地鳖 *Eupolyphaga sinensis* Walker 或冀地鳖 *Steleophaga plancyi*（Boleny）的雌虫干燥体。

【处方用名】地鳖虫、土元、炒土鳖虫。

【性味归经】咸，寒；有小毒。归肝经。

【功效应用】

破血逐瘀，续筋接骨　用于血瘀经闭、产后瘀阻腹痛、癥瘕痞块及跌打损伤、筋伤骨折。本品长于活血疗伤，续筋接骨，为伤科之常用药。可以外敷，又可内服。

【性能特点】本品咸软寒清，性善走窜，虽小毒而力猛。善逐瘀血，消癥瘕，通经闭，续筋接骨，为妇科通经，内科消癥，伤科接骨所常用。

【用法用量】煎服，3~10g。研末服，每次1~1.5g，以黄酒送服为佳。生品多外用，内服因其腥臭，故多炒制以便服用。

【使用注意】本品破血力强，故孕妇忌服。

自然铜

Zirantong

【来源】为硫化物类矿物黄铁矿族黄铁矿，主含二硫化铁（FeS_2）。

【处方用名】接骨丹、川然铜、煅自然铜、醋自然铜。

【性味归经】辛，平。归肝经。

【功效应用】

散瘀止痛，续筋接骨　用于跌打损伤，筋伤骨折，瘀肿疼痛。

【性能特点】本品性平辛散，归肝经入血分。功擅活血散瘀止痛，续筋接骨疗伤，长于促进骨折的愈合，为伤科续筋接骨的要药。

【用法用量】煎服，3~9g，打碎先煎；多入丸散，醋淬研末服，每次0.3g。外用适量。

【使用注意】本品为金石之品，故不宜久服，血虚无滞者慎服，孕妇忌服。

骨碎补

Gusuibu

【来源】为水龙骨科植物槲蕨 *Drynaria fortunei*（Kunze）J. Sm. 的干燥根茎。

【处方用名】猴姜、申姜、碎补、炒骨碎补、烫骨碎补。

【性味归经】苦，温。归肝、肾经。

【功效应用】

1. 疗伤止痛　用于跌打损伤、筋骨折伤。本品虽有活血之功，但专于疗伤，其他瘀血证少用。可利于骨折愈合生长，故为伤科常用之品，尤宜骨折筋损之证。

2. 补肾强骨　用于肾虚腰痛、足膝痿弱、耳聋耳鸣、牙齿松动等。

3. 外用消风祛斑　用于斑秃、白癜风。

【性能特点】本品苦泄温通，补虚兼行散。功善活血疗伤止痛、续筋接骨，治跌扑闪挫、筋伤骨折、瘀肿疼痛，为伤科常用之佳品；又能温补肾阳，强筋骨，为治肾虚腰痛，足膝痿弱及耳鸣耳聋诸证之良药。

【用法用量】煎服，3~9g。或泡酒服。外用适量，研末敷或浸酒外涂。多砂烫易于粉碎和煎出有效成分。

【使用注意】本品苦温燥散助火，故阴虚内热、血虚风燥及孕妇慎用。

马钱子

Maqianzi

【来源】为马钱科植物马钱 *Strychnos nux-vomica* L. 的干燥成熟种子。

【处方用名】番木鳖、制马钱子、砂炙马钱子。

【性味归经】苦，温；有大毒。归肝、脾经。

【功效应用】

1. 通络止痛　用于跌打损伤、骨折肿痛、风湿顽痹、麻木瘫痪等。本品功能活血通络止痛，又可搜筋骨之风湿，开通经络，透达关节，尤长于止痛。治风湿顽痹、拘挛疼痛或麻木瘫痪等证，单用或与乳香、全蝎、地龙等同用。

2. 散结消肿　用于痈疽疮毒。本品苦寒清泄血热，可用治痈疽、咽喉肿痛。

【性能特点】本品散结消肿定痛，治疗跌打损伤、痈疽肿痛等；又有较强的通络止痛作用，远胜于它药，治疗风湿顽痹、麻木瘫痪等。近代单用治疗重症肌无力有一定疗效。

【用法用量】内服宜炮制后入丸散剂，日服 0.3～0.6g。外用适量，研末调敷或吹喉，亦可浸软后切片外贴。

【使用注意】本品有大毒，内服不宜生用及多服久服；其有毒成分能被皮肤吸收，故内服宜严格炮制，外用不宜大面积或长期涂敷。孕妇禁用，运动员慎服。

📖 **知识链接**

1. 马钱子化学成分主要含马钱子碱、番木鳖碱、异番木鳖碱、异马钱子碱等。

2. 研究表明，马钱子有抑菌、兴奋中枢神经、镇痛、镇咳、麻痹感觉神经末梢及促进淋巴细胞有丝分裂等作用。其毒性大，成人一次服 5～10mg 的番木鳖碱（士的宁）可致中毒，30mg 可致死。死亡原因是强直性惊厥反复发作造成衰竭及窒息死亡。中毒症状的主要表现为口干、头晕、头痛和胃肠道刺激症状，亦见心慌、肢体不灵、恐惧、癫痫样发作。

血　竭

Xuejie

【来源】为棕榈科植物麒麟竭 *Daemonorops draco* BL. 果实渗出的树脂经加工制成。

【处方用名】麒麟竭、麒麟血、血杰、血力花。

【性味归经】甘、咸，平。归心、肝经。

【功效应用】

1. 活血定痛　用于跌打损伤、瘀滞心腹刺痛证。本品入血分而散瘀止痛，为伤科常用之品，既可内服，又可外敷。

2. 化瘀止血　用于外伤出血。

3. 生肌敛疮　用于疮疡不敛。

【性能特点】本品甘咸走血，性平不偏，行中有止，入心肝经。内服善活血疗伤、散瘀止痛，为伤科要药。亦治妇女经闭、产后瘀阻腹痛及一切瘀血心腹刺痛。又能化瘀止血，生肌敛疮，用于外伤出血及疮疡不敛。

【用法用量】内服多研末或入丸散，每次 1～2g，每日 2～3 次。外用适量，研末撒敷或入膏药敷贴。

【使用注意】本品活血散瘀，故无瘀血者不宜用；孕妇及月经期妇女忌用。

PPT

第四节 破血消癥药

莪术

Ezhu

【来源】 为姜科植物蓬莪术 *Curcuma phaeocaulis* Val.、广西莪术 *Curcuma kwangsiensis* S. G. Lee et C. F. Liang 或温郁金 *Curcuma wenyujin* Y. H. Chen et C. Ling 的干燥根茎。

【处方用名】 蓬莪术、温莪术、文术、炒莪术、醋莪术。

【性味归经】 辛、苦，温。归肝、脾经。

【功效应用】

1. 破血行气 用于气滞血瘀、癥瘕积聚、经闭以及心腹瘀痛等。本品活血作用较强，常用治经闭、癥瘕等较重的血瘀证，常与三棱相须为用。

2. 消积止痛 用于食积脘腹胀痛。本品行气作用较强，善治食积气滞胀痛较重者。

【性能特点】 本品辛散苦泄温通，药力颇强。功善破血行气，为破血消癥要药。凡血瘀气滞重症每用，又可消食积止痛，用于宿食不消之脘腹胀痛。唯易伤正气，用时宜慎。现代多用于治疗子宫癌等多种癌肿。

【用法用量】 煎服，6~9g。生用行气消积力强，醋制后止痛力加强。

【使用注意】 本品药性峻猛，有耗气伤血之弊，中病即止，不宜过量、久服。月经过多者或孕妇忌用。

📱 **知识链接**

---

1. 癥瘕、积聚：癥瘕与积聚相类似，泛指腹内痞块。一般按之有形，坚硬不移，痛有定处者为癥；聚散无常，痛无定处者为瘕。多因血瘀气滞所致。

2. 莪术化学成分主要含挥发油，还有莪术醇、莪术酮等。莪术能抑制血小板聚集、改善微循环、促进动脉血流、抗肿瘤、抑菌抗炎等。临床莪术注射液以局部病灶注射为主，配合静脉给药，治疗宫颈癌；以复方莪术注射液（莪术、红花），静脉滴注，治冠心病、心绞痛、缺血性脑血管病等；以莪术软膏外用，治宫颈糜烂等疾患。

三棱

Sanleng

【来源】 为黑三棱科植物黑三棱 *Sparganium stoloniferum* Buch. – Ham. 的干燥块茎。

【处方用名】 荆三棱、麸炒三棱、黑三棱、醋三棱。

【性味归经】 辛、苦，平。归肝、脾经。

【功效应用】

破血行气，消积止痛 本品功效、主治病证与莪术基本相同，且常相须为用。

【性能特点】 本品苦辛泄散，性平不偏，功效主治与莪术基本相同，亦用于血瘀气结之重症。然三棱偏入血分，破血之力优于莪术；莪术偏入气分破气之力优于三棱。故治血瘀气滞与食积重症，两药每相须为用以增效。

【用法用量】煎服，5～10g。醋炙后主入血分，增强破血止痛之力。

【使用注意】本品破血力强，故孕妇及月经过多者忌服。不宜与芒硝、玄明粉同用。

水　蛭

Shuizhi

【来源】为水蛭科动物蚂蟥 *Whitmania pigra* Whitman、水蛭 *Hirudo nipponica* Whitman 或柳叶蚂蟥 *Whitmania acranulata* Whitman 的干燥全体。

【处方用名】蚂蟥、马蜞、炙水蛭、酒炙水蛭。

【性味归经】咸、苦，平；有小毒。归肝经。

【功效应用】

破血通经，逐瘀消癥　用于血瘀经闭，癥瘕积聚，中风偏瘫，跌打损伤之重证等。

【性能特点】本品咸入血，苦泄散，有小毒。力峻效宏，但性平不偏，专入肝经，善破血通经脉，消癥积，为破血逐瘀消癥之良药，故血瘀重证常用。

【用法用量】入煎剂，1～3g；焙干研末吞服，每次0.3～0.5g。生品多入煎剂，滑石粉炒后能降低毒性，利于粉碎，多入丸散剂。或用活水蛭放于瘀肿局部以吸血消肿。

【使用注意】本品有小毒，破血力强，故孕妇忌服。

📖 知识链接

1. 水蛭主要含水蛭素、蛋白质、肝素、抗血栓素及组胺样物质。

2. 研究表明，水蛭抗凝作用极强大，能防止血栓形成及对血栓有溶解作用；能使血中脂质含量降低，同时使主动脉与冠状动脉斑块消退；促进血肿吸收，减轻周围炎症反应，改善局部血液循环。

穿山甲

Chuanshanjia

【来源】为鲮鲤科动物穿山甲 *Manis pentadactyla* Linnaeus 的鳞甲。

【处方用名】鲮鲤甲、川山甲、山甲片、炙甲片、山甲珠、炮山甲、醋山甲、烫穿山甲。

【性味归经】咸，微寒。归肝、胃经。

【功效应用】

1. 活血消癥　用于癥瘕、经闭及风湿痹痛等。本品性善走窜，内达脏腑经络，能活血化瘀、消癥积、通经脉。治癥瘕积聚，配三棱、莪术等；治血瘀经闭，配当归、红花等；治风湿痹痛，配白花蛇、蜈蚣、羌独活等。

2. 通经下乳　用于产后乳汁不下。本品能疏通气血而下乳，因气血壅滞而乳汁不下者，可单用或配王不留行；若气血虚而乳稀少者，则配黄芪、当归等益气血药同用。

3. 消肿排脓　用于痈肿疮毒、瘰疬等。常与清热解毒消痈、益气养血等药合用。

【性能特点】本品咸软微寒，性善走窜，内通脏腑，外透经络。功善活血消癥、通经下乳，治癥瘕痞块及瘀血经闭、乳汁不通或风湿痹痛等证。又可消肿排脓，用于痈肿疮毒、瘰疬等证，使未成脓者消散，已成脓者速溃。

【用法用量】煎服，5～10g；研末服，每次1～1.5g，每日2～3次。多以砂炒后入药，研末服效果较好。

【使用注意】 本品走窜行散，善活血消肿排脓，故痈疽已溃及孕妇忌服。

【附】 本章其他中药见表17-2。

表 17-2　本章其他中药

类别	品名	来源	性味	功效	主治
活血调经药	月季花	蔷薇科植物月季的花	甘，温	活血调经，疏肝解郁	妇科经产，跌打损伤
	凌霄花	紫葳科植物凌霄的花	甘酸，寒	活血通经，凉血祛风	经产跌打，皮肤癣疮
活血疗伤药	苏木	豆科植物苏木的心材	甘咸，平	活血祛瘀，消肿止痛	跌打损伤，血滞经闭
	刘寄奴	菊科植物奇蒿的全草	苦，温	散瘀止痛，通经化积	经产跌打，食积腹痛
破血消癥药	虻虫	虻科昆虫虻的雌虫体	苦寒，小毒	破血逐瘀，散积消癥	血瘀经闭，跌打损伤
	干漆	漆树科植物漆树树脂	辛温，有毒	破瘀通经，消积杀虫	血瘀经闭，虫积腹痛
	斑蝥	芫菁科昆虫斑蝥全体	辛热，大毒	破血逐瘀，攻毒散结	癥瘕经闭，痈疽恶疮

目标检测

答案解析

一、单项选择题

1. 性味辛温的活血祛瘀药是（　　　）

　　A. 丹参　　　　　　　B. 川芎　　　　　　　C. 郁金　　　　　　　D. 怀牛膝

2. 下列药物中，性善"上行头目"，为治头痛的要药是（　　　）

　　A. 羌活　　　　　　　B. 川芎　　　　　　　C. 独活　　　　　　　D. 怀牛膝

3. "行血中气滞，气中血滞，专治一身上下诸痛"的药物是（　　　）

　　A. 川芎　　　　　　　B. 郁金　　　　　　　C. 延胡索　　　　　　D. 姜黄

4. 既能活血，又能凉血，并能养血的药物是（　　　）

　　A. 丹参　　　　　　　B. 大黄　　　　　　　C. 鸡血藤　　　　　　D. 郁金

5. 以下长于促进骨折愈合，称为伤科接骨续筋的要药是（　　　）

　　A. 土鳖虫　　　　　　B. 自然铜　　　　　　C. 血竭　　　　　　　D. 骨碎补

6. 活血行气宜生用或酒炙，缓急止痛宜醋炙的药物是（　　　）

　　A. 郁金　　　　　　　B. 益母草　　　　　　C. 延胡索　　　　　　D. 乳香

7. 功效为活血通经、下乳消肿、利尿通淋的药物是（　　　）

　　A. 牛膝　　　　　　　B. 益母草　　　　　　C. 王不留行　　　　　D. 丹参

8. 牛膝功善引血下行，可用于治疗（　　　）

　　A. 疮痈肿痛　　　　　B. 斑疹紫暗　　　　　C. 便血崩漏　　　　　D. 吐血衄血

9. 临床常用于治疗月经不调、产后恶露不尽等证，并称之为妇科经产之要药的是（　　　）

　　A. 丹参　　　　　　　B. 牛膝　　　　　　　C. 桃仁　　　　　　　D. 益母草

10. 既能用于治疗血瘀气滞疼痛证，又能治疗肝胆湿热的药物是（　　　）

　　A. 丹参　　　　　　　B. 川芎　　　　　　　C. 延胡索　　　　　　D. 郁金

二、思考题

1. 运用活血化瘀药时，应配伍何类药同用？为什么？

2. 牛膝"性善下行"的作用主要表现在哪些方面？

书网融合……

知识回顾　　　　　微课　　　　　习题

第十八章　化痰止咳平喘药

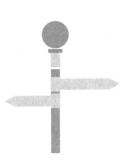

学习引导

咳嗽是一种呼吸道常见症状，由于气管、支气管黏膜或胸膜受炎症、异物、物理或化学性刺激引起。如果咳嗽不停，由急性转为慢性，常给患者带来很大的痛苦，如胸闷、咽痒、喘息。中医学认为"痰为百病之母"，咳嗽和"痰"关系密切。"化痰"是治疗咳嗽的重要方法。临床发现有的患者痰色白清稀，有的患者痰色黄黏稠，如何正确地选择中药化痰止咳，实现药到病除呢？

本单元主要介绍化痰止咳平喘药的含义及分类，学习 26 味常用药的功效、适应证和使用注意。

学习目标

知识要求

1. **掌握**　化痰止咳平喘药的含义、功效、适应证、配伍方法及使用注意；掌握药物 13 味（半夏、天南星、芥子、旋覆花、桔梗、川贝母、浙贝母、瓜蒌、苦杏仁、百部、紫苏子、桑白皮、葶苈子）。

2. **熟悉**　药物 8 味（白附子、白前、前胡、竹茹、海藻、紫菀、款冬花、枇杷叶）。

3. **了解**　药物 5 味（皂荚、天竺黄、胖大海、白果、洋金花）。

1. 含义　凡以祛痰或化痰，治疗痰证为主要作用的药物，称为化痰药；以制止或减轻咳嗽喘息为主要作用的药物，称为止咳平喘药。

化痰药多兼止咳、平喘作用，而止咳平喘药亦多兼化痰作用，且病证上痰、咳、喘三者相互兼杂，故两类药合并一章介绍，总称为化痰止咳平喘药。

2. 性能特点　本章药物味多辛或苦，药性有寒有温，辛开宣肺，苦泄热燥湿，温以散寒，寒可清热，临床主要适用于寒痰、湿痰、热痰、燥痰、风痰及咳嗽气喘等病证。

由于"肺为贮痰之器"，故本章药物大多主归肺经，部分药物兼归心、肝、脾经。少部分化痰止咳平喘药具有毒性，应酌情使用。

3. 分类、功效与适应证（表 18-1）

表 18-1　化痰止咳平喘药的分类、功效与适应证

分类	功效	适应证
温化寒痰药	温肺散寒，燥湿化痰	主治寒痰、湿痰证及其所致的眩晕肢麻、阴疽流注等
清化热痰药	清热化痰，散结利咽	主治热痰、燥痰证及痰热导致的中风惊厥、瘰疬等
止咳平喘药	止咳化痰，平喘降逆	主治咳嗽、喘息等证

痰者，既是病理产物，又是致病因子，它"随气升降、无处不到"，"痰为百病之母"，"百病皆因痰作祟"。所以痰的病证甚多，如：

（1）寒痰犯肺　症见咳嗽气喘，口鼻气冷，吐痰清稀等。

（2）湿痰犯肺　症见咳嗽痰多，色白成块，舌苔白腻，脉滑等。

（3）热痰壅肺　症见咳嗽气喘，吐痰黄稠胶黏，舌红苔黄腻等。

（4）燥热犯肺　症见干咳少痰，咳痰不爽，舌红少苔等。

4. 配伍应用　应用本类药物，除根据病因、病证及药性针对性地选择药物外，还当根据其病机及兼证作适当配伍，以治病求本，标本兼顾。

（1）本类药常与行气药配伍，因气能行津，气顺则痰消。

（2）兼有表证者，配解表药。

（3）兼有里热者，配清热泻火药；兼有里寒者，配温里散寒药。

（4）虚劳咳喘者，配补益药。

（5）癫痫、惊厥、眩晕者，配平肝息风、安神或开窍药。

（6）瘿瘤瘰疬者，配软坚散结药；阴疽流注者，配温阳散寒通滞药。

5. 使用注意

（1）咳嗽兼咯血者，不宜用温燥之性的化痰药，否则有促进出血之虞。

（2）对麻疹初起有表证的咳嗽，一般以清宣肺气为主，不宜止咳，更不宜用具有收敛及温燥之性的化痰药，以免助热或影响麻疹的透发。

（3）化痰类药，多为行消之品，应中病即止，不宜久服。

（4）脾虚者用贝壳及矿物类药作丸散剂时，当注意与健脾、消食、促进运化之品配伍。

第一节　温化寒痰药

PPT

半　夏
Banxia

【来源】　为天南星科植物半夏 *Pinellia ternata*（Thunb.）Breit. 的干燥块茎。

【处方用名】　生半夏、京半夏、炙半夏、法半夏、姜半夏、制半夏。

【性味归经】　辛，温；有毒。归脾、胃、肺经。

【功效应用】

1. 燥湿化痰　用于湿痰、寒痰。本品味辛性温而燥，尤善治脏腑之湿痰。治湿痰壅滞之咳嗽声重，痰白质稀者，常用为君药，如二陈汤。

2. 降逆止呕　用于多种呕吐。本品能降逆和胃，为止呕要药，尤长于治疗寒饮或胃寒呕吐。

3. 消痞散结　用于寒热互结之心下痞满，痰气互结之梅核气，痰热结胸。

4. 消肿止痛　用于痈肿痰核。内用消痰散结，外用消肿止痛。

【性能特点】　本品辛温而燥，有毒而力较强。善于燥湿化痰，故为治湿痰、寒痰的要药。本药又为止呕要药，用治呕吐之证，无论胃寒、胃热、胃虚，以及妊娠呕吐，皆可随证配伍用之，尤长于治疗寒饮或胃寒呕吐。半夏还能辛散消痞、化痰散结。此外，外用有消肿止痛之功，尚可用于痈疽肿毒。

【用法用量】　煎服，3~9g，内服一定要制用，炮制品有清半夏、姜半夏、法半夏等，其中清半夏长于化痰，姜半夏长于降逆止呕，法半夏长于燥湿且温性较弱。生品外用适量。

【使用注意】本品温燥之性较强，故阴虚燥咳、出血证忌服，热痰燥痰及孕妇慎用。不宜与川乌、制川乌、草乌、制草乌、附子同用。

📱 知识链接 ────────────────────────────────

1. 梅核气：因情志不遂，肝气郁滞，痰气壅滞于咽喉所致。临床以自觉咽喉异物感如有梅核梗阻，咯之不出、咽之不下等为特征的咽喉病。

2. 痰核：因脾虚不运，痰浊凝结于肌腠所致。临床以常生于颈项、四肢及背部的皮下核状肿块，皮色不变，触之柔软，推之可移，按之不痛，大小不一，多少不等为特征。

即学即练 18-1

半夏的适应证包括（　　　）

答案解析　　A. 心下痞　　　B. 呕吐　　　C. 夜寐不安　　　D. 瘿瘤　　　E. 梅核气

天南星
Tiannanxing

【来源】为天南星科植物天南星 *Arisaema erubescens*（Wall.）Schott、异叶天南星 *Arisaema heterophyllum* Bl. 或东北天南星 *Arisaema amurense* Maxim. 的干燥块茎。

【处方用名】生南星、南星、虎掌、制天南星。

【性味归经】苦、辛，温；有毒。归肺、肝、脾经。

1. 燥湿化痰　用于湿痰、寒痰证。本品辛温燥烈，燥湿化痰力甚强。治湿痰阻肺之痰多咳嗽，常与半夏相须为用，如导痰汤；治寒痰咳嗽，痰涎清稀者，常与干姜、细辛等药同用。

2. 祛风止痉　用于风痰眩晕、中风所致半身不遂、手足麻木、口眼歪斜，以及惊风、癫痫、破伤风等证。

3. 散结消肿　用于痈疽肿痛，毒蛇咬伤。

【性能特点】本品辛散苦燥，其燥湿化痰之功与半夏相似，而温燥之性、祛痰之力胜于半夏，故主要用于顽痰阻肺、咳喘胸闷等证。天南星辛烈，归肝经而走经络，善祛风痰而止痉挛，又为治风痰证及破伤风之要药。此外，本品外用能散结消肿而止痛，可治痈疽痰核肿痛、毒蛇咬伤等。

【用法用量】煎服，3~9g，多制用；外用适量，生品研末调敷或鲜品捣敷患处。燥湿化痰、祛风止痉宜制用，散结消肿宜生用。

【使用注意】本品温燥有毒，故阴虚燥咳者忌服，孕妇慎服。生品毒性大，一般不作内服。

📱 知识链接 ────────────────────────────────

1. 胆南星：为制天南星的细粉与牛、羊或猪胆汁经加工而成，性凉，味苦辛。有清热化痰、息风定惊的功效。用于痰热咳嗽，咳痰黄稠，中风痰迷，癫狂惊痫等证。

2. 风痰证：指因风邪引动伏痰，或肝风夹痰，横窜入络，上攻清窍，蒙蔽心神等引起的一类证候。

白附子
Baifuzi

【来源】 为天南星科植物独角莲 *Typhonium giganteum* Engl. 的干燥块茎。

【处方用名】 生白附子、白附子片、禹白附、制白附子。

【性味归经】 辛，温；有毒。归胃、肝经。

【功效应用】

1. 祛风痰 用于风痰诸证。本品善祛风痰，为治风痰要药。用治中风痰壅、口眼㖞斜，惊风癫痫，破伤风等。常与半夏、天南星、僵蚕等同用。

2. 止痉止痛 用于痰厥头痛、眩晕、偏头痛。本品可祛风痰，又能止痛，其性上行，善治头面诸疾。常与半夏、天南星、白芷等同用。

3. 解毒散结 用于瘰疬痰核，毒蛇咬伤。

【性能特点】 本品辛温燥散，力强有毒，其性上行，既能燥湿化痰，更善祛头面部风痰而解痉止痛，长于治疗风痰及头面诸疾。兼有解毒散结之功，治疗瘰疬痰核及毒蛇咬伤。

【用法用量】 煎服，3～6g，内服宜制用；研末服，每次0.5～1g。外用适量，捣烂外敷。生品毒性大，一般作外用。

【使用注意】 本品有毒燥烈，阴虚血虚动风或热盛动风者、孕妇慎服。生品内服宜慎用。

芥 子
Jiezi

【来源】 为十字花科植物白芥 *Sinapis alba* L. 或芥 *Brassica juncea*（L.）Czern. et Coss. 的干燥成熟种子。

【处方用名】 黄芥子、白芥子、炒白芥子。

【性味归经】 辛，温。归肺经。

【功效应用】

1. 温肺豁痰利气 用于寒痰喘咳，悬饮等。本品辛温走散，利气机，通经络，化寒痰，逐饮邪，善治"皮里膜外之痰"。常与莱菔子、苏子等药同用，如三子养亲汤。

2. 散结通络止痛 用于痰阻经络之肢体麻木或关节肿痛及痰湿流注，阴疽肿毒。

【性能特点】 本品辛散温通，气锐走窜，专入肺经。既温肺脏、豁寒痰、利气机，又通经络、散寒结、止疼痛。既善于祛寒痰，更长于祛皮里膜外之痰。古有"痰在胁下及皮里膜外，非白芥子莫能达"的说法。故寒痰喘咳，胸胁支满刺痛及痰注关节肌肤所致的关节疼痛、肢体不利、寒痰流注肌肤发为阴疽痰核者，白芥子均为主治。

【用法用量】 煎服，3～9g，炒制品并研粉入药效果更好。外用适量，研末调敷。不宜久煎。

【使用注意】 本品辛温走散，耗气伤阴，久咳肺虚及阴虚火旺者忌用。用量过大易致胃肠炎，产生腹痛、腹泻。有消化道溃疡、出血者忌用。外用对皮肤黏膜有刺激，易发疱，皮肤过敏者忌用。

> **知识链接**
>
> "三伏贴"是中医体现"冬病夏治"的一种常用治疗方法。三伏膏贴经常用白芥子作为起疱剂，同时通过白芥子的温肺豁痰、通络止痛作用来治疗和预防冬季高发的肺部疾病，或风寒湿侵袭所致之病。因为白芥子中含有的白芥子苷刺激性强，会引起皮肤起疱，所以含白芥子的"三伏贴"不宜贴太长时间。

皂荚

Zaojia

【来源】 为豆科植物皂荚 *Gleditsia sinensis* Lam. 的果实。

【处方用名】 皂角、大皂荚、长皂荚。

【性味归经】 辛、咸，温；有小毒。归肺、大肠经。

【功效应用】

1. 祛顽痰 用于顽痰咳嗽。本品辛能通利气道，咸能软化胶结之痰。故咳逆上气，时吐稠痰，难以平卧者，可用皂荚研末，以蜜为丸，枣汤送服。

2. 通窍开闭 用于痰盛关窍闭阻之证。本品味辛而性窜，入鼻则嚏，入喉则吐，能开噤通窍，如中风、痰厥、喉痹等痰涎壅盛者可用之。

3. 散结消肿 用于大便燥结，外用治疮肿。

【性能特点】 本品味辛咸温，有小毒，性走窜，通利气道善祛胶结之顽痰，主治顽痰咳喘，为强烈的祛顽痰开窍药。本品味辛，能"通肺及大肠气"，而有通便作用，治便秘。外用能治疮肿。唯性猛有毒，用当宜慎。

【用法用量】 煎服，1.5～5g；研末服，每次 1～1.5g。外用适量。

【使用注意】 内服剂量不宜过大，大量可引起呕吐、腹泻。本品辛散走窜之性极强，顽痰属实证体壮者才可使用。孕妇、气虚阴亏及有出血倾向者忌服。

旋覆花

Xuanfuhua

【来源】 为菊科植物旋覆花 *Inula japonica* Thunb. 或欧亚旋覆花 *Inula britannica* L. 的干燥头状花序。

【处方用名】 旋复花、全福花、金沸花、炙旋覆花。

【性味归经】 苦、辛、咸，微温。归肺、脾、胃、大肠经。

【功效应用】

1. 降气化痰 用于咳喘痰多及痰饮蓄结，胸膈痞满等。本品性微温，无论寒痰、热痰及外感所致喘咳证，皆可应用。治寒痰咳喘常用为主药。

2. 降逆止呕 用于嗳气、呕吐。本品善降胃气，治痰浊中阻，胃气上逆而嗳气、呕吐者，常与代赭石、半夏等药同用，如旋覆代赭汤。

【性能特点】 本品辛开苦降，既善降气化痰而平喘，又消痰行水而除痞，"诸花皆升，旋覆独降"，旋覆花善降肺胃之气逆而降气化痰、降逆止呕。

【用法用量】 煎服，3～9g，宜包煎。

【使用注意】 本品温散，故阴虚劳咳，津伤燥咳者忌服；又因本品有绒毛，易刺激咽喉作痒而致呛咳呕吐，故须包煎。

白前

Baiqian

【来源】 为萝藦科植物柳叶白前 *Cynanchum stauntonii* (Decne.) Schltr. ex Levl. 或芫花叶白前 *Cynanchum glaucescens* (Decne.) Hand. Mazz. 的干燥根茎和根。

【处方用名】 鹅管白前、南白前、炒白前、炙白前。

【性味归经】 辛、苦，微温。归肺经。

【功效应用】

降气消痰止咳　用于咳嗽痰多，胸满喘急。本品微温而不燥，属于平性，长于祛痰而止咳，故无论寒热、外感内伤、新久咳嗽，均可随证配伍使用，尤以治寒痰咳嗽痰多者为宜。

【性能特点】 本品苦降多，辛散少，性微温，专入肺经，长于降气祛痰。痰去则肺之宣降自复，气降痰消则咳嗽胸满可除，故为肺家咳嗽要药，凡咳喘无论寒热皆可用之。

【用法用量】 煎服，3～10g；或入丸散。

第二节　清化热痰药

PPT

桔梗
Jiegeng

【来源】 为桔梗科植物桔梗 *Platycodon grandiflorum*（Jacq.）A. DC. 的干燥根。

【处方用名】 北桔梗、南桔梗、白桔梗、苦桔梗、甜桔梗。

【性味归经】 苦、辛，平。归肺经。

【功效应用】

1. 宣肺利咽　用于肺气不宣之咳嗽痰多、咽喉肿痛、声音嘶哑。本品善宣发肺气，祛痰宽胸，利咽开音。治咳嗽痰多无论寒热均可应用；治外感风邪，咽喉肿痛常与甘草同用；治咽痛音哑，常与薄荷、牛蒡子、蝉蜕等同用。

2. 祛痰排脓　用于肺痈胸痛，咳吐脓血，痰黄腥臭。常与鱼腥草、芦根等同用。

【性能特点】 本品辛散性平，且善上行，专走肺经，为肺经气分之要药。善开宣肺气而治咳嗽痰多，无论外感内伤、属寒属热均可应用。还善宣肺利咽开音，以治疗咽喉嘶哑失音之证，又能促进肺中脓痰排出而兼治肺痈之证。古有"诸药舟楫，载之上浮"之说，为治疗胸膈以上疾病的引经药。

【用法用量】 煎服，3～10g；或入丸散。

【使用注意】 用量过大易致恶心呕吐。

📱 **知识链接**

桔梗的主要含桔梗皂苷、桔梗聚糖、蛋白质等。其中桔梗皂苷对口腔、咽喉部位具有刺激性，这种刺激能反射性地增加支气管黏膜分泌亢进从而使痰液稀释，易于排出。

▶▶ 实例分析 18－1

案例　患者，男，24岁。咳嗽咯痰3天。患者3天前受凉后出现发热、头身痛、鼻塞流涕等症状，自服感冒药未见好转。现咳嗽剧烈，咽喉肿痛，声音嘶哑，咳痰黄稠量多，口干舌燥，舌红苔黄腻，脉数。

问题　1. 根据以上病例的症状进行辨证。

　　　　2. 可首选本章哪味中药治疗？

答案解析

前 胡

Qianhu

【来源】 为伞形科植物白花前胡 *Peucedanum Praeruptorum* Dunn 的干燥根。

【处方用名】 信前胡、香前胡、南前胡、炒前胡、炙前胡。

【性味归经】 苦、辛，微寒。归肺经。

【功效应用】

1. 降气化痰　用于咳喘痰多色黄。本品能宣降肺气，化痰止咳。治痰热壅肺之咳喘胸闷、咯痰黄稠，常与杏仁、贝母、桑白皮等药同用。

2. 疏散风热　用于外感风热咳嗽有痰者。

【性能特点】 本品苦辛，苦能下气消痰，辛能宣肺散风，寒能清热，专入肺经，善降肺气、化痰浊、散风热。既治痰热阻肺、肺失宣降之咳喘证，又治外感风热之咳喘痰多。

【用法用量】 煎服，3~10g；或入丸散。

【使用注意】 本品苦泄辛散微寒，故阴虚咳嗽、寒饮咳喘者慎服。

川贝母 微课

Chuanbeimu

【来源】 为百合科植物川贝母 *Fritillaria cirrhosa* D. Don、暗紫贝母 *Fritillaria unibracteata* Hsiao et K. C. Hsia、甘肃贝母 *Fritillaria przewalskii* Maxim.、梭砂贝母 *Fritillaria delavayi* Franch.、太白贝母 *Fritillaria taipaiensis* P. Y. Li 或瓦布贝母 *Fritillaria unibracteata* Hsiao et K. C. Hsia var. *wabuensis*（S. Y. Tang et S. C. Yue）Z. D. Liu，S. Wang et S. C. Chen 的干燥鳞茎。

【处方用名】 川贝、松贝、青贝、炉贝、京川贝。

【性味归经】 苦、甘，微寒。归肺、心经。

【功效应用】

1. 清热润肺，化痰止咳　用于肺热燥咳，少痰干咳，阴虚劳咳。本品苦寒可清肺化痰，又甘润可润肺止咳。尤宜用治久咳、燥咳、干咳之证，常与百合、麦冬、熟地、瓜蒌等药同用，如百合固金汤。

2. 散结消痈　用于瘰疬疮肿及乳痈，肺痈。本品能清化郁热，化痰散结，治痰火郁结之瘰疬，热毒壅结之乳痈、肺痈，既可内服又可外用。

【性能特点】 本品苦泄甘润，微寒清热，入肺心经，为清润之品。既清热化痰，又能润肺止咳，尤宜于肺虚久咳、燥痰、热痰之症。且具清热化痰散结之功，以治痰火或火郁胸闷、热毒壅结、疮肿瘰疬之症。

【用法用量】 煎服，3~9g；研末服，每次 1~2g；也可入丸剂。

【使用注意】 本品苦寒，故风寒或寒痰咳嗽忌服，脾胃虚寒者慎服。不宜与川乌、制川乌、草乌、制草乌、附子同用。

浙贝母

Zhebeimu

【来源】 为百合科植物浙贝母 *Fritillaria thunbergii* Miq. 的干燥鳞茎。

【处方用名】 浙贝、大贝母、苏贝母、象贝母、元宝贝。

【性味归经】 苦，寒。归肺、心经。

【功效应用】

1. 清热化痰止咳　用于风热、燥热、痰热咳嗽。本品功似川贝母而偏苦泄，长于清化热痰，降泄肺气，多用于风热咳嗽及痰热郁肺之咳嗽。

2. 解毒散结消痈　用于瘰疬瘿瘤、疮痈、肺痈等。本品有化痰散结消痈之功，与川贝母类似而作用更强。

【性能特点】本品功似川贝母而偏苦泄寒清，以清热化痰，开郁散结之功见长。外感风热咳嗽、痰火郁肺、热毒壅结、疮肿瘰疬之病证多用。

【用法用量】煎服，5～10g；或入丸散。

【使用注意】本品苦寒，故风寒或寒痰咳嗽忌服，脾胃虚寒者慎服。不宜与川乌、制川乌、草乌、制草乌、附子同用。

瓜　蒌
Gualou

【来源】为葫芦科植物栝楼 *Trichosanthes kirilowii* Maxim. 或双边栝楼 *Trichosanthes rosthornii* Harms 的干燥成熟果实。

【处方用名】栝蒌、栝楼、糖栝蒌、糖瓜蒌、全瓜蒌、山金匏、药瓜皮。

【性味归经】甘，微苦，寒。归肺、胃、大肠经。

【功效应用】

1. 清热涤痰　用于痰热咳喘。本品甘寒而润，善清肺热，润肺燥，治疗热痰证、燥痰证，常用作主药。常与黄芩、胆南星、杏仁等同用，如清气化痰丸。

2. 宽胸散结　用于胸痹，结胸及各种痈肿。本品能利水开郁，导痰浊下行而宽胸散结，治痰气互结，胸阳不通之胸痹疼痛，不得卧者，常配薤白、半夏同用；治痰热结胸，胸膈痞满，按之则痛者，常配黄连、半夏同用。本品能清热散结，治肺痈、肠痈、乳痈。

3. 润燥滑肠　用于肠燥便秘。

【性能特点】本品甘寒滑利，入肺与大肠经。既能清肺润燥涤痰，又能利气宽胸散结，为治疗痰热咳喘、胸痹、痰热结胸证的良药。兼能清热散结以消痈，治疗肺痈、肠痈、乳痈。还可润燥滑肠，治肠燥便秘。

【用法用量】煎服，瓜蒌皮6～15g，瓜蒌仁9～15g，全瓜蒌9～20g。瓜蒌皮长于清肺化痰，利气宽胸；瓜蒌仁长于润肺化痰，滑肠通便；全瓜蒌兼具两者功效。

【使用注意】本品寒凉滑润，故脾虚便溏，湿痰、寒痰者忌服。不宜与川乌、制川乌、草乌、制草乌、附子同用。

知识链接

1. 胸痹：因胸阳不振，阴寒、痰浊、血瘀等留踞胸廓，或心气不足，鼓动乏力，致使气血痹阻，心失血养所致。临床以胸闷、气短及发作性心胸疼痛等为特征的心系病。

2. 结胸：其病因多种，主要发病机制是有形的邪物阻碍胸、膈、腹部，而不局限于一定的脏器，以胸脘硬满胀痛拒按为证候特点的病证。可见于现代医学的急慢性胃炎、胆道系统疾患、慢性肝炎、结核性胸膜炎、支气管炎。

竹茹

Zhuru

【来源】为禾本科植物青秆竹 *Bambusa tuldoides* Munro、大头典竹 *Sinocalamus beecheyanus*（Munro）McClure var. *pubescens* P. F. Li 或淡竹 *Phyllostachys nigra*（Lodd.）Munro var. *henonis*（Mitf.）Stapf ex Rendle 的茎秆的干燥中间层。

【处方用名】淡竹茹、竹二青、青竹茹。

【性味归经】甘，微寒。归肺、胃、心、胆经。

【功效应用】

1. 清热化痰，除烦　用于痰热、肺热咳嗽，心烦不眠，中风痰迷，舌强不语。本品善清热泻火，用治肺热壅盛之咳嗽痰黄及痰火内扰之心烦不眠，常与如黄芩、瓜蒌、茯苓同用。

2. 止呕　用于胃热呕吐或妊娠恶阻，胎动不安等。

【性能特点】本品甘寒清润，清化凉泄。既善清热化痰而除烦，又善清胃热而止呕，为治痰热咳嗽、痰火内扰之心烦不安及胃热呕吐之佳品。

【用法用量】煎服，5～10g。生用清化热痰；姜汁炙止呕作用强。

天竺黄

Tianzhuhuang

【来源】为禾本科植物青皮竹 *Bambusa textilis* McClure 或华思劳竹 *Schizostachyum chinense* Rendle 等杆内的分泌液干燥后的块状物。

【处方用名】竺黄、竺黄精、天竹黄。

【性味归经】甘，寒。归心、肝经。

【功效应用】

清热豁痰，凉心定惊　用于小儿痰热惊风、中风痰迷等肝风夹痰之证。本品类似于竹沥，既能清热而化痰，又可清心肝之热而安神、息风，用于肝风夹热、痰蒙心窍所致诸证。常与清肺化痰开窍、息风止痉药同用。

【性能特点】本品甘寒清凉，能清热祛痰、凉心定惊，既为治中风癫痫、热病神昏所常用，又为治小儿痰热惊风之要药。

【用法用量】煎服，3～9g；研末冲服，每次0.6～1g。或入丸散。

【使用注意】本品性寒，故脾虚便溏者忌服。

海藻

Haizao

【来源】为马尾藻科植物海蒿子 *Sargassum pallidum*（Turn.）C. Ag. 或羊栖菜 *Sargassum fusiforme*（Harv.）Setch. 的干燥藻体。

【处方用名】马尾藻、海蒿子、羊栖菜。

【性味归经】咸，寒。归肝、胃、肾经。

【功效应用】

1. 消痰软坚散结　用于瘰疬，瘿瘤，睾丸肿痛等。本品味咸性寒，有软坚散结之功。治瘿瘤，常配昆布、贝母等同用；治瘰疬，常与夏枯草、玄参、连翘等同用；治睾丸肿痛，常与橘核等同用。

2. 利水消肿　用于痰饮水肿。常与茯苓、泽泻同用。

【性能特点】本品咸软寒清，功能清热消痰、软坚散结，为治疗瘰疬、瘿瘤之要药，兼利水消肿。

【用法用量】煎服，6～12g；或入丸散。

【使用注意】不宜与甘草同用。

📙 **知识链接** ————————————————————————————

1. 海藻含碘及碘化物，可纠正由于缺碘引起的甲状腺机能不足，抑制甲状腺功能亢进的新陈代谢而减轻症状。海藻还有抗高脂血症、减轻动脉粥样硬化、降压及抑制皮肤真菌的作用。

2. 昆布：为海带科植物海带或翅藻科昆布叶状体。其功用同海藻，两者常相须为用。

————————————————————————————

胖大海
Pangdahai

【来源】为梧桐科植物胖大海 *Sterculia lychnophora* Hance 的干燥成熟种子。

【处方用名】蓬大海、安南子、大发、大海子、大洞果。

【性味归经】甘，寒。归肺、大肠经。

【功效应用】

1. **清热润肺，利咽开音**　用于肺热声哑、咽喉疼痛、干咳无痰等。本品有一定清热润肺、利咽开音之功，但其力较弱，宜用于肺热所致之轻证，单味泡服，亦可与清肺化痰、利咽之品同用。

2. **润肠通便**　用于肠燥便秘，头痛目赤等证。本品能清泄肠道之热，用于热结肠道便秘轻证，单味泡服，或与泄热通便之品配伍，以助其效。

【性能特点】本品甘寒清润质轻，主入肺经，清宣与润降并具。上入肺经而清宣肺气，治肺失清肃之咳嗽、声哑，为治咽痛失音之佳品；下入大肠经而能清热通便，治燥热便秘，然因力缓，故多用于轻证。

【用法用量】煎服，2～3枚。沸水泡服或煎服。

【使用注意】本品性寒滑肠，故脾虚便溏者忌服。

第三节　止咳平喘药

PPT

苦杏仁
Kuxingren

【来源】为蔷薇科植物山杏 *Prunus armeniaca* L. var. *ansu* Maxim.、东北杏 *Prunus mandshurica*（Maxim.）Koehne、西伯利亚杏 *Prunus sibirica armeniaca* L. 或杏 *Prunus armeniaca* L. 的干燥成熟种子。

【处方用名】杏仁、光杏仁、炒杏仁、焙杏仁、蜜杏仁、㸆苦杏仁。

【性味归经】苦，微温；有小毒。归肺、大肠经。

【功效应用】

1. **降气止咳平喘**　用于咳嗽气喘，胸满痰多。本品苦降肺气，药性微温不燥，又略兼宣散之性，为治咳喘之要药。外感内伤、寒热、新久等诸种咳喘证，皆可配伍应用。

2. **润肠通便**　用于肠燥便秘。本品富含油脂，质润性降，用治肠燥津枯的大便秘结。

【性能特点】本品苦降温润，入肺、大肠经。上能降肺气而止咳平喘，为治咳止喘之要药，随证配伍可用治多种咳喘痰证；下能降气润肠而通利大便，以治肠燥便秘。

【用法用量】 煎服，5～10g。宜打碎入煎剂。生品入煎剂宜后下。

【使用注意】 本品有小毒，用量不宜过大；婴儿慎用；阴虚咳嗽、大便溏泄者忌用。

📱 **知识链接** ⋯⋯⋯⋯⋯⋯⋯⋯⋯⋯⋯⋯⋯⋯⋯⋯⋯⋯⋯⋯⋯⋯⋯⋯⋯⋯⋯⋯⋯⋯⋯⋯⋯⋯⋯

1. 苦杏仁过量服用可导致机体中毒。因苦杏仁所含的苦杏仁苷经酶解产生微量氢氰酸，能轻度抑制中枢神经系统。临床表现为眩晕、头痛、呕吐、呼吸急促、心悸、发绀等，重者出现昏迷、惊厥、呼吸麻痹，最后呼吸或循环衰竭而死亡。

2. 甜杏仁：为蔷薇科植物杏的栽培品种的干燥种仁。味甜性平，有润肺止咳、润肠通便作用，主要用治肺虚劳咳或津伤肠燥便秘。

⋯⋯

紫苏子

Zisuzi

【来源】 为唇形科植物紫苏 *Perilla frutescens*（L.）Britt. 的干燥成熟果实。

【处方用名】 苏子、南苏子、炒紫苏子、炙紫苏子。

【性味归经】 辛，温。归肺经。

【功效应用】

1. **降气化痰，止咳平喘** 用于痰壅气逆，咳嗽气喘。本品性主降，用治痰壅气逆，咳嗽气喘，痰多胸痞，甚则不能平卧之证，常配白芥子、莱菔子，如三子养亲汤。

2. **润肠通便** 用于肠燥便秘。本品富含油脂，质润性降，用治肠燥津枯的大便秘结。

【性能特点】 本品辛温润降，入肺经而能降气化痰，气降痰消则咳喘自平，不论外感、内伤所致痰壅气逆的咳喘均可应用，为治痰壅气逆咳喘的要药。本品富含油脂，能润燥滑肠，且降泄肺气以助大肠传导，为治肠燥便秘之良品。

【用法用量】 煎服，3～10g；或入丸散。

【使用注意】 本品耗气滑肠，故气虚久咳、阴虚咳喘及脾虚便溏者忌服。

百 部

Baibu

【来源】 为百部科植物直立百部 *Stemona sessilifolia*（Miq.）Miq. 、蔓生百部 *Stemona japonica*（BL.）Miq. 或对叶百部 *Stemona tuberosa* Lour. 的干燥成熟块根。

【处方用名】 百部草、百部根、炙百部、蜜百部。

【性味归经】 甘、苦，微温。归肺经。

【功效应用】

1. **润肺止咳** 用于新久咳嗽，百日咳，肺痨咳嗽。可单用或配伍应用。

2. **杀虫灭虱** 用于蛲虫，阴道滴虫，头虱及疥癣。

【性能特点】 本品甘润苦降，微温不燥，功专润肺止咳。凡咳嗽之证，不论寒热虚实，外感内伤，暴咳久咳，均可用之，最宜痨嗽及百日咳。又兼杀虫之功，可治蛲虫、阴道滴虫、头虱及疥癣等。

【用法用量】 煎服，3～9g。阴虚劳嗽久咳宜蜜炙用，杀虫灭虱宜生用。外用适量，煎水洗或研末调敷。

【使用注意】本品易伤胃滑肠，故脾虚食少便溏者慎用。

紫菀

Ziwan

【来源】 为菊科植物紫菀 *Aster tataricus* L. f. 的干燥根和根茎。

【处方用名】 子菀、紫菀、蜜紫菀、炙紫菀。

【性味归经】 辛、苦，微温。归肺经。

【功效应用】

润肺下气，化痰止咳 用于咳嗽有痰。凡咳嗽之证，无论外感、内伤，病程长短，寒热虚实，皆可用之，常与款冬花相须为用。

【性能特点】 本品苦降，性微温而不燥，专入肺经，长于降气化痰而止咳。又兼能辛宣肺气，故应用广泛，凡咳嗽无论外感内伤、新久、寒热虚实皆可用。

【用法用量】 煎服，5～10g。外感暴咳宜生用；肺虚久咳宜蜜炙用。

【使用注意】 本品辛散微温，故温燥咳嗽或实热痰嗽不宜单用。

款冬花

Kuandonghua

【来源】 为菊科植物款冬 *Tussilago farfara* L. 的干燥花蕾。

【处方用名】 款冬、冬花、炙冬花、蜜炙款冬花。

【性味归经】 辛、微苦，温。归肺经。

【功效应用】

润肺下气，止咳化痰 用于新久咳嗽、咳嗽气喘，劳嗽咳血。本品辛温而润，温而不燥，无论寒热虚实，内伤外感各种咳嗽皆可随证配伍，常与紫菀相须为用。

【性能特点】 本品辛温而润，微苦而降，专入肺经，药性功效与紫菀相似。本药长于止咳，紫菀则长于化痰，二者常相须为用，治疗各种咳嗽痰多证。

【用法用量】 煎服，5～10g。外感暴咳宜生用；肺虚久咳宜蜜炙用。

【使用注意】 本品辛温，易耗气助热，故咳血或肺痈咳吐脓血者慎服。

枇杷叶

Pipaye

【来源】 为蔷薇科植物枇杷 *Eriobotrya japonica*（Thunb.）Lindl. 的干燥叶。

【处方用名】 杷叶、炙杷叶、炙枇杷叶、蜜炙枇杷叶。

【性味归经】 苦，微寒。归肺、胃经。

【功效应用】

1. 清肺止咳 用于肺热咳喘，气逆喘急。本品能清降肺气，善治燥热咳喘，口燥咽干及风热咳嗽等证，单用熬膏或配伍用。

2. 降逆止呕 用于胃热烦渴，呕吐呃逆。

【性能特点】 本品味苦降泄，微寒清润，入肺经，能清肺热、降肺气而止咳；入胃经，能清胃热、降胃气而止呕逆，为治肺热咳嗽、胃热呕逆之常品。

【用法用量】 煎服，6～10g，鲜品加倍。止呕宜生用或姜汁炙用；止咳宜蜜炙用。

【使用注意】 本品微寒，故寒嗽及胃寒呕吐者慎服。

桑白皮
Sangbaipi

【来源】 为桑科植物桑 *Morus alba* L. 的干燥根皮。

【处方用名】 桑皮、桑根皮、双白皮、炙桑皮。

【性味归经】 甘，寒。归肺经。

【功效应用】

1. 泻肺平喘　用于肺热咳喘。治肺热咳喘，常与地骨皮、甘草同用；治肺虚有热咳喘、潮热盗汗，常与人参、五味子同用。

2. 利水消肿　用于全身水肿，面目肌肤浮肿、尿少、小便不利。尤宜用于风水、皮水等阳水实证，常与茯苓皮、大腹皮、生姜皮等同用，如五皮饮。

【性能特点】 本品甘寒清利，主入肺经。既善泻肺热、通宣肺中水气而止咳平喘，为治肺热咳喘所常用。又能清降肺气、通调水道而利水消肿，多用于风水、皮水。

【用法用量】 煎服，6~12g。利水及清肺平喘宜生用；肺虚咳喘宜蜜炙用。

【使用注意】 本品性寒，故寒痰咳喘者忌服。

葶苈子
Tinglizi

【来源】 为十字花科植物独行菜 *Lepidium apetalum* Willd. 或播娘蒿 *Descurainia sophia*（L.）Webb. ex Prantl. 的干燥成熟种子。

【处方用名】 葶苈、苦葶苈、甜葶苈、炒葶苈子、炙葶苈子。

【性味归经】 辛、苦，大寒。归肺、膀胱经。

【功效应用】

1. 泻肺平喘　用于痰浊阻肺之喘咳实证。本品苦寒之性较强，长于消痰浊，又能泻肺火以平喘咳，故宜于痰涎壅盛之喘咳痰多，胸胁胀满，喘息不得平卧者，常与桑白皮、杏仁等同用。

2. 利水消肿　用于胸水，腹水，水肿、悬饮、小便不利。本品与桑白皮类似，均能利水以消肿。而桑白皮多用于面目肌肤浮肿，而本品常用治胸水、腹水之实证。

【性能特点】 本品苦降辛散，苦寒清热，既善泻肺中水饮及痰火而平喘咳，为泻肺平喘之要药；又能泄肺气之壅闭、通调水道而利水消肿，为治胸腹积水之常品。唯药力峻猛，用当宜慎。

【用法用量】 煎服，3~10g，纱布包煎；或入丸散。

【使用注意】 本品泻肺力强，故肺虚喘促、脾虚肿满者忌服。

白　果
Baiguo

【来源】 为银杏科植物银杏 *Ginkgo biloba* L. 的干燥成熟种仁。

【处方用名】 白果仁、银杏、炒白果、熟白果。

【性味归经】 甘、苦、涩，平；有小毒。归肺、肾经。

【功效应用】

1. 敛肺定喘　用于哮喘痰咳。本品有一定祛痰作用，又可止咳平喘，并略兼收敛之性，故无论虚实之哮喘痰咳，皆可配伍使用。

2. 止带缩尿　用于带下，白浊，小便频数，遗尿等。本品有化湿浊、收涩止带、固肾缩尿之效，常与清热燥湿或补肾固涩之品配伍。

【性能特点】本品甘苦性平，涩敛而降，入肺肾经。既善敛肺平喘化痰，为哮喘常用，又能除湿泄浊、收涩止带，为治带下白浊的良药。尚可固精缩尿。

【用法用量】煎服，5 ~ 10g，用时捣碎；或入丸散。生用毒性大，炒用毒性减弱。入药时须去除外层种皮及内层的薄皮和心芽。

【使用注意】本品敛涩有小毒，不可过量，小儿尤当谨慎使用。生食毒性更重。其性收敛，咳喘痰稠、咯吐不爽者慎服。

📱 **知识链接** ┄┄┄┄┄┄┄┄┄┄┄┄┄┄┄┄┄┄┄┄┄┄┄┄┄┄┄┄┄┄┄┄┄┄┄┄┄┄

1. 白果中的黄酮苷、苦内脂等化学成分对脑血栓、阿尔茨海默病、高血压、冠心病、动脉硬化、脑功能减退等疾病有预防和治疗效果，适量食用可以扩张微血管，促进血液循环，使人肌肤红润、精神焕发。

2. 银杏叶：为银杏科植物银杏的叶子，有敛肺平喘、活血止痛的功效，可用于肺虚咳喘及心脑血管疾病。

洋金花
Yangjinhua

【来源】为茄科植物白花曼陀罗 *Datura metel* L. 的干燥花。

【处方用名】山茄花、曼陀罗花、风茄花。

【性味归经】辛，温；有毒。归肺、肝经。

【功效应用】

1. 止咳平喘 用于哮喘咳嗽无痰之证。本品止咳平喘之效颇强，但无祛痰作用，并有毒性，故宜用于咳喘无痰，可单用散剂，或配入复方。

2. 止痛 用于风湿痹痛，跌打损伤，脘腹疼痛，外科麻醉。本品有较强的止痛功效，用于痹证、外伤及原因明确的脘腹疼痛之证，单用或配伍应用。

3. 止痉 用于痫证，小儿慢惊风。本品宜与息风止痉药配伍。

【性能特点】本品辛温燥散，有毒力强，为麻醉镇咳平喘药，善治咳喘无痰、喘息难平。又善麻醉止痛，可用于脘腹疼痛、风湿痹痛、跌打伤痛等症。尚能止痉，用治癫痫及小儿慢惊风。唯有毒性烈，用当宜慎。

【用法用量】宜入丸散剂，吞服，每次 0.3 ~ 0.6g。如作卷烟分次燃吸，每日不超过 1.5g。外用适量，煎汤洗或研末外敷。

【使用注意】本品有毒，应严格控制用量。痰热咳痰不利者不宜。因含有东莨菪碱、莨菪碱及阿托品等，故孕妇、青光眼、高血压及心脏病患者均忌服。

【附】本章其他中药见表18 – 2。

表18 – 2　本章其他中药

类别	品名	来源	性味	功效	主治
化痰药	竹沥	新鲜竹秆火烤流出的汁液	甘，寒	清热豁痰，定惊利窍	痰热咳喘，中风痰迷
	木蝴蝶	紫葳科植物木蝴蝶的种子	苦甘，凉	清肺利咽，疏肝和胃	咳嗽音哑，肝胃气痛
	黄药子	薯蓣科植物黄独的块茎	苦，寒	化痰散结，清热解毒	疮疡肿毒，咽喉肿痛

续表

类别	品名	来源	性味	功效	主治
	海浮石	胞孔科脊突苔虫的骨骼	咸，寒	清肺化痰，软坚散结	痰热咳喘，瘰疬瘿瘤
	海蛤壳	帘蛤科动物蛤的贝壳	咸，寒	清肺化痰，软坚散结	肺热咳喘，瘿瘤痰核
	瓦楞子	蚶科动物毛蚶的贝壳	咸，平	消痰软坚，化瘀散结	癥瘕痞块，瘰疬瘿瘤
	礞石	绿泥石片岩或云母岩石块	咸，平	坠痰下气，平肝镇惊	气逆喘咳
	猪牙皂	豆科植物皂荚的不育果实	辛咸，温	祛痰开窍，散结消肿	中风痰迷，痈肿疮毒
止咳药	马兜铃	马兜铃科植物马兜铃果实	苦，寒	清肺化痰，清肠消痔	肺热咳喘，痔疮肿痛
平喘药	罗汉果	葫芦科植物罗汉果的果实	甘，凉	清肺利咽，润肠通便	咽痛咳喘，便秘

目标检测

答案解析

一、单项选择题

1. 下列止咳平喘药除（　　）外，均具有毒性
   A. 半夏　　　　　　　B. 苦杏仁　　　　　　C. 白附子　　　　　　D. 百部

2. 既能清化热痰，又能润肠通便的药物是（　　）
   A. 苦杏仁　　　　　　B. 白芥子　　　　　　C. 葶苈子　　　　　　D. 瓜蒌

3. 治疗肺痈胸痛、咳吐腥臭脓血痰，应选用（　　）
   A. 半夏　　　　　　　B. 桔梗　　　　　　　C. 昆布　　　　　　　D. 白芥子

4. 既能润肺止咳，又能灭虱杀虫的药物是（　　）
   A. 桑白皮　　　　　　B. 苦楝皮　　　　　　C. 百部　　　　　　　D. 紫菀

5. 为治湿痰、寒痰和呕吐之要药的是（　　）
   A. 半夏　　　　　　　B. 天南星　　　　　　C. 桔梗　　　　　　　D. 枇杷叶

6. 善治皮里膜外及经络之痰的药物是（　　）
   A. 白前　　　　　　　B. 白芥子　　　　　　C. 百部　　　　　　　D. 葶苈子

7. 白前与前胡均有的功效是（　　）
   A. 降气化痰　　　　　B. 宣肺风热　　　　　C. 清肺化痰　　　　　D. 润肺止咳

8. 被誉为"舟楫之剂"，能载药上行之品为（　　）
   A. 柴胡　　　　　　　B. 升麻　　　　　　　C. 桔梗　　　　　　　D. 前胡

9. 旋覆花入煎剂宜（　　）
   A. 后下　　　　　　　B. 先煎　　　　　　　C. 另煎　　　　　　　D. 包煎

10. 治疗痰热咳嗽兼有便秘者，宜首选（　　）
    A. 川贝母　　　　　　B. 浙贝母　　　　　　C. 瓜蒌仁　　　　　　D. 前胡

11. 川贝母与浙贝母的主要区别为（　　）
    A. 川贝母偏于甘润，浙贝母偏于苦泄　　　　B. 川贝母能润肺化痰，浙贝母能解郁散结
    C. 川贝母质优效佳，浙贝母质次效逊　　　　D. 川贝母养阴润肺，浙贝母化痰散结

12. 瓜蒌的功效是（　　）
    A. 清化热痰，开郁散结　　　　　　　　　　B. 清化热痰，润肺止咳，散结消肿

　　C. 清化热痰，宽胸散结，润肠通便　　　　　D. 清化热痰，除烦止呕

13. 桑白皮的功效是（　　　）

　　A. 清化热痰，除烦止呕　　　　　　　　　B. 清化热痰，宽胸散结

　　C. 清化热痰，定惊利窍　　　　　　　　　D. 泻肺平喘，利水消肿

二、思考题

1. 化痰药在临床使用时为何要配伍健脾理气药？

2. 川贝母、浙贝母的功效主治有何异同？

3. 桑白皮与葶苈子均能泻肺平喘、利水消肿，二者的药性、功效及主治有何不同？

4. 百部、紫菀、款冬花三味药的性味效用相同点与不同点是什么？

书网融合……

　　知识回顾　　　　　　微课　　　　　　　习题

第十九章　安神药

学习引导

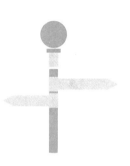

现代人生活节奏快，工作压力大，常常出现烦躁、失眠、多梦、注意力无法集中等现象。中医认为这是心神不宁的表现。心神不宁通常是由于心肝火盛、痰热扰心、阴血失养等所致，可以选择适当的安神药来调理。

本单元主要介绍安神药的含义及分类，学习7味常用安神药的功效、适应证和使用注意。

学习目标

知识要求

1. **掌握**　安神药含义、功效、适应证和使用注意；掌握药物4味（朱砂、珍珠、酸枣仁、柏子仁）。

2. **熟悉**　药物2味（灵芝、远志）。

3. **了解**　药物1味（珍珠、合欢皮）。

1. **含义**　凡以安定神志为主要作用，用于治疗心神不宁病证的药物，称为安神药。

2. **性能特点**　安神药多以矿石、贝壳或植物的种子入药。前者质重沉降，重则能镇，重可去怯，以重镇安神为其特点；后者质润滋养，以养心安神为其所长。本类药物多归心、肝二经。主要用于心神不宁、惊悸、失眠、多梦、健忘及惊风、惊痫、癫狂等证。其中药物朱砂有毒。

3. **分类、功效与适应证**（表19-1）

表19-1　安神药的分类、功效与适应证

分类	功效	适应证
重镇安神药	重镇安神，平惊定志，平肝潜阳	多用于阳气躁动，心神不安的实证
养心安神药	养心安神，滋阴补血，交通心肾	多用于心肝血虚，心神不宁的虚证

4. **配伍应用**　使用安神药须根据不同的病因、病机，选择适宜的安神药，还应结合兼证进行相应的配伍。配方中本类药物常居辅助地位。

（1）心火亢盛者，配伍清心降火药。

（2）痰热扰心者，配伍化痰、清热药。

（3）肝阳上亢者，配伍平肝潜阳药。

（4）血瘀气滞者，配伍活血行气药。

（5）血亏阴虚者，配伍补血、养阴药物及养心安神药。

（6）心脾气虚者，配伍补气药。

（7）惊风、癫痫者，配伍化痰开窍或平肝息风药。

5. 使用注意

（1）矿石类安神药，易伤脾胃，故不宜长期服用，并须酌情配伍养胃健脾之品。

（2）个别药物有毒，须控制用量，以防中毒。

PPT

第一节　重镇安神药

朱　砂 ｅ微课
Zhusha

【来源】　为硫化物类矿物辰砂族辰砂，主含硫化汞（HgS）。

【处方用名】　丹砂、辰砂、贡珠砂、镜面砂、飞朱砂。

【性味归经】　甘，微寒；有毒。归心经。

【功效应用】

1. 清心镇惊，安神　用于心火亢盛，心神不宁，心悸失眠。本品专入心经，寒者清热，重能镇怯，功善镇心、清心而安神，最宜于心火亢盛之心神不宁、烦躁不眠诸证，常与黄连、莲子心、栀子等合用，以增强清心安神作用。

2. 明目　用于心肝火盛之视物不清、目赤昏花。

3. 解毒　用于疮疡肿毒，咽喉肿痛，口舌生疮。内服、外用均有清热解毒作用，常配其他清热解毒药同用，如冰硼散。

【性能特点】　本品甘寒清解，质重镇怯，力强有毒，专入心经。功善镇心、清心而安神，最善用于心火亢盛、心神不宁，烦躁失眠及惊风癫痫，为安定神志之要药。此外，本品有较强的清热解毒作用，内服、外用均有效，治疮疡肿毒，咽喉肿痛，口舌生疮。本品有毒，当慎用。

【用法用量】　0.1～0.5g，多入丸散，不宜入煎剂。外用适量，或调敷，或喷喉。

【使用注意】　本品有毒，故内服不宜过量或久服，以防汞中毒；孕妇及肝肾功能不全者禁用。切忌火煅，火煅则析出水银，有剧毒。

📖 知识链接 ┈┈┈

1. 古代帝王追求长生不老，经常服用仙丹。根据史书记载和考古查证，仙丹的主要成分之一就是朱砂，因朱砂主要含硫化汞（HgS），长期服用会导致蓄积中毒，甚至死亡，所以长期服用仙丹的帝王寿命都不长。

2. 朱砂拌：麦冬、远志、茯苓常以少量水飞朱砂进行润拌，以增强宁心安神的作用。

珍　珠
Zhenzhu

【来源】　为珍珠贝科动物马氏珍珠贝 *Pteria martensii*（Dunker）、蚌科动物三角帆蚌 *Hyriopsis cumingii*（Lea）或褶纹冠蚌 *Cristariaplicata*（Leach）等双壳类动物受刺激形成的珍珠。

【处方用名】真珠、珍珠、濂珠（研粉用）。

【性味归经】甘、咸，寒。归心、肝经。

【功效应用】

1. 安神定惊　用于惊悸失眠，惊风癫痫。治心阴虚有热之心烦不眠、多梦健忘、心神不宁，可与酸枣仁、柏子仁同用；治小儿痰热所致的惊风、癫痫抽搐，可与牛黄、天竺黄等同用。

2. 明目消翳　用于肝经风热或肝火上攻所致的目赤翳障。

3. 解毒生肌　用于疮疡不敛、口舌生疮、牙龈肿痛、咽喉溃烂。

4. 润肤祛斑　用于皮肤色斑，多外用。

【性能特点】本品甘咸质重，入心、肝经。善治心烦不眠、多梦健忘及小儿惊风、癫痫抽搐；又能明目退翳，用于肝经风热或肝火上攻所致目赤翳障。此外还能解毒生肌、润肤祛斑。

【用法用量】研粉，0.1~0.3g，多入丸散用；外用适量。

即学即练 19-1

下列药物既能用于心阴虚有热之心烦、失眠，又能用于目赤翳障的是（　　）

答案解析　A. 朱砂　　　　　B. 珍珠　　　　　C. 酸枣仁　　　　　D. 远志

第二节　养心安神药

PPT

酸枣仁

Suanzaoren

【来源】为鼠李科植物酸枣 *Ziziphus jujuba* Mill. var. spinosa（Bunge）Hu ex H. F. Chou 的干燥成熟种子。

【处方用名】枣仁、炒酸枣仁、炒枣仁。

【性味归经】甘、酸，平。归肝、胆、心经。

【功效应用】

1. 养心补肝，宁心安神　用于心肝血虚之心悸失眠。本品能养心阴，益肝血而有安神之效，为养心安神要药。用在复方中常为主药，如酸枣仁汤。

2. 敛汗　用于体虚自汗，盗汗。尤宜用治心神不安兼有体虚自汗、盗汗者。

3. 生津　用于津伤口渴。

【性能特点】本品甘酸补敛，性平不偏，入心、肝经。善补益心肝阴血而安神，主要用于心肝血虚、心失所养之心悸失眠、虚烦不眠，为养心安神之要药。味酸，还可收敛止汗及生津，用于体虚自汗、盗汗及津伤口渴。

【用法用量】煎服，10~15g。

【使用注意】本品味酸性敛，故内有实邪郁火者慎服。

 知识链接

1. 神经衰弱：是由于长期处于紧张和压力下，出现精神易兴奋和脑力易疲乏现象，常伴有情绪烦恼，易激怒，睡眠障碍，肌肉紧张性疼痛等。

2. 酸枣仁生用、炒用有别，生用对肝胆虚热引起的失眠效果较好，炒用对于肝胆心脾血虚引起的失眠效果较好。

柏子仁
Baiziren

【来源】　为柏科植物侧柏 Platycladus orientalis（L.）Franco 的干燥成熟种仁。

【处方用名】　柏仁、柏子、柏实。

【性味归经】　甘，平。归心、肾、大肠经。

【功效应用】

1. 养心安神　用于心悸失眠。本品多用治心阴不足、心血亏虚之虚烦不眠、心悸怔忡、健忘等，常与酸枣仁、五味子等药配伍。

2. 润肠通便　用于肠燥便秘。本品质润多油，用治阴虚血少、年老体弱、产后等肠燥便秘证，常与火麻仁、郁李仁等同用，如五仁丸。

3. 止汗　用于阴虚盗汗。

【性能特点】　本品甘平滋润。既能补养阴血、交通心肾而安神，又善治心阴虚及心肾不交之心悸失眠。种仁富含油脂，能润肠通便，治体虚肠燥便秘证。此外，还能补阴血而止汗，治阴虚盗汗。

【用法用量】　煎服，3 ~ 10g。

【使用注意】　本品质润滑肠，故大便溏薄者慎服。

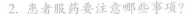　实例分析 19 -1

实例　患者，女，26 岁。近一年来一直在准备考博士研究生，压力大，经常熬夜至凌晨一两点，近 1 个月出现失眠、多梦、健忘，白天精神恍惚等症状。

问题　1. 要缓解患者失眠、多梦、健忘的症状可以选用本章哪几味中药？
　　　2. 患者服药要注意哪些事项？

答案解析

远　志
Yuanzhi

【来源】　为远志科植物远志 *Polygala tenuifolia* Willd. 或卵叶远志 *Polygala sibirica* L. 的干燥根。

【处方用名】　远志筒、远志肉、小草根、制远志。

【性味归经】　苦、辛，温。归心、肾、肺经。

【功效应用】

1. 安神益智，交通心肾　用于心悸怔忡，失眠多梦，健忘。本品既能开心气而宁心安神，又能通肾气而强志不忘，为交通心肾、安神定志、益智强识之佳品，治心肾不交之心神不宁、失眠、惊悸、健忘等证，常为方中必备之药。

2. 祛痰　用于痰阻心窍，癫痫发作，咳嗽痰多。常与化痰、息风、开窍药配伍。

3. 消肿　用于痈疽疮毒，乳房肿痛，喉痹。

【性能特点】　本品辛开苦泄温通，入心肾经。既善安神益智，交通心肾，多用于治疗心肾不交的心神不宁，失眠健忘；又擅祛痰开窍，治痰阻心窍，癫痫发狂，神志恍惚。入肺经，祛痰止咳，用于咳嗽痰多。且能疏通气血之壅滞而消散痈肿，用治一切痈疽疮毒及乳房肿痛。

【用法用量】 煎服，3~10g。外用适量，研末调敷。

【使用注意】 本品对胃有刺激性，过量可致恶心、呕吐，故溃疡病、胃炎及消化性溃疡患者慎服。

📖 **知识链接**

1. 心肾不交：是指心与肾生理协调功能失常的病理现象。多由肾阴亏虚，阴精不能上乘，因而心火偏亢，失于下降所致。

2.《三国志·姜维传》记述三国时期，蜀国名将姜维，收到母亲家书，让其"当归"。姜维回复曰："良田百项，不在一亩，但有'远志'，不在'当归'也。"反映了姜维精忠报国，舍小家、为大家的爱国情怀。

灵芝
Lingzhi

【来源】 为多孔菌科真菌赤芝 *Ganoderma lucidum*（Leyss. ex Fr.）Karst 或紫芝 *Ganoderma sinense* Zhao，Xu et Zhang 的干燥子实体。

【处方用名】 菌灵芝。

【性味归经】 甘，平。归心、肺、肝、肾经。

【功效应用】

1. 补气安神 用于心气血虚或心脾两虚之心神失养，心悸失眠，虚劳短气，食欲不振。可单用研末吞服或配当归、酸枣仁、龙眼肉等补血养心安神药。

2. 止咳平喘 用于肺虚咳喘，痰多咳嗽。可单用或配补气、敛肺化痰药同用。

【性能特点】 本品甘平，具有补虚安神之功，治心气虚、心脾两虚、气血不足等心神失养之心神不宁。为虚劳、久病虚弱、老年体衰等患者常用。并能止咳平喘，用于肺虚咳喘。

【用法用量】 煎服，6~12g；研末服，每次1.5~3g，每日2~3次。

【使用注意】 对灵芝过敏者不宜服用。

📖 **知识链接**

灵芝主要有三萜类、有机酸、香豆素苷、生物碱、多糖、蛋白质、多肽、甾类、核苷类等成分。具有镇静、镇痛、抗惊厥、祛痰、镇咳、强心、抗心肌缺血、抑制血小板聚集、抗血栓、降血压、降血脂、抗动脉粥样硬化、保肝、解毒、降血糖作用。对人体免疫系统有双向调节作用，能抗肿瘤、抗衰老。

合欢皮
Hehuanpi

【来源】 为豆科植物合欢 *Albizia julibrissin* Durazz. 的干燥树皮。

【处方用名】 合欢、夜合皮。

【性味归经】 甘，平。归心、肝、肺经。

【功效应用】

1. **解郁安神** 用于忿怒忧郁，情志不遂之烦躁不眠。本品能宁心安神，但其力薄弱。

2. **活血消肿** 用于跌打骨折，瘀血肿痛，肺痈，痈肿疮毒。

【性能特点】 本品甘平行散，入心、肝经，善舒肝解郁，宁心安神，为安神解郁之品，适宜于忿怒忧郁之烦躁不宁、失眠多梦者。又能活血消肿，用于跌打骨折，肺痈及痈肿疮毒。

【用法用量】 煎服，6～12g。外用适量，研末调敷。

【使用注意】 本品活血，故孕妇慎用。

【附】 本章其他中药见表19-2。

表19-2 本章其他中药

类别	品名	来源	性味	功效	主治
重镇安神药	磁石	矿物尖晶石族磁铁矿	咸，寒	镇惊安神，平肝潜阳	惊悸失眠，头晕目眩
养心安神药	首乌藤	蓼科植物何首乌的藤茎	甘，平	养血安神，祛风通络	心神不宁，风湿痹痛

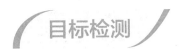 目标检测

答案解析

一、单项选择题

1. 下列药物忌火煅的是（　　　）

    A. 石决明　　　　　B. 牡蛎　　　　　C. 朱砂　　　　　D. 石膏

2. 下列药物能养心安神的是（　　　）

    A. 磁石　　　　　B. 酸枣仁　　　　　C. 朱砂　　　　　D. 珍珠

3. 既能清心镇惊，又能安神解毒的药物是（　　　）

    A. 朱砂　　　　　B. 远志　　　　　C. 酸枣仁　　　　　D. 柏子仁

4. 下列可以解郁安神的药物是（　　　）

    A. 珍珠　　　　　B. 酸枣仁　　　　　C. 远志　　　　　D. 合欢皮

二、思考题

1. 何谓安神药？分为哪两大类？各自的性能特点和适应证如何？

2. 柏子仁、远志、合欢皮、灵芝安神的特点如何？临床如何选用？

书网融合……

知识回顾　　　　微课　　　　习题

第二十章　平肝息风药

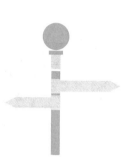

学习引导

肝火上炎、肝阳上亢、肝风内动均为肝的阴阳失调所致，临床表现各异，有的患者表现为头晕胀痛，目赤肿痛；有的患者表现为头重脚轻，腰膝酸软；有的患者表现为头摇肢颤，语言謇涩。这些病证都可以选用平肝息风药进行治疗，但如何正确地辨证选药呢？

本单元主要介绍平肝息风药的含义及分类，学习 13 味常用平肝息风药的功效、适应证和使用注意。

学习目标

知识要求

1. **掌握**　平肝息风药的含义、功效、适应证及配伍方法；掌握药物 6 味（石决明、牡蛎、羚羊角、牛黄、钩藤、天麻）。

2. **熟悉**　药物 4 味（地龙、蜈蚣、全蝎、僵蚕）。

3. **了解**　药物 3 味（珍珠母、赭石、蒺藜）。

1. 含义　凡以平抑肝阳，息风止痉为主要作用，主治肝阳上亢或肝风内动病证的药物，称为平肝息风药。

2. 性能特点　本类药物以介类、虫类等动物药及矿物药为主，有"介类潜阳，虫类搜风"之说。其药性多偏寒凉，少数偏温燥，味多咸、甘。"诸风掉眩，皆属于肝"，其主治病证病位在肝，故本类药物主归肝经，少数药兼有宁心安神之功而治心神不宁者，则兼归心经。介类、矿物类药物质重，有沉降之性。全蝎、蜈蚣有毒，用时应慎。

3. 分类、功效与适应证（表 20-1）　🅔 微课 I

表 20-1　平肝息风药的分类、功效与适应证

分类	功效	适应证
平抑肝阳药	平抑肝阳或平肝潜阳，兼能清肝明目，宁心安神	肝阳上亢，头晕目眩，兼治肝火上攻诸证及心悸失眠等
息风止痉药	平肝息风、制止痉挛抽搐，兼能清肝、平肝、化痰	肝风内动，惊痫抽搐，兼治肝火上攻，肝阳眩晕及痰热咳嗽等

4. 配伍应用　应用本类药时，须根据病因、病机和兼证的不同，进行适当选择与相应的配伍。

（1）肝阳上亢证，多配滋养肾阴的药物，益阴以制阳。

（2）肝阳化风之肝风内动，息风止痉药与平抑肝阳药并用。

（3）热极生风之肝风内动，多配伍清热泻火药；阴血亏虚之肝风内动，配伍补养阴血药。

（4）兼痰邪窍闭神昏者，多配伍开窍醒神或祛痰药；兼失眠多梦，心神不宁者，多配伍安神药。

（5）肝火盛者，多配伍清泻肝火药；脾虚慢惊风，宜用性平的止痉药，并当配伍补脾益气药。

5. 使用注意

（1）对脾虚慢惊者，药性寒凉之品忌用。

（2）对阴虚血亏者，药性温燥之品慎用。

（3）贝壳类、矿石类药物入煎剂一般要先煎。

PPT

第一节 平抑肝阳药

石决明 微课 2
Shijueming

【来源】为鲍科动物杂色鲍 *Haliotis diversicolor* Reeve、皱纹盘鲍 *Haliotis discus hannai* Ino、羊鲍 *Haliotis ovina* Gmelin、澳洲鲍 *Haliotis ruber*（Leach）、耳鲍 *Haliotis asinina* Linnaeus 或白鲍 *Haliotis laevigata*（Donovan）的贝壳。

【处方用名】鱼壳、海决、九孔石决明、煅石决明。

【性味归经】咸，寒。归肝经。

【功效应用】

1. 平肝潜阳 用于头痛眩晕。本品咸寒清热，质重潜阳，专入肝经，平肝作用较强，又兼有滋养肝阴之功，为凉肝、镇肝之要药。治肝肾阴虚，肝阳上亢之眩晕，尤为适宜。

2. 清肝明目 用于目赤翳障，视物昏花。本品为清肝明目之要药。

此外，煅石决明还有收敛、制酸、止痛、止血等作用，可用于胃酸过多之胃脘痛。

【性能特点】本品咸寒清泄，质重镇潜，专入肝经。功善平肝潜阳、清肝明目，为镇肝、凉肝之要药。名曰"决明"，即为治目疾之常用药。

【用法用量】煎服，6～20g，打碎先煎。外用适量，点眼。平肝清肝宜生用，点眼应煅用、水飞。

【使用注意】本品咸寒易伤脾胃，故脾胃虚寒、食少便溏者慎服。

> **知识链接**
>
> 1. 眩晕：是由清窍失养或清窍受扰引起的，以目眩、头晕为主要临床表现的病证。目眩即眼花或眼前发黑，视物模糊；头晕即感觉自身或外界景物旋转，站立不稳。两者常同时并见，故统称为"眩晕"。
>
> 2. 介类潜阳：指以软体水下动物，取其甲壳入药，长于潜降上亢之肝阳，常用治肝阳上亢证，如石决明、牡蛎等。

珍珠母
Zhenzhumu

【来源】为蚌科动物三角帆蚌 *Hyriopsis cumingii*（Lea）、褶纹冠蚌 *Cristaria plicata*（Leach）或珍珠贝科动物马氏珍珠贝 *Pteria martensii*（Dunker）的贝壳。

【处方用名】真珠母、煅珍珠母。

【性味归经】咸，寒。归肝、心经。

【功效应用】

1. 平肝潜阳 用于头痛眩晕。本品性能、功效均与石决明相似，既能平肝潜阳，又可清泻肝热，还有安神之功，故肝阳上亢、肝热内盛而见心神不宁，烦躁失眠者，更为适宜。

2. 明目退翳 用于目赤翳障，视物昏花。治肝热之目赤翳障，常与菊花、石决明等同用；治肝虚之视物昏花等，常与枸杞子、女贞子等同用。

3. 安神定惊 用于惊悸失眠。常与化痰开窍、泻火宁心之品同用。

此外，本品煅用能收湿敛疮，治湿疮、湿疹。

【性能特点】本品咸寒质重，入肝经，生用善平肝潜阳、清肝明目，治肝阳上亢之头晕目眩及肝火上攻之头晕、头痛、目赤肿痛、视物昏花。又入心经，有安神定惊之效，治惊悸、失眠、心神不宁等证。煅用能收湿敛疮。

【用法用量】煎服，10～25g，打碎先煎。外用适量，研细末用，或调敷。

【使用注意】本品胃寒者慎服。

牡 蛎
Muli

【来源】为牡蛎科动物长牡蛎 *Ostrea gigas* Thunberg、大连湾牡蛎 *Ostrea talienwhanensis* Crosse 或近江牡蛎 *Ostrea rivularis* Gould 的贝壳。

【处方用名】左牡蛎、左壳、牡蛎壳、煅牡蛎。

【性味归经】咸，微寒。归肝、胆、肾经。

【功效应用】

1. 重镇安神 用于心神不安，惊悸失眠。本品质重下潜而镇静安神。

2. 潜阳补阴 用于眩晕耳鸣。本品咸寒质重，有类似石决明之平肝潜阳作用，多用治水不涵木、阴虚阳亢、眩晕耳鸣之证。

3. 软坚散结 用于瘰疬痰核，癥瘕痞块。近代常用治肝脾肿大证。

4. 煅用收敛固涩 用于滑脱诸证。如遗精、遗尿、崩漏、带下、自汗、盗汗等。

5. 煅用制酸止痛 用于胃痛吞酸。常配伍高良姜、延胡索等。

【性能特点】本品咸寒，质重沉降，生用既为平肝潜阳之要药，又长于软坚散结。煅用性涩，有收敛固涩、制酸止痛作用。

【用法用量】煎服，9～30g，打碎先煎。

【使用注意】本品煅后收敛，故有湿热实邪者忌服。

📱 知识链接

痰核：因脾虚不运，痰浊凝结于肌腠所致。临床以常生于颈项、四肢及背部的皮下核状肿块，皮色不变，触之柔软，推之可移，按之不痛，大小不一，多少不等为特征的疮疡病。

赭 石
Zheshi

【来源】为氧化物类矿物刚玉族赤铁矿，主含三氧化二铁（Fe_2O_3）。

【处方用名】生赭石、代赭石、钉赭石、煅赭石。

【性味归经】苦，寒。归肝、心、肺、胃经。

【功效应用】

1. **平肝潜阳**　用于眩晕耳鸣。本品潜降肝阳作用较强，且善清肝火，治肝阳上亢，头目眩晕，目胀耳鸣等证。

2. **重镇降逆**　用于呕吐，噫气，呃逆，喘息。本品善降肺胃之逆气，用治胃气上逆之呕吐、嗳气、呃逆及肺气上逆之哮喘有声，卧睡不得之证。

3. **凉血止血**　用于吐血，衄血，崩漏下血。本品苦寒沉降，可单用本品研为细粉，米醋调服。

【性能特点】本品苦寒质重，为纯降之品，善降逆气为其特长。既有显著的镇潜平肝的作用，为治肝阳上亢之头晕目眩佳品；又善降上逆之气而止呕、止呃、止喘，治疗胃气上逆呕吐、嗳气、呃逆及气逆喘息。还能凉血止血。

【用法用量】煎服，9～30g，打碎先煎；或入丸散，每次1～3g。平肝降逆宜生用，止血宜煅用。

【使用注意】本品苦寒重坠，故寒证及孕妇慎服。又含微量砷，故不宜长期服。

 知识链接

呃逆：因进食生冷、辛辣，或情志郁怒等因素刺激，膈间之气不利，引动胃气上冲喉间所致。临床以呃呃有声，声音短促，持续不能自制，或伴见胃脘不适等为特征的脾系病。

蒺　藜

Jili

【来源】为蒺藜科植物蒺藜 *Tribulus terrestris* L. 的干燥成熟果实。

【处方用名】刺蒺藜、白蒺藜、硬蒺藜、盐蒺藜。

【性味归经】辛、苦，微温；有小毒。归肝经。

【功效应用】

1. **平肝解郁**　用于肝阳上亢之头痛眩晕，肝气郁滞之胸胁胀痛，乳闭乳痈。本品苦降，入肝经，有平抑肝阳，疏肝解郁的作用。

2. **活血祛风，止痒**　用于风疹瘙痒及白癜风。

3. **明目**　用于风热上攻，目赤翳障。

【性能特点】本品苦泄辛散，有小毒，专入肝经。既能平抑肝阳，治肝阳眩晕；又可疏肝解郁，治肝郁气滞之胸胁胀痛，乳闭乳痈。本品还能明目退翳，配疏散风热药，用治风热上攻，目赤翳障等。此外，尚可祛风止痒。

【用法用量】煎服，6～10g；或入丸散。

【使用注意】孕妇慎用。

 知识链接

白癜风：是一种局限性或泛发性的皮肤色素脱失性疾病，属中医的"白癜"、"白驳风"等范畴。

即学即练20-1

治疗痰火郁结之痰核、瘰疬、瘿瘤宜用（　　）

答案解析　　A. 牡蛎　　　　B. 石决明　　　　C. 赭石　　　　D. 珍珠母

PPT

第二节　息风止痉药

羚羊角

Lingyangjiao

【来源】为牛科动物赛加羚羊 *Saiga tatarica* Linnaeus 的角。

【处方用名】羚羊尖、羚角、羚羊角片、羚羊粉。

【性味归经】咸，寒。归肝、心经。

【功效应用】

1. 平肝息风　用于热极动风或肝风内动之头痛眩晕、高热神昏、惊厥抽搐、妊娠子痫、癫痫发狂。本品有良好的清肝热和息风止痉之效，为清热息风之要药，最宜用于热极生风所致痉挛抽搐。

2. 清肝明目　用于肝火上攻之目赤翳障。

3. 散血解毒　用于温毒发斑，痈肿疮毒。

【性能特点】本品咸寒质重，主入肝经，能息肝风、平肝阳、清肝火，功效颇佳，故凡肝风内动之手足抽搐、肝阳上亢之头晕目眩，以及肝火炽盛之目赤肿痛，用之无不取效，尤为治疗肝风内动、惊痫抽搐的要药。兼入心经，又能清心火、解热毒。

【用法用量】煎服，1~3g，宜另煎2小时以上，取汁服；磨汁或研粉服，每次0.3~0.6g。

【使用注意】本品性寒，脾虚慢惊者忌服，脾胃虚寒者慎服。

📖 **知识链接**

1. 肝风内动证：泛指因肝阳化风，或热极生风，或阴虚动风等所致，以肢体抽搐、眩晕、震颤等为主要表现的证候。

2. 赛加羚羊为国家一级保护野生物种，国家严禁狩猎、收购和销售，我们须依法加强野生药用动物的保护和合理开发利用。

牛　黄

Niuhuang

【来源】为牛科动物牛 *Bos taurus domesticus* Gmelin 的干燥胆结石。

【处方用名】天然牛黄、西黄、丑宝、京牛黄、犀黄。

【性味归经】甘，凉。归心、肝经。

【功效应用】

1. 凉肝息风　用于热病神昏，惊痫抽搐。宜用于热盛动风之痉挛抽搐者，常配伍天竺黄、钩藤、全蝎等，如牛黄散。

2. 豁痰开窍　用于温热病热入心包或中风、癫痫等痰热蒙蔽心窍所致神昏、口噤、痰涎壅塞等。单用本品研成粉末，以淡竹沥兑服即效；或配麝香、黄连等药同用。

3. 清热解毒　用于火热内盛，咽喉肿痛，口舌生疮，痈肿疔疮。本品既可内服，又能外用，为清热解毒之良药，治火毒郁结所致诸证及其他热毒痈肿，常以本药为主。

【性能特点】本品甘凉清泄，入肝、心经。既善清心、凉肝而息风止痉，还善清心豁痰而开窍。主治热毒、痰热及肝热生风所致诸证。本品又为清热解毒之良药，用于多种火毒郁结之病证。

【用法用量】入丸散服，0.15~0.35g。外用适量，研末敷患处。

【使用注意】孕妇慎用。

知识链接

1. 口噤：是因内有积热，外中风邪，痰凝气滞，瘀阻经络所致。表现为牙关紧急，口不能张开等症状。

2. 天然牛黄是动物牛的胆囊、胆管、肝管中产生的结石，分别称为"胆黄"、"管黄"与"肝黄"。活体胆囊中培植的胆结石称为"培植牛黄"；由牛胆汁提取加工而成的称"人工牛黄"。现常用培植牛黄与人工牛黄，但息风止痉功效远不如天然牛黄。

钩 藤
Gouteng

【来源】为茜草科植物钩藤 *Uncaria rhynchophylla* (Miq.) Miq. ex Havil.、大叶钩藤 *Uncaria macrophylla* Wall.、毛钩藤 *Uncaria hirsuta* Havil.、华钩藤 *Uncaria sinensis* (Oliv.) Havil. 或无柄果钩藤 *Uncaria sessilifrudus* Roxb. 的干燥带钩茎枝。

【处方用名】嫩钩藤、钩丁、嫩双钩、双钩藤。

【性味归经】甘，凉。归肝、心包经。

【功效应用】

1. **息风定痉** 用于肝风内动，高热惊厥，惊痫抽搐，小儿惊啼，妊娠子痫。常与羚羊角相须为用，如羚羊钩藤汤。

2. **清热平肝** 用于肝火上攻或肝阳上亢之头痛、眩晕。常与天麻相须为用，如天麻钩藤饮。

【性能特点】本品甘凉清解，质轻兼透，甘缓不峻，主入肝经，兼入心包经。善息风定痉，为治疗肝风内动，惊痫抽搐之常用药，又可清肝热、平肝阳。本品有降压作用，可用治高血压病。还因作用缓和，有凉肝止惊作用，亦多用于小儿急惊或小儿夜啼。

【用法用量】煎服，3~12g，后下。

知识链接

钩藤主要成分为钩藤碱、异钩藤碱等生物碱。研究表明，钩藤有降血压、镇静、解除支气管、肠及子宫平滑肌的痉挛，抑制血小板聚集等作用。中成药如钩藤决明颗粒、复方钩藤片等均有很好的降压作用。

天 麻
Tianma

【来源】为兰科植物天麻 *Gastrodia elata* Bl. 的干燥块茎。

【处方用名】箭麻、明天麻、天麻片、炒天麻、煨天麻、姜天麻。

【性味归经】甘，平。归肝经。

【功效应用】

1. **息风止痉** 用于肝风内动之小儿惊风，癫痫抽搐，破伤风。本品味甘质润，药性平和，为治肝风内动之要药，对肝风内动，惊痫抽搐，不论寒热虚实，皆可配伍应用。

2. 平抑肝阳 用于肝阳上亢或风痰上扰之头痛眩晕。本品单用或配伍均有效。

3. 祛风通络 用于手足不遂，肢体麻木或风湿痹痛。

【性能特点】本品甘缓而不峻，性平而不偏寒热，专入肝经，既能息风止痉，又能平抑肝阳。因作用平和，故凡惊痫抽搐、眩晕头痛，不论寒热虚实，皆可应用，为治疗眩晕的良药。素有"定风草"之称。又可祛外风，通经络，治疗肢麻痉挛抽搐，风湿痹痛。

【用法用量】煎服，3～10g。

📖 **知识链接**

1. 天麻主要成分为天麻素、天麻苷元、对羟基苯甲醇、胡萝卜苷等。研究表明，天麻有镇静、镇痛、催眠、抗惊厥、降血压、抗心肌缺血、抗心律失常、抑制血小板聚集、抗炎、增强细胞和体液免疫功能等作用。

2. 云南药膳名菜"天麻汽锅鸡"主要原料有天麻、乌鸡、红枣。1986 年，英国女王伊丽莎白访问中国期间，称赞"天麻汽锅鸡"风味独特、美味无穷。中国天麻更是蜚声海外。

地 龙
Dilong

【来源】为钜蚓科动物参环毛蚓 *Pheretima aspergillum*（E. Perrier）、通俗环毛蚓 *Pheretima vulgaris* Chen、威廉环毛蚓 *Pheretima guillelmi*（Michaelsen）或栉盲环毛蚓 *Pheretima pectinifera* Michaelsen 的干燥体。

【处方用名】地龙肉、苏地龙、广地龙、地龙乾。

【性味归经】咸，寒。归肝、脾、膀胱经。

【功效应用】

1. 清热定惊 用于高热神昏，惊痫抽搐。本品性寒，既能息风止痉，又善于清热定惊，故适用于热极生风所致的神昏谵语、痉挛抽搐及小儿惊风，或癫痫、发狂等，可单用或与钩藤、牛黄、全蝎等同用。

2. 通络 用于关节痹痛，肢体麻木，半身不遂。本品性寒清热，尤适用于关节红肿疼痛、屈伸不利之热痹。配伍活血药、补气药，可用治中风后气虚血滞、经络不利、半身不遂、口眼㖞斜等证。

3. 平喘 用于肺热喘咳。可单用研末内服，或配伍使用。

4. 利尿 用于水肿尿少。本品咸寒入肾，能清热而利小便。

【性能特点】本品咸寒，性善走窜。其清热力强，入肝经，善清热息风而止痉；入膀胱经，能清膀胱之热结而利水道；还能清肺泄热而平喘。此外，还长于通行经络，治痹证肢麻拘挛及中风半身不遂。

【用法用量】煎服，5～10g，鲜品 10～20g。研末吞服，每次 1～2g。外用适量，鲜品捣服。

【使用注意】本品性寒，故脾胃虚寒或内无实热者慎服。

📖 **知识链接**

现代研究表明，地龙有镇静、抗惊厥、解热、降血压、舒张支气管、抗血栓形成、抗菌、利尿等作用。地龙提取物地龙蛋白广泛用于临床，并越来越多地用于心脑血管、内分泌、呼吸系统等疾病的预防和治疗。

蜈　蚣

Wugong

【来源】　为蜈蚣科动物少棘巨蜈蚣 *Scolopendra subspinipes mutilans* L. Koch 的干燥体。

【处方用名】　百足虫、天龙。

【性味归经】　辛，温；有毒。归肝经。

【功效应用】

1. 息风镇痉　用于肝风内动，痉挛抽搐，小儿惊风，中风口喎，半身不遂，破伤风。本品有类似全蝎的息风止痉之效，且作用温燥毒烈之性更强，二者常相须为用。

2. 攻毒散结　用于疮疡，瘰疬，蛇虫咬伤。本品攻毒散结力强，外敷为主，亦可内服。

3. 通络止痛　用于风湿顽痹，顽固性偏正头痛。常与祛风活血止痛、化痰通络之品配伍。

【性能特点】　本品辛温有毒，功似全蝎，常相须为用。其药力较全蝎强，善息风止痉，治各种痉挛抽搐。又能搜风通络止痛，还能攻毒散结。

【用法用量】　煎服，3~5g；研末吞服，每次 0.6~1g；可入丸散。外用适量，研末调敷。

【使用注意】　本品有毒，辛温走窜，故内服用量不宜过大，孕妇禁用。

全　蝎

Quanxie

【来源】　为钳蝎科动物东亚钳蝎 *Buthus martensii* Karsch 的干燥体。

【处方用名】　淡全蝎、全虫、蝎子、制全蝎。

【性味归经】　辛，平；有毒。归肝经。

【功效应用】

1. 息风镇痉　用于肝风内动，痉挛抽搐，小儿惊风，中风口喎，半身不遂，破伤风。本品味辛行散，性善走窜，具有较强的息风止痉之效，故常与蜈蚣相须为用。

2. 攻毒散结　用于疮疡肿毒，瘰疬结核。本品无论内服、外用均有攻毒散结之效。

3. 通络止痛　用于风湿顽痹，顽固性偏正头痛。

【性能特点】　本品辛平有毒，为虫类走窜搜剔之品，专入肝经。善息风止痉，用于各种原因的痉挛抽搐、破伤风及中风面瘫或半身不遂。又善搜风通络而止痛，用治头痛及风湿顽痹。还可攻毒散结。

【用法用量】　煎服，3~6g；研末吞服，每次 0.6~1g；可入丸散。外用适量，研末外敷。

【使用注意】　本品有毒，辛散走窜，故用量不宜过大，孕妇禁服。

📖 **知识链接**

　　蝎毒内含毒性蛋白，主要有神经毒素、溶血毒素、出血毒素及使心脏和血管收缩的毒素等。蝎子蜇人，毒液即流入伤口。蜇伤如在四肢，可在伤部上方缠止血带，拔出毒钩，将明矾研碎用米醋调成糊状，涂在伤口上。必要时请医生切开伤口，抽取毒汁。

僵　蚕

Jiangcan

【来源】　为蚕蛾科昆虫家蚕 *Bombyx mori* Linnaeus 4~5 龄的幼虫感染（或人工接种）白僵菌 Beauveria bassiana（Bals.）Vuillant 而致死的干燥体。

【处方用名】白僵蚕、天虫、姜虫、炒僵蚕、麸炒僵蚕。

【性味归经】咸、辛，平。归肝、肺、胃经。

【功效应用】

1. 息风止痉　用于肝风夹痰，惊痫抽搐，小儿急惊风，破伤风，中风口㖞。本品既能息风止痉，又能化痰定惊，对惊风癫痫而夹痰热者，尤为适宜。

2. 祛风止痛　用于风热头痛、目赤咽痛、风疹瘙痒。

3. 化痰散结　用于瘰疬痰核，发颐疔腮。

【性能特点】本品咸软辛散，性平而偏凉。既能息风止痉，兼化痰，故对惊风、癫痫夹有痰热者尤为适宜。又能祛外风，散风热，止痉、止痛、止痒；还能软坚散结。

【用法用量】煎服，5～10g。研末吞服，每次1～1.5g。散风热宜生用，余皆制用。

【使用注意】本品内服可致过敏反应，出现痤疮样皮疹及过敏性皮疹，并可减少血小板，故凝血机制障碍、出血倾向及肝昏迷患者应慎用，也不可久服。

即学即练 20－2

既能息风，又能化痰的药物是（　　　）

答案解析　　A. 全蝎　　　　B. 蜈蚣　　　　C. 地龙　　　　D. 僵蚕

 实例分析 20－1

实例　患者，男，68岁。近来血压偏高，自觉头痛、眩晕、肢体震颤、手足麻木、失眠、两目干涩、舌红少苔、脉细数。

问题　1. 要缓解患者血压高头痛、眩晕、肢体震颤，手足麻木等症状，可以首选本章哪些中药？

2. 患者服药要注意什么？

【附】本章其他中药见表20-2。

表20-2　本章其他中药

品名	来源	性味	功效	主治
罗布麻叶	夹竹桃科植物罗布麻的叶	甘、苦，凉	平肝安神，清热利水	肝阳眩晕，心悸失眠等

目标检测

答案解析

一、单项选择题

1. 具有清热定惊、平喘、通络、利尿作用的药物是（　　　）

　　A. 蜈蚣　　　　　　B. 僵蚕　　　　　　C. 地龙　　　　　　D. 全蝎

2. 治疗风湿顽痹、筋脉拘挛及顽固性头痛等证，常与全蝎相须为用的药物是（　　　）

　　A. 天麻　　　　　　B. 僵蚕　　　　　　C. 地龙　　　　　　D. 蜈蚣

3. 治疗中风后气虚血滞，经络不利之半身不遂，口眼歪斜者宜选用（　　）

A. 天麻　　　　　　B. 全蝎　　　　　　C. 蜈蚣　　　　　　D. 地龙

4. 性平，治疗肝风内动，惊痫抽搐，无论寒热虚实皆可配伍应用的药物是（　　）

A. 钩藤　　　　　　B. 天麻　　　　　　C. 蜈蚣　　　　　　D. 僵蚕

5. 既能平息内风，又能祛除外风的药物是（　　）

A. 蒺藜　　　　　　B. 天麻　　　　　　C. 羚羊角　　　　　D. 钩藤

6. 具有平肝潜阳，清肝明目作用的药物是（　　）

A. 石决明　　　　　B. 赭石　　　　　　C. 磁石　　　　　　D. 牡蛎

7. 既治肝阳上亢之头晕目眩，又治心神不安之心悸失眠的药有（　　）

A. 珍珠母　　　　　B. 赭石　　　　　　C. 石决明　　　　　D. 蒺藜

8. 赭石除平肝潜阳，重镇降逆外，又能（　　）

A. 制酸止疼　　　　B. 祛风明目　　　　C. 凉血止血　　　　D. 息风止痉

9. 具有息风镇痉，通络止痛，攻毒散结功效的药物是（　　）

A. 地龙　　　　　　B. 蒺藜　　　　　　C. 全蝎　　　　　　D. 僵蚕

10. 入汤剂须后下的药物是（　　）

A. 钩藤　　　　　　B. 天麻　　　　　　C. 羚羊角　　　　　D. 全蝎

二、思考题

1. 平肝息风药分为哪几类？各自的性能特点、功效、适应证如何？

2. 羚羊角的用法用量如何？赭石的使用注意是什么？

3. 赭石质重降逆之性表现为哪些作用？治疗哪些病证？

4. 既息内风又祛外风的平肝息风药有哪些？功用各如何？

5. 比较天麻与钩藤的功效应用之异同。

书网融合……

知识回顾　　　　微课1　　　　微课2　　　　习题

第二十一章　开窍药

学习引导

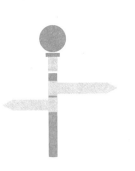

闭证是由于邪闭清窍，清窍失灵，神明失用而产生的以神志不清，牙关紧闭，两手握固，大小便闭，肢体强痉，喉中痰鸣等为主要特征的一种病证。有的患者兼见颜面潮红，呼吸气粗，身体温热，舌红苔黄，脉滑而数。有的患者兼见面白唇暗，痰涎壅盛，四肢欠温，舌苔白腻，脉沉滑而缓。对症状不同的闭证患者，如何正确地选用开窍药，实现"药到病除"呢？

本单元主要介绍开窍药的含义及分类，学习 4 味常用开窍药的功效、适应证和使用注意。

学习目标

知识要求

1. **掌握**　开窍药的含义、性能特点、功效、适应证及配伍应用；掌握药物2味（麝香、冰片）。

2. **熟悉**　药物1味（苏合香）。

3. **了解**　药物1味（石菖蒲）。

1. 含义　凡具辛香走窜之性，以开窍醒神为主要作用，常用以治疗闭证神昏的药物，称为开窍药。

2. 性能特点　本类药物味辛芳香，善于走窜。"心主神明"，邪气闭阻心窍则神昏，故主归心经，能通关开窍、启闭醒神。

3. 功效与适应证　本类药物具有开窍醒神之功，适用于热陷心包、痰浊蒙蔽清窍所致的神昏谵语及中风、中气、惊痫等出现的猝然昏厥之证（神昏闭证）。神志昏迷有虚实之分。实证即闭证，闭证多见口噤、手握、脉来有力，治当通关开窍、醒神回苏，宜用开窍药。虚证即脱证，脱证多见冷汗肢凉，脉微欲绝，治当补虚固脱，非本章药物所宜。闭证有寒热之异，寒闭多见面青、身凉、苔白、脉迟；热闭多见面赤、身热、苔黄、脉数。 微课

4. 配伍应用

（1）热闭者，配清热泻火、解毒之品。

（2）寒闭者，配温里祛寒之品。

（3）兼惊厥抽搐者，配息风止痉药。

（4）兼喉中痰鸣者，配化痰药。

5. 使用注意

（1）开窍药辛香走窜，易耗伤正气，为救急治标之品，只宜暂服不可久用，中病即止。

（2）开窍药只用于闭证，脱证宜回阳救逆、益气固脱，忌用开窍药。

（3）由于本类药气味芳香，易挥发，故内服多入丸散，不宜入煎剂，仅个别药物可入煎剂。

麝　香
Shexiang

【来源】　为鹿科动物林麝 *Moschus berezovskii* Flerov、马麝 *Moschus sifanicus* Przewalski 或原麝 *Moschus moschiferus* Linnaeus 成熟雄体香囊中的干燥分泌物。

【处方用名】　射香、寸香、元寸香、元寸、当门子。

【性味归经】　辛，温。归心、脾经。

【功效应用】

1. 开窍醒神　用于热病神昏，中风痰厥，气郁暴厥，中恶昏迷。本品开窍醒神作用极强，可广泛用于温热病、小儿急惊风、中风等神昏，且无论热闭或寒闭，皆可应用，多入复方使用。治温热邪入心包、高热神昏，中风痰厥，惊痫等，常与牛黄、冰片、朱砂等药配伍，组成凉开剂，用于热闭证；也可与苏合香、丁香、檀香等药配伍，组成温开剂，用于寒闭证。

2. 活血通经　用于经闭，癥瘕，难产死胎，胸痹心痛，心腹暴痛，跌扑伤痛，痹痛麻木。本品有较好的活血祛瘀、通经止痛之效，不论内服、外用均有良效，为伤科要药。

3. 消肿止痛　用于痈肿瘰疬，咽喉肿痛。内服、外用均有效。

【性能特点】　本品辛香走窜之性甚烈，有极强的开窍通闭作用，为醒神回苏之要药，最宜于治疗闭证神昏，无论寒闭、热闭，皆可用之。又善活血通经，可行血中之瘀滞，开经络之壅遏，通经散结止痛。

【用法用量】　多入丸散，0.03～0.1g，不入煎剂。外用适量，调敷或敷贴。

【使用注意】　孕妇禁用。

 知识链接

　　麝香药源紧缺，属珍稀中药材。中国医学科学院药物研究所研究的课题——"人工麝香研制及其产业化"荣获 2015 年度国家科技进步一等奖。人工麝香作为国家重大科技成果，被列为国家保密品种，临床疗效确切，可与天然麝香等同使用。人工麝香的研制成功及其产业化，实现了中药产业可持续发展，对保护濒危野生动物资源和弘扬传统医药意义重大。

答案解析

即学即练21－1

下列除哪项外，均宜入丸、散剂的是（　　）

A. 石菖蒲　　　　　B. 冰片　　　　　C. 苏合香　　　　　D. 麝香

冰　片
Bingpian

【来源】

1. 本品为樟科植物樟 *Cinnamomum cam phora*（L.）Presl 的新鲜枝、叶经提取加工制成。又称"天然冰片（右旋龙脑）"。

2. 为菊科植物艾纳香 *Blumea balsamifera*（L.）DC. 的新鲜叶经提取加工制成的结晶。习称"艾片

（左旋龙脑）"。

3. 现多由松节油、樟脑等为原料，用化学合成方法加工所得物。习称"机制冰片或合成龙脑"。

【处方用名】 合成龙脑、机制冰片、龙脑、龙脑香、龙脑冰、梅片、梅花冰片、艾片。

【性味归经】 辛、苦，微寒。归心、脾、肺经。

【功效应用】

1. 开窍醒神 用于闭证神昏，惊厥，中风痰厥，气郁暴厥，中恶昏迷，胸痹心痛。本品性偏寒，宜用于热闭神昏，治热入心包的神志昏迷，常与麝香、水牛角、牛黄配伍。

2. 清热止痛 用于目赤，口疮，咽喉肿痛，耳道流脓。可与朱砂、硼砂等配伍。若治目赤肿痛，单用点眼即有效；治疗咽喉肿痛、口舌生疮，可直接用于患处。

此外，本品用于治冠心病心绞痛及齿痛，有一定疗效。

【性能特点】 本品辛苦，性偏寒凉。开窍醒神之功不及麝香，为凉开之品。二者常相须为用，多用于治疗热病壮热神昏、痰热内闭、暑热卒厥、小儿急惊等热闭神昏。又有清热消肿止痛及清热解毒、防腐生肌之效，为五官科或外科常用药。

【用法用量】 天然冰片：0.3～0.9g；艾片、合成龙脑：0.15～0.3g。三者均入丸散服。外用适量，研粉点敷患处。

【使用注意】 本品辛香走窜，故孕妇慎用。

苏合香
Suhexiang

【来源】 为金缕梅科植物苏合香树 *Liquidambar orientalis* Mill. 的树干渗出的香树脂经加工精制而成。

【处方用名】 苏合油、苏合香油。

【性味归经】 辛，温。归心、脾经。

【功效应用】

1. 开窍醒神 用于寒闭神昏。治中风痰厥、惊痫等属于寒邪、痰浊内闭者，常与麝香、檀香等同用，如苏合香丸。

2. 辟秽止痛 用于胸痹心痛，胸腹冷痛。常与冰片等同用，以增强止痛之效。

【性能特点】 本品辛温气香烈，有辟秽化浊之长，为治寒闭之要药。用于中风痰厥、惊痫等属于寒邪、痰浊内闭者。还可温通开郁、祛寒止痛，治胸痹腹痛。

【用法用量】 0.3～1g，宜入丸散服。

【使用注意】 本品辛香温燥，故阴虚火旺者慎服。

石菖蒲
Shichangpu

【来源】 为天南星科植物石菖蒲 *Acorus tatarinowii* Schott 的干燥根茎。

【处方用名】 菖蒲、药菖蒲、香菖蒲。

【性味归经】 辛、苦，温。归心、胃经。

【功效应用】

1. 开窍豁痰，醒神益志 用于痰湿蒙蔽清窍之神昏癫痫，健忘失眠，耳鸣耳聋。本品不但有开窍宁心安神之功，且兼具化湿、豁痰、辟秽之效。开心窍，祛湿浊、醒神志为其所长。

2. 化湿和胃 用于湿浊中阻，脘痞不饥，噤口下痢。

【**性能特点**】本品辛开苦泄温通，芳香走窜，功善开窍宁神。能开心窍、祛湿浊、醒神志，善治痰湿蒙蔽清窍之神昏谵语、癫痫抽搐、头晕嗜睡、健忘耳鸣。又善化湿浊，醒脾开胃。

【**用法用量**】煎服，3～10g；鲜品加倍；或入丸散。

【**使用注意**】本品辛温香散，易伤阴耗气，故阴亏血虚及精滑多汗者慎服。

 知识链接

噤口痢：亦称禁口痢。指患痢疾而见饮食不进，食入即吐，或呕不能食者。常见于疫毒痢、湿热痢重症。

 实例分析

实例　患者，女，48岁，急诊。丈夫陈述居处潮湿，妻子平时很少运动，前几日，突淋大雨后，常诉身体困重，痰多清稀，今天晨起，院中扫地，突然昏倒，不省人事，两手紧握、不停颤抖，立即来诊。诊见患者形体肥胖，脸色发青，牙关紧闭、四肢冰冷，舌红苔白滑，脉沉。

问题　1. 根据本案例进行辨证。

　　　　2. 应选用本章哪些中药来急救？

答案解析

【**附**】本章其他中药见表21-1。

表21-1　本章其他中药

品名	来源	性味	功效	主治
安息香	安息香科植物白花树的树脂	辛苦，平	开窍醒神，行气活血，中风痰厥，气郁暴厥，中恶止痛	昏迷，心腹疼痛等
远志	远志科植物远志或卵叶远志的干燥根	苦辛，温	安神益智，交通心肾，心肾不交引起的失眠多梦	祛痰，消肿，健忘惊悸，神志恍惚等

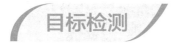 **目标检测**

答案解析

一、单项选择题

1. 治疗痰湿蒙蔽清窍所致的神志昏乱宜首选（　　　）

A. 冰片　　　　　　　　B. 石菖蒲　　　　　　　　C. 天竺黄　　　　　　　D. 竹茹

2. 既可治疗寒闭昏迷，又可治疗热闭神昏的最佳药物是（　　　）

A. 麝香　　　　　　　　B. 苏合香　　　　　　　　C. 牛黄　　　　　　　　D. 冰片

3. 治疗热闭神昏，常与麝香相须为用的药物是（　　　）

A. 苏合香　　　　　　　B. 郁金　　　　　　　　　C. 冰片　　　　　　　　D. 牛黄

4. 开窍药中，可以入煎剂的药物是（　　　）

A. 苏合香　　　　　　　B. 石菖蒲　　　　　　　　C. 冰片　　　　　　　　D. 麝香

5. 麝香的成人一日内服量是（　　　）

A. 0.01～0.015g　　　B. 0.03～0.1g　　　　　C. 0.2～0.5g　　　　　D. 0.6～0.8g

6. 下列不是麝香的功效的是（　　　）

    A. 开窍醒神   B. 活血通经   C. 祛痰   D. 止痛

7. 既开窍醒神又能化湿开胃的是（　　　）

    A. 麝香   B. 冰片   C. 苏合香   D. 石菖蒲

8. 其气芳香，能治疗噤口痢的药物是（　　　）

    A. 麝香   B. 冰片   C. 石菖蒲   D. 苏合香

9. 孕妇禁用的是（　　　）

    A. 麝香   B. 冰片   C. 石菖蒲   D. 苏合香

10. 神志昏迷有虚实之分，开窍药适用于（　　　）

    A. 肝肾阴虚证   B. 虚证   C. 闭证   D. 脱证

二、思考题

1. 何谓开窍药？其作用、适应证如何？

2. 使用开窍药时，应注意哪些事项？

3. 神志昏迷分为哪两种？症状有何不同？临床应如何用药？

4. 麝香分别配伍哪两类药可以组成凉开剂与温开剂？并分别治疗何证？

书网融合……

      知识回顾   微课   习题

第二十二章　补益药

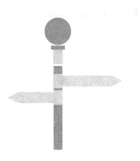

学习引导

虚证指人体正气不足，脏腑功能衰退所表现的证候。表现为面白唇淡、神疲体倦、心悸气短、自汗盗汗、大便溏泻、小便频数、舌嫩无苔、脉细弱无力等症状。对症状不同的虚证患者，应该如何选用不同的补益药来针对性治疗呢？

本单元主要介绍补益药的含义及分类，学习45味常用补益药的功效、适应证和使用注意。

学习目标

知识要求

1. 掌握　补益药的含义、性味、功效、适应证的要点及配伍应用；药物22味（人参、西洋参、党参、黄芪、白术、山药、红景天、甘草、鹿茸、淫羊藿、肉苁蓉、冬虫夏草、蛤蚧、杜仲、续断、当归、熟地黄、白芍、北沙参、黄精、枸杞子、石斛）。

2. 熟悉　药物14味（太子参、刺五加、巴戟天、补骨脂、益智、锁阳、菟丝子、何首乌、阿胶、玉竹、百合、麦冬、龟甲、鳖甲）。

3. 了解　药物9味（白扁豆、大枣、海马、紫河车、沙苑子、天冬、铁皮石斛、女贞子、哈蟆油）。

1. 含义　凡能补充人体气血阴阳之不足，增强体质，提高抗病能力，消除虚证的药物，称为补益药。

2. 性能特点　本类药物大多味甘，有滋补疗虚的功效。补益药在升降浮沉方面不具共性。补气、补阳药药性多偏温，温补温通，增强机体的活动能力。补气药主归脾肺经，补阳药主归肾脾经。补血药药性多甘温或甘平，质地滋润，以滋生血液为主，主归心肝经。补阴药多甘寒，质润或平和，能补阴、滋液、润燥、清热生津，历代医家相沿以"甘寒养阴"来概括其性用。主归心肝经。

3. 分类、功效与适应证（表22–1）

表22–1　补益药的分类、功效与适应证

分类	功效	适应证
补气药	以补脾益肺为主	适用于脾肺气虚所致之证。症见神疲乏力，食欲不振，脘腹虚胀，便溏，甚或浮肿，脏器下垂；或少气懒言，语音低微，甚或喘促，易出虚汗等
补血药	以补脾益肺为主	适用于心肝血虚所致之证。症见面色萎黄，唇爪苍白，眩晕耳鸣，悸怔忡，失眠健忘，或月经延期，量少色淡，甚至经闭，脉细弱等

续表

分类	功效	适应证
补阳药	以温补肾阳为主	适用于肾阳不足之证。症见畏寒肢冷，腰膝酸软，性欲冷淡，阳痿早泄，宫冷不孕，尿频遗尿，咳嗽喘促，眩晕耳鸣，须发早白，筋骨痿软，小儿发育不良，水肿，崩漏不止，带下清稀等
补阴药	以滋养阴液为主	适用于肺、胃及肝、肾阴虚所致之证。症见干咳少痰，咯血，虚热口干舌燥；舌绛，苔剥，咽干口渴，大便燥结；两目干涩昏花，眩晕；腰膝酸软，手足心热，心烦失眠，遗精或潮热盗汗等

4. 配伍应用　在人体生命活动中，生理状态下气、血、阴、阳能相互资生，相互转化；在病理状态下，又能相互影响，所以单一虚证较为少见，两种或两种以上虚证并见是十分普遍的。气虚和阳虚表示机体活动能力减退，阳虚多兼气虚，而气虚常可导致阳虚；血虚和阴虚表示精血津液的耗损，阴虚多兼血虚，而血虚也易导致阴虚。故补气药与补阳药，补血药与补阴药常相须为用。至于气血双亏，阴阳两虚的证候，又当气血双补，阴阳兼顾。

由于阴阳之间存在着互根互用的关系，故阴阳中任何一方虚损到一定程度，常可导致对方的不足，出现阴损及阳或阳损及阴的情况，以致最后形成阴阳两虚的证候，临床治疗需要滋阴药与补阳药同用。

此外，补虚药在临床上除用于虚证以补虚扶弱外，还常常与他药配伍以扶证祛邪，或与容易损伤正气的药物配伍应用以保护正气，预护其虚；因此，补虚药在临床上应用非常广泛，配伍应用也相当复杂，可同其他任何一章药物配伍应用。由于阳虚易生内寒，寒盛亦易伤阳，因此，补阳药尤常与温里药同用；阴虚易生内热，热盛亦易伤阴，故补阴药尤常与清热药同用。

5. 使用注意

（1）补气药，多味甘壅中，助湿碍气，故湿盛中满者慎用，必要时配伍健脾消食和理气药。

（2）补阳药，性多温燥，能伤阴助火，阴虚火旺者不宜使用。

（3）补血药与补阴药，性多黏滞，妨碍消化功能，故湿阻中焦、脘腹胀满、脾虚便溏者不宜服用。

（4）防止"闭门留寇"，对于外邪尚未完全清除的病人，补益药不宜过早应用，以免留邪，必须用时，也应以祛邪为主，酌加补养药协助，以扶正祛邪。

（5）对"虚不受补"的病人，应与健脾和胃或滋养阴液药配伍。

（6）补气药是为虚证而设，凡脏腑功能正常者，不宜使用，否则可导致阴阳失调，气血逆乱。

（7）本类药物煎服，宜文火久煎。

（8）若须久服，可制成蜜丸、膏滋或酒剂服用。

PPT

第一节　补气药

人　参

Renshen

【**来源**】为五加科植物人参 *Panax ginseng* C. A. Mey. 的干燥根和根茎。

【**处方用名**】棒棰、神草、园参、生晒参、山参、糖参、白参、红参。

【**性味归经**】甘、微苦，微温。归脾、肺、心、肾经。

【**功效应用**】

1. 大补元气　复脉固脱用于元气虚脱证。本品补气固脱之力最强，为补气救脱之要药。适用于因大汗、大泻、大失血或大病、久病所致元气虚极欲脱，气短神疲，脉微欲绝的重危证候。单用有效，如独参汤；若气虚欲脱兼见汗出，四肢逆冷之亡阳证，应与回阳救逆之附子同用，以补气固脱与回阳救逆，如参附汤。

2. 补脾益肺 用于肺脾心肾气虚证。本品为补气要药，一切气虚证候均可为主药。治肺气虚弱之短气喘促，懒言声微，脉虚自汗或脾气不足之倦怠乏力，食少便溏证，疗效尤佳；治心气虚心悸失眠、胸闷、健忘等证，常与安神药配伍；肾不纳气致短气喘咳及肾虚阳痿等证，常与补阳药配伍。

3. 生津养血 用于津伤口渴，内热消渴，气血亏虚证。热邪不仅伤津，而且耗气，对于热病气津两伤，口渴、脉大无力者，常用本品配伍养阴生津药同用。

4. 安神益智 用于心气虚弱之心悸自汗，健忘失眠。

【性能特点】本品微苦而不燥，微温而不热，入心、肺、脾经。大补元气，为治疗气虚欲脱，脉微欲绝之重危证候的要药。又可补脾肺之气，为治疗脾肺气虚之主药。味甘，又可生津、安神、益智、养血，故为治疗虚劳内伤第一要药。野山参功效最佳，生晒参药性平和，适用于气阴不足者；红参之性偏温，适用于气弱阳虚者。

【用法用量】煎服，3～9g，宜文火另煎兑服。大补元气用于急重证，剂量可用15～30g。研末吞服，每次2g，一日2次；或入丸散。

【使用注意】为保证人参的补气药效，服用人参时不宜饮茶水和吃白萝卜。因属补虚之品，邪实而正不虚者忌服。反藜芦，畏五灵脂，恶皂荚、莱菔子。

📖 **知识链接**

人参主要有效成分为人参皂苷及多糖。人参皂苷能兴奋与抑制中枢神经系统、改善学习记忆、有抗休克、强心、抗心肌缺血、提高机体免疫功能、抗疲劳、调节糖代谢、促进蛋白质合成、降血脂、抗动脉粥样硬化、抗肿瘤以及促使性腺激素释放增加等作用。

人参叶为五加科植物人参的干燥叶。味苦、微甘、性寒，归肺、胃经。能补气益肺，祛暑生津。人参叶泡茶，可用于气虚咳嗽，暑热烦躁，津伤口渴，头目不清，四肢倦乏。

西洋参

Xiyangshen

【来源】为五加科植物西洋参 *Panax quinquefolium* L. 的干燥根。

【处方用名】洋参、花旗参、西洋人参、西参、种参。

【性味归经】甘、微苦，凉。归心、肺、肾经。

【功效应用】

1. 补气养阴 用于气阴两虚证。本品补气作用弱于人参，但兼能清火养阴生津，最适用于气虚较轻而兼有阴虚的证候。

2. 清热生津 用于热病气虚津伤口渴及消渴证。

【性能特点】本品苦凉清泄，微甘能补。功善补气，又能养阴，清肺火生津液，故气虚兼阴津耗伤有火之证，用之甚宜。"凡欲用人参而不受人参之温补者，皆可以此代之"。临床主要用于阴虚火旺的喘咳痰血及热病气阴两伤的烦倦、口渴之证。

【用法用量】另煎兑服，3～6g；或入丸散。

【使用注意】本品性寒，能伤阳助湿，故阳虚内寒及寒湿者慎服。另有口服西洋参10g而致过敏反应的报道，用当注意，不可滥用。不宜与藜芦同用。

📱 **知识链接**

西洋参，又称花旗参。原产于美国北部到加拿大南部一带，以威斯康辛州为主。国产西洋参产地主要在北京怀柔与长白山等地。进口西洋参色白，外表横纹细密，国产西洋参外表较光滑，纵纹明显，皱纹细而浅。服用方法有煮、炖、蒸食，也可切片含化或研成细粉冲服。

党 参
Dangshen

【来源】 为桔梗科植物党参 *Codonopsis pilosula*（Franch.） Nannf. 、素花党参 *Codonopsis pilosula* Nannf. var. *modesta*（Nannf.） L. T. Shen 或川党参 *Codonopsis tangshen* Oliv. 的干燥根。

【处方用名】 潞党、台党参、西党参、条党、炙党参。

【性味归经】 甘，平。归脾、肺经。

【功效应用】

1. 健脾益肺　用于脾肺气虚证。本品性味甘、平，主归脾、肺二经，以补脾肺之气为主要作用。又能治疗气虚不能生血，或血虚无以化气，而见面色苍白或萎黄、乏力、头晕、心悸之气血两虚证，常与白术、当归等药同用，以增强其补气补血效果；或能治疗肺气亏虚之咳嗽气促，语声低弱等证，宜与黄芪、五味子等益肺止咳平喘之品同用。

2. 养血生津　用于气津两伤之气短口渴及气血双亏之头晕心悸。

【性能特点】 本品甘补性平，不腻不燥。既擅补中气，又善益肺气，为脾肺气虚常用之要药。气能生血，气旺津生，所以又有养血生津之效，一般脾肺气虚轻证，党参可代人参使用。然不如人参大补元气，且药力薄弱，故重证、急证仍需用人参。

【用法用量】 煎服 9 ~ 30g；或入丸散。

【使用注意】 本品虽性平，但甘补，故气滞、肝火盛者忌服，实热证不宜服。另有报道，党参用量每剂超过 60g，可引起心前区不适和心律不齐，停药后可自行恢复。

📱 **知识链接**

1. 党参可调节胃肠功能，能保护胃黏膜、促进胃溃疡的愈合，增强机体免疫功能，增加红细胞、白细胞数和血红蛋含量，有调节血压、抑菌作用。

2. 党参茯苓粥：源自《圣济总录》，取党参、茯苓、生姜各10克，三味药煎水取汁，加入粳米100克煮成粥，具有补脾益胃的功效。脾胃虚弱，少食欲呕，消瘦乏力者可常食之。

太子参
Taizishen

【来源】 为石竹科植物孩儿参的 *Pseudostellari heterophylla*（Miq.） Pax ex Pax et Hoffm. 干燥块根。

【处方用名】 孩儿参、童参。

【性味归经】 甘、微苦，平。归脾、肺经。

【功效应用】

益气健脾，生津润肺　用于脾气虚弱，胃阴不足之食少倦怠。本品有益脾气，养胃阴之效，但药力较缓，为补气药中的一味清补之品，故常用治脾虚胃阴不足而又不受峻补者，常配山药、石斛等药同用，以益气健脾、养胃生津；也可用于气虚津伤之肺虚燥咳；还可用于气阴两虚之心悸不眠、多汗等证。

【性能特点】本品性平而偏凉，甘补苦泄，入脾肺经，补中略兼清泄。功似人参，而药力甚弱。能补气生津，用治脾肺亏虚，气津两伤之轻证。或对热势已平者更宜。既能益气，又能养阴，为清补之品。

【用法用量】煎服，9～30g；如入丸散。

【使用注意】本品味甘补虚，故邪实者慎服。

📱 **知识链接**

太子参主产于福建、安徽、贵州、山东等地，福建柘荣县有"中国太子参之乡"之美誉。本品甘平清补，适宜儿童食用。除了泡水服用外，也可与其他药物配伍或做成药膳食用。凡气阴不足之轻证，火不盛者及小儿，宜用太子参；气阴两伤而火较盛者，当用西洋参。

黄 芪

Huangqi

【来源】为豆科植物蒙古黄芪 *Astragalus membranaceus*（Fisch.）Bge. var. *mongholicus*（Bge.）Hsiao 或膜荚黄芪 *Astragalus membranaceus*（Fisch.）Bge. 的干燥根。

【处方用名】黄耆、绵黄芪、口黄芪、北口芪、北芪、箭黄芪、炒黄芪、炙黄芪。

【性味归经】甘，微温。归肺、脾经。

【功效应用】

1. **补气升阳** 用于脾胃气虚证及中气下陷证。本品甘温，善入脾胃，为补中益气之要药。脾气虚弱、倦怠乏力、食少便溏者，可单用熬膏服，或与党参、白术等补气健脾药配伍；脾阳不升，中气下陷，而见久泻脱肛、内脏下垂者，常与人参、升麻、柴胡等药同用，以培中举陷。

2. **固表止汗** 用于肺气虚及表虚自汗，气虚外感诸证。本品能补肺气、益卫气，以固表止汗，常与五味子、白术、防风等药同用。

3. **利水消肿** 用于气虚浮肿，小便不利。常与防己、白术等药同用。

4. **生津养血，行滞通痹** 用于血虚萎黄，内热消渴，痹痛麻木。本品补气又能生血、摄血、生津、行滞，治血虚萎黄、气不摄血之崩漏便血、气津两伤之消渴、气虚血滞之痹痛麻木和半身不遂等。

5. **托毒排脓，敛疮生肌** 用于气血不足，脓成不溃，久溃不敛。常与人参、当归、升麻、白芷、穿山甲、皂刺等药同用。

【性能特点】本品甘温，善补中益气，升阳举陷，用治脾肺气虚诸证，而对脾阳不升、中气下陷，症见久泻脱肛、内脏下垂者尤为适宜。又能补肺气、益卫气、固表止汗，也是治疗表虚多汗的要药。本药通过补气生血、摄血、生津、行滞，用于血虚内热或气虚血滞之痹证。此外，又能托毒生肌，为"疮家圣药"；还能补气利水以退肿，为治疗气虚浮肿尿少之要药。

【用法用量】煎服，9～30g。大剂量可用至30～60g。补气升阳宜蜜炙用，其他宜生用。

【使用注意】本品甘温升补止汗，易于助火敛邪，故表实邪盛，气滞湿阻，内有积滞，阴虚阳亢，疮疡毒盛者，均不宜服。

白 术
Baizhu

【来源】 为菊科植物白术 *Atractylodes macrocephala* Koidz. 的干燥根茎。

【处方用名】 于术、冬术、烘术、贡白术、炒白术、麸炒白术、焦白术。

【性味归经】 甘、苦，温。归脾、胃经。

【功效应用】

1. 健脾益气 用于脾胃气虚证。本品主归脾胃经，以健脾燥湿为主要作用，凡脾虚湿盛之食少便溏或泄泻、痰饮、水肿、带下诸证，皆可用为主药，被前人誉之为"脾脏补气健脾第一要药"。常与人参、茯苓或干姜等药同用。

2. 燥湿利水 用于脾虚痰饮，水肿，小便不利。常与茯苓、桂枝等药同用。

3. 止汗 用于脾虚自汗。单用或配黄芪等药同用。

4. 安胎 用于脾虚胎动不安。常配砂仁等药同用。

【性能特点】 本品归脾、胃经，甘温补气，苦燥健脾，为补气健脾之要药；燥湿利水，脾虚痰饮水肿，小便不利等证用之甚宜；固表止汗安胎，均与补气健脾作用相关。

【用法用量】 煎服，6～12g。燥湿利水宜生用，补气健脾宜炒用，健脾止泻宜炒焦用。

【使用注意】 本品苦燥伤阴，故阴虚内热或津液亏耗燥渴者不宜服用，气滞胀闷者忌用。

山 药
Shanyao

【来源】 为薯蓣科植物薯蓣 *Dioscorea opposita* Thunb. 的干燥根茎。

【处方用名】 怀山药、淮山药、淮山、薯蓣、土炒山药、麸山药。

【性味归经】 甘，平。归脾、肺、肾经。

【功效应用】

1. 补脾养胃，生津益肺 用于脾胃虚弱及肺虚证。本品能补脾气、益脾阴，治脾气虚弱或气阴两虚之消瘦乏力、食少便溏；或脾虚不运，湿浊下注之妇女带下，亦食亦药。本品又能补肺气，滋肺阴，其补肺之力虽较和缓，但对肺脾气阴俱虚者，补土亦有助于生金。

2. 补肾涩精 用于肺肾虚弱证。本品可补肾气虚及肾阴虚之形体消瘦，腰膝酸软，遗精等证。常与熟地、山茱萸等同用，如六味地黄丸。

此外，本品常用治气阴两虚及消渴证。本品补脾肺肾之气阴两虚，常与黄芪、天花粉、知母等品同用。

【性能特点】 本品甘平补虚，药力平和，为平补气阴两虚之佳品，即为平补脾、肺、肾三经气阴虚之药。且兼涩性，可固精缩尿止带，常用治脾、肺、肾不足之证与滑脱不禁之泄泻、带下、遗精、尿频等证。

【用法用量】 煎服，9～30g，大剂量60～250g。研末吞服，每次6～10g。补阴生津宜生用；健脾止泻宜炒用。

【使用注意】 本品养阴收敛助湿，故对湿盛中满而有积滞者忌用。

甘 草
Gancao

【来源】 为豆科植物甘草 *Glycyrrhiza uralensis* Fisch.、胀果甘草 *Glycyrrhiza inflata* Bat. 或光果甘草

Glycyrrhiza glabra L. 的干燥根和根茎。

【处方用名】生草、粉草、皮草、国老、甜草、蜜草、炙甘草。

【性味归经】甘，平。归心、肺、脾、胃经。

【功效应用】

1. 补脾益气 用于脾气虚证或心气不足的心悸动，脉结代。本品补气作用缓和，常与人参、黄芪、白术等药配伍，起辅助补气作用。

2. 祛痰止咳 用于痰多咳嗽诸证。轻证单用有效，亦可随证配伍用于寒热虚实多种咳喘，有痰无痰均宜。

3. 缓急止痛 用于脘腹四肢挛急疼痛。本品味甘能缓，善于缓急止痛，对脾虚肝旺的脘腹挛急作痛或阴血不足之四肢挛急作痛，均常与白芍同用。

4. 调和药性 在许多方剂中都可发挥调和药性的作用。通过解毒，可降低方中某些药的毒烈之性；通过缓急止痛，可缓解方中某些药刺激胃肠引起的腹痛；其甜味浓郁，可矫正方中药物的滋味。

5. 清热解毒 用于咽喉肿痛，热毒疮疡。本品长于解毒，应用十分广泛。用治热毒疮疡，可单用生甘草煎汤浸渍，或熬膏内服。治咽喉肿痛，常与桔梗等利咽药配伍。本品对多种药物和食物所致中毒，有一定解毒作用。

【性能特点】本品生用甘平，炙用甘温，体现了甘味药的作用特点。具有补脾、润肺、解毒、缓急、和药、解毒和生津等作用，故应用广泛。常用于调和百药，如与热药同用能缓和其热，以防燥烈伤阴；与寒药同用能缓和其寒，以防伤及脾胃阳气；与寒热药同用，能调和以行其平；与峻烈药同用，又有缓和药物的作用等，故有"国老"之美称。

【用法用量】煎服，2~10g。清热解毒宜生用；补中缓急宜炙用。

【使用注意】本品味甘，易助湿壅气，故湿盛中满者不宜服。反大戟、芫花、甘遂、海藻。大剂量服用生甘草，可引起浮肿、高血压、头晕、体颤甚至休克死亡等，故不宜大量久服。

刺五加
Ciwujia

【来源】本品为五加科植物刺五加 *Acanthopanax senticosus*（Rupr. et Maxim.）Harms 的干燥根和根茎或茎。

【处方用名】刺拐棒、坎拐棒子、一百针、老虎潦。

【性味归经】辛、微苦，温。归脾、肺、肾、心经。

【功效应用】

1. 益气健脾 用于脾肺气虚证。本品既能补脾气、益肺气，又略兼祛痰平喘之功。治脾肺气虚之体倦乏力、食欲不振、咳嗽气喘，单用即效，或配伍蛤蚧。

2. 补肾强腰 用于肾虚腰膝酸软。本品能补肾助阳，强筋健骨。治肾虚之腰膝酸软，单用即可，或配伍杜仲、桑寄生等；治肾虚阳痿，多与补肾助阳之品同用。

3. 养心安神 用于心脾两虚证。本品能益气健脾，补心养血安神。治心脾两虚，心神失养之失眠、健忘、多梦，可单用浸酒，或配伍何首乌、石菖蒲等。

【性能特点】本品味辛微苦性温，入脾肺肾心四经，能补脾气、益肺气、助肾气、安心神，可用于脾肺气虚、肝肾不足及心脾两虚等。

【用法用量】煎服，9~27g。

红景天

Hongjingtian

【来源】 为景天科植物大花红景天 *Rhodiola crenulata*（Hook. f. et Thoms.） H. Ohba 的干燥根和根茎。

【处方用名】 库叶红景天、高山红景天、仙赐草。

【性味归经】 甘、苦，平。归肺、心经。

【功效应用】

1. 益气活血 用于气虚血瘀，胸痹心痛，中风偏瘫。本品能补气活血化瘀，常与丹参、三七等同用。

2. 通脉平喘 用于肺热咳嗽，肺虚咳嗽，倦怠气喘。本品能补肺气，养肺阴，其性偏寒，能清肺热。宜用于肺阴不足、肺热咳喘者。可单用或配伍南沙参、百合等滋肺止咳药。

【性能特点】 本品甘苦平，入肺心经，味甘补肺气、养肺阴、味苦又能清肺热、平咳喘。用于肺热、肺虚咳嗽，倦怠气喘。本品又能益气活血，用于气虚血瘀，胸痹心痛，中风偏瘫。

【用法用量】 煎服，3 ~ 6g。

【使用注意】 儿童、孕妇慎用。

白扁豆

Baibiandou

【来源】 为豆科植物扁豆 *Dolichos lablab* L. 的干燥成熟种子。

【处方用名】 扁豆、炒扁豆。

【性味归经】 甘，微温。归脾、胃经。

【功效应用】

1. 健脾化湿 用于脾虚湿盛运化失常之食少、便溏泄泻及脾虚湿浊下注。本品补气以健脾，兼能化湿。唯其味轻气薄，单用无功，须同人参、白术等补气药同用为佳。

2. 和中消暑 用于暑湿吐泻。本品能健脾化湿以和中，且无温燥助热伤津之弊，故可用于暑湿吐泻，单用或常与荷叶、香薷、厚朴等解暑除湿药同用。

【性能特点】 本品甘微温，长于健脾化湿，消暑。因其具有补而不腻，除湿不燥之特点，故为治脾虚夹湿证之常品。对病后体虚，初进补剂尤为合适。对夏季暑湿伤中，脾胃失和的吐泻，亦有良效。白扁豆炒后更擅健脾化湿之功，用于脾虚泄泻，白带过多。

【用法用量】 煎服，9 ~ 15g。健脾止泻宜炒用。

【使用注意】 本品内含毒性蛋白，炒不熟食用有中毒的可能。故生用研末服或未熟透食用宜慎。

📖 知识链接

1. 扁豆花：为扁豆的花。味甘、微寒，具有化湿解暑作用。用于感受暑湿，发热吐泻。

2. 扁豆衣：为扁豆的种皮。功效同扁豆，但药力稍逊，无壅滞之弊，偏于化湿。

3. 白扁豆：宜与粳米煮粥，健脾之力更强，对脾胃素虚，食少便溏，夏季泻痢或烦渴颇有效果，更为中老年人的长寿粥膳佳品。

大枣

Dazao

【来源】 为鼠李科植物枣 *Ziziphus jujuba* Mill. 的干燥成熟果实。

【处方用名】 红枣、大红枣。

【性味归经】 甘，温。归脾、胃、心经。

【功效应用】

1. **补中益气** 用于脾气虚证。本品甘温，能补脾益气。适用于脾气虚弱之消瘦、倦怠乏力、便溏等。单用有效，若气虚乏力较甚，宜与人参、白术等补脾益气药配伍。

2. **养血安神** 用于血虚萎黄，脏躁，失眠证。本品能养心安神，为治疗心失充养，心神无主而脏躁之要药，常与甘草、小麦等药同用。

【性能特点】 本品甘温，能补能缓。既补中益气，又养血安神，为气血双补之品。与峻烈之品同用，能调和药性，健脾护胃。常与生姜配伍，在解表剂中以调和营卫，在补益剂中以调补脾胃。

【用法用量】 煎服，6~15g。

【使用注意】 本品甘温，易助湿生热，令人中满，故湿盛脘腹胀满、食积、虫积、龋齿作痛及痰热咳嗽均忌服。

📱 **知识链接**

脏躁：脏躁多属内伤虚症，以精血不能营养五脏，阴阳失去平衡，虚火妄动，上扰心神，或灼伤肺金，或心肾不交，或心肝火旺，肝阴受损，或素体有痰，痰火交炽而致。多发于妇女，症见妇女精神忧郁，烦躁不宁，无故悲泣，哭笑无常，喜怒无定，呵欠频作，不能自控者，称脏躁。若发生于妊娠期，称"孕悲"；发生在产后，则称"产后脏躁"。

第二节 补阳药

PPT

鹿茸
Lurong

【来源】 为鹿科动物梅花鹿 *Cervus Nippon* Temminck 或马鹿 *Cervus elaphus* Linnaeus 的雄鹿未骨化密生茸毛的幼角。

【处方用名】 血茸片、鹿茸片、鹿茸粉片。

【性味归经】 甘、咸，温。归肾、肝经。

【功效应用】

1. **壮肾阳** 用于肾阳不足，精血亏虚之阳痿早泄、宫寒不孕、尿频不禁、头晕耳鸣、腰膝酸痛、肢冷神疲等。可单用，或同山药浸酒服；亦可配伍肉桂等为丸服，如右归丸。

2. **益精血，强筋骨** 用于肝肾精血不足的筋骨痿软、小儿发育不良、囟门过期不合、齿迟、行迟等。常配伍山茱萸、熟地黄等补肝肾、益精血之品同用。

3. **调冲任** 用于妇女冲任虚寒，崩漏带下证。常与乌贼骨、龙骨、川续断等药同用。

4. **托疮毒** 用于疮疡不敛或阴疽内陷不起。本品能补阳气、益精血，故而达到温补内托的目的。常与黄芪、肉桂、当归等同用。

【性能特点】 本品甘咸性温，乃血肉有情之品，禀纯阳之质，含生发之气，药力峻猛。既善补肾阳而温养督脉，又擅补肝肾、益精血而健骨强筋，为治元阳不足，精血亏虚之要药。又可固冲任，止崩止带，托疮毒，对用治冲任虚寒、带脉不固之崩漏不止、带下过多及疮疡久溃不敛、阴疽内陷不起有温补内托之殊功。

【用法用量】1~2g，研末冲服。亦可浸酒服。

【使用注意】本品温热峻烈，故阴虚阳亢、实热、痰火内盛、血热出血及外感热病者忌服。宜从小剂量开始，逐渐加量，以免伤阴动血。

📖 **知识链接** --

1. 鹿角：本品为鹿科动物梅花鹿或马鹿的雄鹿已骨化的角。补肾壮阳，强筋骨。可做鹿茸的代用品，但力薄少用，兼能活血化瘀消肿。

2. 鹿角胶：本品为鹿角经水煎煮、浓缩制成的固体胶。温补肝肾，益精血，止血。

3. 鹿角霜：本品为鹿角熬胶后所存的残渣。温肾壮阳力弱，但能收敛止血，外用止血敛疮。

淫羊藿
Yinyanghuo

【来源】 为小檗科植物淫羊藿 *Epimedium brevicornu* Maxim.、箭叶淫羊藿 *Epimedium sagittatum* (Sieb. et Zucc.) Maxim.、柔毛淫羊藿 *Epimedium pubescens* Maxim. 或朝鲜淫羊藿 *Epimedium koreanum* Nakai 的干燥叶。

【处方用名】仙灵脾、羊藿、炒淫羊藿、酒淫羊藿。

【性味归经】辛、甘，温。归肝、肾经。

【功效应用】

1. **补肾阳** 用于肾阳虚衰，阳痿遗精，尿频。单用有效，亦可与其他补肾壮阳药同用。

2. **强筋骨，祛风湿** 用于肝肾不足，筋骨痿软，风湿痹痛。单用或配补肝肾、祛风湿药同用。

【性能特点】本品辛甘温燥，作用较强。既善补肾阳，益精起痿，强筋健骨，又能祛风除湿，散寒通痹，常用治肾虚之阳痿、筋骨痿软、风湿拘挛麻木等证。其功力较强而灵验，故又名仙灵脾。

【用法用量】煎服，6~10g。亦可浸酒、熬膏或入丸散。

【使用注意】本品辛甘温燥，伤阴助火，故阴虚火旺及湿热痹痛者忌服。

巴戟天
Bajitian

【来源】 为茜草科植物巴戟天 *Morinda officinalis* How 的干燥根。

【处方用名】巴戟、巴吉天、鸡肠风、肥巴戟、巴戟肉、盐巴戟、炙巴戟。

【性味归经】甘、辛，微温。归肾、肝经。

【功效应用】

1. **补肾阳** 用于肾阳虚证。本品补肾助阳，甘润不燥。常配其他补阳药用于治男性阳痿不举，女性宫冷不孕，月经不调等肾阳不足证。

2. **强筋骨，祛风湿** 用于肝肾不足，筋骨痿软，风湿久痹。本品补肝肾、强筋骨，又能祛风湿，对肾阳虚兼风湿之证尤宜。

【性能特点】本品甘温润补，辛能行散。为补肾壮阳中的祛风湿药物，还能益精血、强筋骨，除治疗肾阳不足外，还可治疗肝肾不足兼感风湿者。

【用法用量】 煎服，3～10g；或入丸散、酒剂。

【使用注意】 本品辛甘微温助火，故阴虚火旺或有湿热者忌服。

补骨脂

Buguzhi

【来源】 为豆科植物补骨脂 *Psoralea corylifolia* L. 的干燥成熟果实。

【处方用名】 故脂、破故子、破故纸、黑故子、盐故子，炒故子、盐炙补骨脂。

【性味归经】 辛、苦，温。归肾、脾经。

【功效应用】

1. 温肾助阳 用于肾虚阳痿遗精，腰膝冷痛，遗尿尿频。本品苦辛温燥，是作用较强的补肾壮阳药，善补肾助阳，固精缩尿，治肾阳虚诸证，常用为方中主药。

2. 温脾止泻 用于脾肾阳虚，五更泄泻。本品能壮肾阳、暖脾阳以止泻，常与肉豆蔻、五味子、吴茱萸等同用。

3. 纳气平喘 用于肾不纳气的虚喘。常与肉桂、沉香等同用。

此外，本品还能消风祛斑，制成酊剂外涂，用治白癜风，斑秃。

【性能特点】 本品苦辛温燥，温补涩纳。主入肾脾经，补肾壮阳、固精缩尿、暖脾止泻，为治脾肾阳虚及下元不固之要药。又可补肾纳气平喘。本品制成酊剂外涂可治白癜风，斑秃。

【用法用量】 煎服，6～10g。外用 20%～30% 酊剂涂患处。

【使用注意】 本品温燥，易伤阴助火，故阴虚火旺、大便秘结者忌服。

益 智

Yizhi

【来源】 为姜科植物益智 *Alpinia oxyphylla* Miq. 的干燥成熟果实。

【处方用名】 益智子、益智仁、煨益智仁、盐益智仁。

【性味归经】 辛，温。归脾、肾经。

【功效应用】

1. 暖肾固精缩尿 用于遗精滑精，遗尿尿频。本品补益之中兼有收涩之性，常配乌药、山药用治下焦虚寒，遗精遗尿等证。

2. 温脾止泻摄唾 用于脾胃虚寒，腹痛吐泻，口涎自流。本品能暖肾温脾，开胃摄唾，多配白术、干姜、党参、陈皮等药同用。

【性能特点】 本品辛温香燥，主入肾经，兼入脾经。善温脾肾而兼收涩之性，为温脾止泻摄唾，暖肾固精缩尿之常用药。尤以脾肾虚寒，腹中冷痛，口多涎唾为必用，因脾主涎，肾主唾，脾肾虚寒得除，则唾涎自然可摄。

【用法用量】 煎服，3～10g；或入丸散。

【使用注意】 本品温燥而易伤阴，故阴虚火旺及有湿热者忌服。

肉苁蓉

Roucongrong

【来源】 为列当科植物肉苁蓉 *Cistanche deserticola* Y. C. Ma 或管花肉苁蓉 *Cistanche tubulosa*（Schenk）Wight 的干燥带鳞片的肉质茎。

【处方用名】 苁蓉、甜苁蓉、大芸、淡大芸、制肉苁蓉、酒肉苁蓉。

【性味归经】 甘、咸，温。归肾、大肠经。

【功效应用】

1. 补肾阳，益精血 用于肾阳不足，精血亏虚诸证。本品味甘能补，甘温助阳，质润滋养，咸以入肾，为补肾阳、益精血之良药，可用治腰膝酸痛、痿软无力、阳痿早泄、宫冷不孕等证。

2. 润肠通便 用于肠燥津枯便秘证。尤适用于老年阳虚便秘。

【性能特点】 本品甘咸而温，质地柔润，不甚燥热。补肾壮阳，益精血，为药力缓慢的滋补药，故有"苁蓉"之名。又可润肠通便，对老人肾阳不足、精血亏虚之肠燥便秘者尤宜。

【用法用量】 煎服，6~10g；或入丸散。

【使用注意】 本品助阳滑肠，故阴虚火旺、大便溏薄或实热便秘者忌服。

📖 **知识链接**

肉苁蓉是一种寄生在沙漠树木梭梭根部的寄生植物，从梭梭寄主中吸取养分及水分。素有"沙漠人参"之美誉，具有极高的药用价值，是中国传统的名贵中药材。肉苁蓉药食两用，长期食用可增加体力、增强耐力以及抵抗疲劳，同时又可以增强人类及动物的性能力及生育力。

锁 阳

Suoyang

【来源】 为锁阳科植物锁阳 *Cynomoriun songaricum* Rupr. 的干燥肉质茎。

【处方用名】 琐阳、地毛球。

【性味归经】 甘，温。归肝、肾、大肠经。

【功效应用】

1. 补肾阳，益精血 用于肾阳虚衰的阳痿、不孕、腰膝痿软。本品有与肉苁蓉相似的功效，但补阳力和缓，助热之弊小，又兼能补益肾精。因其兼能强筋骨，故尤长于治肾虚精亏、筋骨不健之腰膝痿软。常与补肝肾、益精血、润燥养筋药同用。

2. 润肠通便 用于精血津液亏虚之肠燥便秘。尤适用于老年阳虚便秘。

【性能特点】 本品甘温润补。功似肉苁蓉，亦善补肾阳、益精血、强筋骨，治肾阳虚衰之阳痿、不孕及肝肾不足之腰膝酸软、筋骨无力；又能润肠通便，治精血津液亏耗的肠燥便秘。

【用法用量】 煎服，5~10g；或入丸散。

【使用注意】 本品甘温助火滑肠，故阴虚火旺、实热便秘及肠滑泄泻者忌服。

海 马

Haima

【来源】 为海龙科动物线纹海马 *Hippocampus kelloggi* Jordan et Snyder、刺海马 *Hippocampus histrix* Kaup、大海马 *Hippocampus kuda* Bleeker、三斑海马 *Hippocampus trimaculatus* Leach 或小海马（海蛆）*Hippocampus japonicus* Kaup 的干燥体。

【处方用名】 大海马、马头鱼、水马。

【性味归经】 甘、咸，温。归肾、肝经。

【功效应用】

1. 温肾壮阳 用于肾阳虚衰之阳痿精冷不育、宫寒不孕、腰膝酸软、遗尿尿频等。可单用研末或浸酒服，亦可与鹿茸、淫羊藿、覆盆子、补骨脂等药同用。

2. 散结消肿　用于癥瘕积聚及跌打损伤。既能温肾阳，又能活血散结、消肿止痛。外用阴疽疮疡、外伤出血。常与补益气血、解毒排脓之品同用。

【性能特点】本品甘咸，温补行散。既善补肾壮阳，为治肾虚阳痿之佳品；又善活血散结、消肿止痛，为治癥瘕积聚及跌扑损伤等证之常用药。

【用法用量】煎服，3~9g；研末服，每次1~1.5g。外用适量，研末涂敷患处。

【使用注意】本品甘咸温补行散，故孕妇及阴虚阳亢者忌服。

冬虫夏草
Dongchongxiacao

【来源】为麦角菌科真菌冬虫夏草菌 *Cordyceps sinensis* (Berk.) Sacc. 寄生在蝙蝠蛾科昆虫幼虫上的子座和幼虫尸体的干燥复合体。

【处方用名】冬虫草、虫草、夏草冬虫、酒炒虫草。

【性味归经】甘，平。归肺、肾经。

【功效应用】

1. 补肾益肺　用于肾虚腰痛，阳痿遗精，劳嗽虚喘。有补肾助阳益精之效，亦为治劳嗽虚喘之要药。可单用浸酒服，或配伍淫羊藿、巴戟天、菟丝子等补阳药同用。

2. 止血化痰　用于肺肾虚喘，劳嗽咯血。常与五味子、川贝、阿胶等药同用。

【性能特点】本品甘平补虚，入肺肾经。功善补肾壮阳，益肾精，用于肾阳不足，精血亏虚诸证。本品平补肺肾，可补肺气、益肺阴，又助肾阳、益精血，兼能止血化痰，可用治肺肾两虚、摄纳无权之久咳虚喘，以及肺肾阴虚之劳嗽痰血，尤善治肺痨咳血。

【用法用量】煎服，3~9g。

【使用注意】本品甘平补虚，故表邪未尽者慎服；阴虚火旺者，不宜单独应用。本药为平补之药，久服方效。

📖 知识链接

冬虫夏草的主要活性成分为腺苷、虫草酸和虫草素。研究表明冬虫夏草具有平喘、祛痰、抗惊厥、抗炎、抗菌、抗病毒、降血压、抗实验性心律失常、抗心肌缺血、抑制血栓形成、抗衰老、抗癌、降低胆固醇及甘油三酯等作用；对免疫功能有调节作用；对性功能紊乱亦有一定的调节恢复作用。

蛤　蚧
Gejie

【来源】为壁虎科动物蛤蚧 *Gekko gecko* Linnaeus 除去内脏的干燥体。

【处方用名】仙蟾、大壁虎、蛤蚧、对蛤蚧、酒蛤蚧、蛤蚧粉、蛤蚧尾。

【性味归经】咸，平。归肾、肺经。

【功效应用】

1. 补肺益肾，纳气定喘　用于肺肾两虚的咳喘。本品兼入肺肾二经，长于补肺气、助肾阳、定喘咳，为治多种虚证喘咳之佳品。

2. 助阳益精　用于肾阳不足，精血亏虚，阳痿等证。本品质润不燥，补肾助阳兼能益精养血，有固本培元之功，单用浸酒服即效；或与益智、补骨脂等药同用。

【性能特点】 本品咸平，药力平和，入肺肾经。功能助肾阳，益精血，补肺气，定喘嗽。为治肺虚咳嗽、肾虚作喘之良药，尤对肾不纳气之虚喘有效。亦可用治肾阳不足，精血亏虚之阳痿、消渴等证。

【用法用量】 煎服，3~6g。多入丸散或酒剂。

【使用注意】 本品滋补助阳，故风寒、实热及痰湿喘咳者忌服。

紫河车
Ziheche

【来源】 为健康人胎盘的干燥加工品。

【处方用名】 胎盘、人胞、胞衣。

【性味归经】 甘、咸，温。归肺、肝、肾经。

【功效应用】

1. 温肾补精　用于肾阳不足，精血亏虚证。本品既能补肾阳，又能益肾精，还能补血。以治疗肾阳不足、精亏血虚所致的生长发育不良和虚劳早衰见长。尤长于治生殖器官发育不良及女子不孕、男子不育。

2. 补肺脾气　用于喘嗽日久，肺肾两虚证。可单用或与人参、山药等补益肺肾药同用。

3. 养血　用于气血不足，萎黄消瘦，产后乳少等。常与益气养血药同用。

此外，还可治癫痫及某些过敏性疾病或免疫缺陷病证。

【性能特点】 本品甘咸滋补，温而力缓，不燥不腻，为血肉有情之品。既能温肾补精，又能益气养血，为气血阴阳均补的药物，可用治一切虚损劳极之证。但药力和缓，需久服方能奏效。

【用法用量】 研末或装胶囊吞服，每次2~3g，每日2~3次。也可用鲜品煨食，每次半个或1个，1周2~3次。现已制成片剂及注射液，直接应用于临床。

【使用注意】 本品温热，故对有实邪者忌用，阴虚火旺者不宜单用。

杜　仲
Duzhong

【来源】 为杜仲科植物杜仲的 *Eucommia ulmoides* Oliv. 干燥树皮。

【处方用名】 川杜仲、思仲、绵杜仲、炒杜仲、盐杜仲、杜仲炭。

【性味归经】 甘，温。归肝、肾经。

【功效应用】

1. 补肝肾，强筋骨　用于肝肾不足之腰痛、阳痿、尿频。本品补肝肾，长于强筋骨，又能止痛，故治肾虚筋骨不健之腰膝酸痛、下肢痿软者见长，可单用本品。水、酒各半煎服，或常与补骨脂、胡桃肉等药同用。

2. 安胎　用于肾虚胎动不安。本品能补肝肾安胎，常与续断、桑寄生、阿胶同用。

此外，本品还能降血压。故尤宜用于高血压患者兼有肾阳不足表现者。

【性能特点】 本品甘温而补，善补肝肾而强筋骨，又能调冲任安胎，为治肝肾不足之腰脊疼痛、筋骨痿软之佳品，以及胎动不安、胎漏下血之良药。

【用法用量】 煎服，6~10g。炒用疗效较生用为佳。

【使用注意】 本品性温，故阴虚火旺者慎用。

菟丝子

Tusizi

【来源】　为旋花科植物南方菟丝子 *Cuscuta australis* R. Br. 或菟丝子 *Cuscuta chinensis* Lam. 的干燥成熟种子。

【处方用名】　吐丝子、炒菟丝子、盐菟丝子。

【性味归经】　辛、甘，平。归肝、肾、脾经。

【功效应用】

1. 补益肝肾，固精缩尿　用于肾虚腰痛，阳痿遗精，尿频带下等。本品辛以润燥，甘以补虚，为平补阴阳之品，肾阳虚、肾阴虚均可应用，常用治阳痿遗精、尿多或失禁等。

2. 安胎　用于肾虚胎动不安。本品能补肝肾安胎。常与续断、桑寄生、阿胶等同用。

3. 明目　用于肝肾不足，目暗昏花。常与熟地黄、车前子等补虚药同用。

4. 止泻　用于脾肾阳虚，便溏泄泻。本品能补肾益脾以止泻，常与补气、补阳药同用。

此外，本品外用能消风祛斑，可用于治白癜风。

【性能特点】　本品辛甘而平、质润滋补，既助肾阳，又益肾阴，不燥不滞，为肝肾脾三经平补阴阳之良药。善补脾止泻、养肝明目，此外，通过补益肝肾而达安固胎元之功。

【用法用量】　煎服，6～12g。外用适量。

【使用注意】　本品虽曰平补阴阳，但仍偏补阳，且带涩性，故阴虚火旺而见大便秘结及小便短赤者忌服。

即学即练 22 −1

能补肾益精，安胎的药物是（　　　　）

答案解析

A. 枸杞子　　　　　B. 桑椹子　　　　　C. 菟丝子　　　　　D. 沙苑子

沙苑子

Shayuanzi

【来源】　为豆科植物扁茎黄芪 *Astragalus complanatus* R. Br. 的干燥成熟种子。

【处方用名】　沙苑蒺藜、潼蒺藜、盐沙苑子。

【性味归经】　甘，温。归肝、肾经。

【功效应用】

1. 补肾助阳，固精缩尿　用于肾虚腰痛，阳痿遗精，遗尿尿频，带下等证。本品甘温补益，兼具涩性，似菟丝子平补肝肾而以收涩见长。

2. 养肝明目　用于肝肾亏虚之眩晕目暗。常与枸杞子、菊花、菟丝子等药同用。

【性能特点】　本品温补固涩，不燥不烈。补肾固精之中，尤长于固涩，多用于肾虚腰痛、阳痿、遗精等；且益肾精、养肝阴而明目，用治肝肾不足之眼目昏花。本药与菟丝子作用相似，然菟丝子补阳为优，沙苑子固涩功强。

【用法用量】　煎服，9～15g；或入丸散。

【使用注意】　本品温补固涩，故阴虚火旺及小便不利者忌服。

续　断
Xuduan

【来源】为川续断科植物川续断 *Dipsacus asper* Wall. ex Henry 的干燥根。

【处方用名】六汗、川续断、川断肉、炒续断。

【性味归经】苦、辛，微温。归肝、肾经。

【功效应用】

1. 补肾阳，强筋骨　用于肾阳虚之腰痛脚弱，下元虚冷之阳痿及寒湿痹痛等证。本品补阳之力不强，因其补而能行，兼能强筋骨、活血通络、止痛以起痿通痹，故以治肾阳不足、寒凝血滞，或风湿痹证而致的肾虚腰痛脚弱或挛急疼痛见长。

2. 止血安胎　用于肝肾亏虚，肾气不固的崩漏下血或胎动不安。本品对肾虚冲任不固之胎动不安、胎漏、滑胎，能补肾安胎，常与桑寄生、菟丝子等药同用。

3. 疗伤续折　用于跌扑损伤，骨折，习惯性关节脱位。常与骨碎补、自然铜、地鳖虫等药同用。

【性能特点】本品苦辛行散，补中有行，补而不滞。既善补肝肾，强筋骨。又能行血脉，疗伤续折，故有"续断"之称。还可止血安胎。

【用法用量】煎服，9～15g。外用适量研末敷。补肝肾宜盐炙，行血脉、续筋骨宜酒炒。

【使用注意】本品苦燥微温，故风湿热痹者忌服。

第三节　补血药

PPT

当　归 微课
Danggui

【来源】为伞形科植物当归 *Angelica sinensis*（Oliv.）Diels 的干燥根。

【处方用名】全当归、秦归、西归、酒当归、土炒当归、当归炭。

【性味归经】甘、辛，温。归肝、心、脾经。

【功效应用】

1. 补血活血　用于血虚证。本品为补血之圣药，适用于血虚诸证。又能活血，对血虚血滞之证有兼顾之效；血虚心失所养之心悸怔忡、心烦失眠、多梦健忘等，均可用本品补血以养心，宜与养心安神之品配伍，如天王补心丹。

2. 调经止痛　用于血虚或血瘀之月经不调，经闭痛经等证。本品既能补血活血，又能调经止痛，治血瘀证，常与活血化瘀药同用。还能散寒止痛，对于血滞或寒凝，以及跌打损伤、风湿痹阻所致之疼痛，本品可随证配伍应用。

3. 润肠通便　用于血虚肠燥便秘。本品性甘滋润，补阴血而润肠燥，尤用于老年、孕妇、产妇之肠燥便秘。

【性能特点】本品甘补、辛行、温通质润，具有良好的补血、活血、止痛作用。其味甘而重，故专能补血。其气轻而辛，故又能行血，补中有动，动中有补，诚血中之气药，亦血中圣药也，适用于血虚诸证。并善调经止痛，尚能散寒，故为血虚或血滞之月经不调、经闭、痛经之要药。亦因其活血、止痛、温散寒滞之功，虚寒腹痛、风湿痹痛、跌打损伤、痈疽疮疡等可获良效，为外科所常用。此外，既补血，又质润，故善治血虚肠燥便秘。

【用法用量】煎服，6～12g。一般生用，酒炒增强活血通经作用；补血用当归身，破血用当归尾，和血用全当归。

【使用注意】本品甘温补润，故湿盛中满，大便溏泄者忌服。

熟地黄
Shudihuang

【来源】为生地黄的炮制加工品。

【处方用名】熟地、大熟地、熟地炭。

【性味归经】甘，微温。归肝、肾经。

【功效应用】

1. 补血滋阴　用于血虚萎黄，眩晕，心悸失眠，月经不调，崩漏等证。为养血补虚之要药，常与当归、白芍、川芎等药同用。

2. 益精填髓　用于肝肾精血亏虚所致的腰膝酸软、眩晕耳鸣、须发早白等。能补精益髓，常与制首乌、枸杞子、菟丝子等补精血、乌须发药同用。

此外，熟地黄炭能止血，可用于崩漏等血虚出血证。

【性能特点】本品味甘补微温，质地柔润。功善补血滋阴，益精填髓，为补肝肾阴血之要药，治疗血虚萎黄、肾阴不足、肝肾精血亏虚之证。

【用法用量】煎服，9～15g。

【使用注意】本品质黏滋腻，易碍消化。故脾胃气滞、痰湿内阻之脘腹胀满、食少便溏者忌服。重用或久服时，宜与健脾胃药如砂仁、陈皮等同用。

白　芍
Baishao

【来源】为毛茛科植物芍药 *Paeonia lactiflora* Pall. 的干燥根。

【处方用名】芍药、白芍药、炒白芍、杭芍、酒炒白芍、醋白芍。

【性味归经】苦、酸，微寒。归肝、脾经。

【功效应用】

1. 养血调经，敛阴止汗　用于肝血亏虚证及营卫不和。治肝血亏虚、面色苍白、眩晕心悸、月经不调、崩漏等证，常与熟地黄、当归同用；治外感风邪、表虚自汗，常与桂枝、生姜同用。

2. 柔肝止痛　用于肝脾不和，胸胁脘腹疼痛，四肢挛急疼痛。本品酸敛肝阴、养血柔肝而止痛。治肝脾不调、脘腹疼痛，常与白术、防风、陈皮同用；治手足挛急作痛，常配甘草缓急止痛。

3. 平抑肝阳　用于肝阳上亢证。肝肾之阴亏于下，阴不制阳，肝阳亢于上，见头痛眩晕。本品养血敛阴、平抑肝阳，常配牛膝、代赭石、龙骨、牡蛎同用。

【性能特点】本品酸敛苦泄微寒。功善养血敛阴止汗，可用于血虚萎黄、月经不调、自汗、盗汗。盖"肝为刚脏"，主藏血，血虚阴亏则肝阳偏亢、肝失柔和，故可治头晕目眩、胁肋疼痛。亦可用于肝脾失调之脘腹四肢拘挛作痛、泻痢腹痛及阴虚有热的月经不调等证。其善养血敛阴、平肝止痛，故治之每奏良效。且能敛阴和营而止汗，常用治阴虚盗汗及营卫不和之表虚自汗证。

【用法用量】煎服，6～15g。平肝敛阴多生用；养血调经多炒用或酒炒用。

【使用注意】本品对阳衰虚寒之证不宜单独应用。反藜芦。

何首乌

Heshouwu

【来源】为蓼科植物何首乌 *Polygonum multiflorum* Thunb. 的干燥块根。

【处方用名】生首乌、赤首乌、干首乌、炙首乌、制首乌。

【性味归经】苦、甘、涩，微温。归肝、心、肾经。

【功效应用】

1. 生用解毒截疟，润肠通便　用于体虚久疟，痈疽瘰疬，肠燥便秘。治瘰疬、痈疮、皮肤瘙痒，可配夏枯草、当归等药同用；治年老体弱之血虚肠燥便秘，常与肉苁蓉、当归、火麻仁等药同用；治久疟，常与人参等药同用。

2. 制用补益精血　用于肝肾精血亏虚之头晕眼花、须发早白、腰膝酸软、崩漏带下。本品制用能补肝肾、益精血、乌须发、强筋骨，常与熟地黄、当归、枸杞、菟丝子、酸枣仁等药同用。

此外，制何首乌还能化浊降脂，用于高脂血症。

【性能特点】本品生用性寒，补益力弱，能截疟、解毒、润肠通便，可用治久疟、痈疽瘰疬及肠燥便秘等证。制用甘涩微温，性质温和，不燥不腻。有补肝肾、益精血、强筋骨、乌须发之效，是一味平补肾精血的良药，常用治肝肾精血亏虚之眩晕耳鸣、须发早白、腰膝酸软以及遗精、崩带等证。制首乌还能降血脂，对高脂血症有预防效果。

【用法用量】煎服，生首乌 3 ~ 6g，制首乌 6 ~ 12g。补肝肾益精血用制首乌。截疟、解毒，润肠通便宜用生首乌。

【使用注意】本品生用能滑肠，故脾虚便溏者慎服。

📖 **知识链接**

1. 何首乌富含卵磷脂，有促进造血功能、增强免疫功能、降血脂、抗动脉粥样硬化、增加冠脉血流量、抗心肌缺血、抗衰老、保肝及抗菌、抗病毒作用。

2. 何首乌作为抗衰老良药，在我国古代唐朝时期开始药用。宋初《开宝本草》记载，何首乌外用，对脂溢性皮炎、头屑过多、头皮瘙痒均有一定作用，具有减缓白发生长和防止脱发的作用。现代医学证明，何首乌对头发损伤（如烫发）后引起的头发变硬、变黄、易断等具有保护功效。

阿　胶

Ejiao

【来源】为马科动物驴 *Equus asinus* L. 的干燥皮或鲜皮经煎煮、浓缩制成的固体胶。

【处方用名】驴皮胶、陈阿胶、阿胶珠、蛤粉炒阿胶。

【性味归经】甘，平。归肺、肝、肾经。

【功效应用】

1. 补血　用于血虚诸证。本品甘平质润，为补血要药，多用治血虚证，尤以治疗出血所致的血虚为佳。单用本品即效，亦常配熟地黄、当归、芍药等药同用。

2. 止血　用于多种出血证。本品味甘质黏，为止血要药。可单味炒黄为末服或配伍使用。

3. 滋阴润燥　用于阴虚证及燥证。

【性能特点】本品甘补性平，质地滋润。为唯一的补血止血药，为血肉有情之品，用治血虚眩晕，心悸或阴虚心烦、失眠及多种出血证，对出血兼血虚者尤为适宜。此外还能滋阴润燥，入肾补阴，入肺润肺，又可治疗阴虚证和肺燥证，对失血而兼见阴虚、血虚者尤宜。

【用法用量】煎服，3～10g；烊化兑服或烊化后与煎好的药液合兑。止血常用阿胶珠，或用蒲黄炒；润肺常用蛤粉炒。

【使用注意】本品性滋腻黏滞，故脾胃不健、纳食不佳、消化不良及胃弱便溏者慎用。

 知识链接

《本草纲目》云："阿胶，本经上品。""东阿阿胶"产于山东东阿县，为著名的道地药材。其水源地水质优良，水天然硬度适宜，呈弱碱性，内含的矿物质及微量元素不仅有利于炼胶，还具有预防心血管疾病的保健作用。东阿阿胶炼制工艺经过泡皮、挂旗、晾胶、擦胶等几十道工序精制而成，整个生产过程严格精细，彰显药工精益求精的工匠精神。2008年，东阿阿胶制作技艺入选国家首批非物质文化遗产名录。

第四节　补阴药

PPT

北沙参

Beishashen

【来源】为伞形科植物珊瑚菜 *Glehnia littoralis* Fr. Schmidt ex Miq. 的干燥根。

【处方用名】沙参、辽沙参、白沙参、解沙参、炙北沙参。

【性味归经】甘、微苦，微寒。归肺、胃经。

【功效应用】

1. 养阴清肺　用于肺阴虚的肺热燥咳或痨嗽久咳。本品甘润而偏于苦寒，能补肺阴，兼能清肺热，适用于阴虚肺燥有热之干咳少痰或咽干音哑等证。

2. 益胃生津　用于胃阴不足诸证。本品能补胃阴而生津止渴，兼能清胃热。胃阴虚有热及胃痛、胃胀、干呕等证，常与养阴生津之品同用；胃阴脾气俱虚者，宜与养阴、益气健脾之品同用。

【性能特点】本品味甘能补，微寒清凉，入肺胃经，为凉补之品。善清肺热，养肺阴，益胃阴，生胃津，治肺胃阴虚有热诸证。

【用法用量】煎服，5～12g。鲜品15～30g。

【使用注意】本品甘寒，故感受风寒而致咳嗽及肺胃虚寒者忌服。反藜芦。

黄　精

Huangjing

【来源】为百合科植物滇黄精 *Polygonatum kingianum* Coll. et Hemsl.、黄精 *Polygonatum sibiricum* Red. 或多花黄精 *Polygonatum cyrtonema* Hua 的干燥根茎。

【处方用名】生黄精、黄精姜、甜黄精、制黄精、熟黄精、酒炙黄精。

【性味归经】甘，平。归脾、肺、肾经。

【功效应用】

1. 滋肾润肺　用于阴虚燥咳，劳嗽久咳，肾虚精亏，消渴。本品不仅能补益肺肾之阴，而且能补益脾气脾阴，有补土生金、补后天以养先天之效。但作用缓和，难求速效，适宜用作慢性久病及病后之充填调补药，多单用熬膏服用；亦可与滋养肺肾、化痰止咳药同用。

2. 补气养阴　用于脾胃虚弱证。本品既补脾阴，又益脾气。可治脾胃乏力、食欲不振及脾胃阴虚而致口干食少、饮食无味、舌红无苔。

【性能特点】本品甘补质润，平而不偏。作用缓和，为平补气阴之品。既能滋阴润肺，又补肾益精，还能补脾阴、益脾气，为滋补良药。

【用法用量】煎服，9~15g。或入丸散。

【使用注意】本品易助湿邪，故脾虚有湿、咳嗽痰多及中寒便溏者均忌服。

玉　竹
Yuzhu

【来源】为百合科植物玉竹 *Polygonatum odoratum*（Mill.）Druce 的干燥根茎。

【处方用名】葳蕤、萎蕤、肥玉竹、明玉竹、制玉竹。

【性味归经】甘，微寒。归肺、胃经。

【功效应用】

1. 养阴润燥　用于肺阴虚燥咳证。本品能养肺阴，并略能清肺热，对阴虚肺燥有热之干咳少痰、咳血、声音嘶哑等证常用。

2. 生津止渴　用于热病伤津，消渴。本品又能养胃阴，清胃热。

此外，本品还能养心阴，亦略能清心热，可用于热伤心阴之烦热多汗、惊悸等证。

【性能特点】本品甘补生津，微寒质润。入肺经，能滋肺阴而润肺止咳；入胃经，能养胃阴而生津止渴。与解表药同用，可收滋阴解表而不恋邪之功。

【用法用量】煎服，6~12g；或入丸散。

【使用注意】本品柔润多液，故脾虚有湿痰者忌服。

枸杞子
Gouqizi

【来源】为茄科植物宁夏枸杞 *Lycium barbarum* L. 的干燥成熟果实。

【处方用名】枸杞、宁夏枸杞、甘枸杞、西枸杞、红枸杞。

【性味归经】甘，平。归肝、肾经。

【功效应用】

滋补肝肾，益精明目　用于肝肾不足、精血亏虚诸证。症见腰膝酸软、头晕目眩、滑精、耳聋耳鸣、牙齿松动、须发早白、失眠多梦等。在肝肾阴虚、潮热盗汗、消渴等证的方中颇为常用。可单用，或与补肝肾、益精血之品配伍。因其还能明目，故尤多用于肝肾阴虚或精血亏虚之两目干涩，内障目昏，常与生地黄、麦冬、山茱萸、山药、菊花等药同用。

【性能特点】本品甘平，质滋润，入肝肾经。为滋补肝肾、养血补精、明目之良药，善治肝肾不足之头晕目眩、腰膝酸软、视力减退、滑精及消渴等证。

【用法用量】煎服，6~12g。亦可熬膏、浸酒或入丸散。

【使用注意】本品对外有表邪，内有实热及脾虚便溏者慎用。

知识链接

枸杞叶为茄科植物枸杞或宁夏枸杞的嫩茎叶。味甘、苦、性凉，入肝、脾、肾经。具有补虚益精，清热止渴，祛风明目，生津补肝的功效，主治虚劳腰痛，发热烦渴，目赤昏痛，障翳夜盲，崩漏带下，热毒疮肿。枸杞叶可直接泡茶饮用或制作药膳食用。

百 合
Baihe

【来源】为百合科植物卷丹 *Lilium lancifolium* Thunb.、百合 *Lilium brownii* F. E. Brown var. *viridulum* Baker 或细叶百合 *Lilium pumilum DC.* 的干燥肉质鳞叶。

【处方用名】野百合、药百合、苏百合、炙百合。

【性味归经】甘，寒。归心、肺经。

【功效应用】

1. 养阴润肺 用于肺阴虚燥咳，劳嗽咳血。本品微寒，作用平和，能补肺阴，兼能清肺热，润肺清肺之力虽不及北沙参、麦冬等药，但兼有一定的止咳祛痰作用。

2. 清心安神 用于心肺阴虚内热证，或热病余热未清，虚烦惊悸。本品既能养心肺之阴，又能清心肺之热，还有一定的安神作用。

【性能特点】本品甘润而补，微寒清凉，入肺、心经。既能养阴润肺止咳，又善清心安神。适用于肺燥或阴虚之久咳、痰中带血等，尤以治热病余热未清之心烦失眠为常用。

【用法用量】煎服，6~12g。清心宜生用，润肺宜蜜炙用。

【使用注意】本品寒润，故风寒咳嗽或中寒便溏者忌服。

 知识链接

1. 百合病：是以神志恍惚、精神不定为主要表现的情志病。因其治疗以百合为主药，故名百合病。病因：伤寒大病之后，余热未解，或平素情志不遂，而遇外界精神刺激所致。

2. 百合鲜品富含黏液质及维生素，对皮肤细胞新陈代谢有益，常食百合，有一定的美容作用。百合对多种癌症均有较好的防治效果。

麦 冬
Maidong

【来源】为百合科植物麦冬 *Ophiopogon japonicus*（L. f）Ker－Gawl. 的干燥块根。

【处方用名】麦门冬、笕麦冬、寸冬、朱麦冬。

【性味归经】甘、微苦、微寒。归心、肺、胃经。

【功效应用】

1. 养阴润肺 用于肺阴虚之肺燥干咳，劳嗽。对于阴虚肺燥有热的鼻燥咽干、干咳痰少、咳血、咽痛音哑等证，本品常与润肺清肺之品配伍。

2. 益胃生津 用于胃阴虚之津伤口渴，内热消渴。本品长于滋养胃阴，兼清胃热，多用于胃阴虚有热者。

3. 清心除烦 用于心阴虚，心烦不眠。本品常与生地黄、酸枣仁、黄连等药配伍。

【性能特点】本品甘补质润，苦微寒而清泄，入心肺胃经。既能养肺胃之阴而生津润燥，又能清心而除烦热。对此三经，无论是阴虚有热，或温病邪伤及其阴所致之证，皆为常用要药。尤以养胃阴、生津液之功殊长。此外，还可用于热病伤阴之肠燥便秘，有滋阴润肠通便之功。

【用法用量】煎服，6～12g。

【使用注意】本品性凉滋润，故感冒风寒或痰饮咳嗽，以及脾虚便溏者均忌服。

天　冬
Tiandong

【来源】为百合科植物天冬 *Asparagus cochinchinensis*（Lour.）Merr. 的干燥块根。

【处方用名】天门冬、明天冬、炒天冬，炙天冬。

【性味归经】甘、苦，寒。归肺、肾经。

【功效应用】

1. 清肺生津　用于肺阴虚燥咳或劳嗽咳血。其养肺阴、清肺热作用强于麦冬、玉竹等同类药物。

2. 养阴润燥　用于肾阴不足、阴虚火旺之骨蒸潮热、腰膝酸痛、内热消渴、热病津伤、咽干口渴、肠燥便秘等证。

【性能特点】本品甘润补，苦泄降，寒能清，能清热养阴生津、润肺滋肾、润肠，为清滋滑润之品。用之可养阴清肺、润燥止咳，治肺肾阴不足、阴虚火旺之潮热盗汗、遗精、劳热咳嗽、咯血吐血或内热消渴等症；还可以滋肾降火、生津止渴；此外，还可以滋阴润燥、润肠通便，用治热伤津液之肠燥便秘。

【用法用量】煎服，6～12g。亦可熬膏或入丸散。

【使用注意】本品大寒滋润，故脾胃虚寒、食少便溏者慎服。

石　斛
Shihu

【来源】为兰科植物金钗石斛 *Dendrobium nobile* Lindl.、霍山石斛 *Dendrobium huoshanense* C. Z. Tang et S. J. Cheng、鼓槌石斛 *Dendrobium chrysotoxum* Lindl. 或流苏石斛 *Dendrobium fimbriatum* Hook. 的栽培品及其同属植物近似种的新鲜或干燥茎。

【处方用名】黄草、林兰、金石斛、金钗石斛、川石斛、乾石斛、细石斛。

【性味归经】甘，微寒。归胃、肾经。

【功效应用】

1. 益胃生津　用于热病伤津，低热烦渴，口燥咽干，舌红苔少。本品滋养胃阴、生津止渴，兼能清胃热，常与天花粉、鲜生地黄、麦冬、黄芩等药同用。

2. 滋阴清热　用于肾虚目暗，视力减退，内障失明及肾虚痿痹，腰脚软弱。

【性能特点】本品甘能滋养，微寒清凉，以清滋为用，入胃肾经。功善养阴生津、退虚热，鲜品作用尤强，为治胃阴不足之佳品，兼虚热证尤宜。且能滋肾阴而养肝明目、强筋骨。鲜用药力较强。

【用法用量】煎服，6～12g。鲜用 15～30g。干品入汤剂宜先煎。

【使用注意】本品甘补恋邪，故温热病不宜早用；又能助湿，故湿温尚未化燥者忌服。

知识链接

　　枫斗的出现已有200年以上的历史，实践证明，新鲜的石斛不能长久保存，而通过药工将新鲜石斛加工成枫斗以后，石斛就不易霉烂、虫蛀和变质。各地加工枫斗的方法有所不同，浙江和云南加工的铁皮枫斗均为螺旋状，而安徽六安的霍山石斛枫斗呈现弹簧状，俗称"龙头凤尾"。霍山石斛枫斗传统炮制技艺于 2010 年被列入安徽省非物质文化遗产名录，并在安徽省非物质文化遗产传承人何云峙先生手中得到了普及和推广。

铁皮石斛
Tiepishihu

【来源】　为兰科植物铁皮石斛 *Dendrobium officinale* Kimura et Migo 的干燥茎。

【处方用名】　耳环石斛、风斗、枫斗、黑节。

【性味归经】　甘，微寒。归胃、肾经。

【功效应用】

1. 益胃生津　用于热病津伤，口干烦渴，胃阴不足，食少干呕。

2. 滋阴清热　用于病后虚热不退，阴虚火旺，骨蒸劳热，目暗不明，筋骨痿软。

【性能特点】　本品甘能滋养，微寒清凉，以清滋为用，入胃肾经。功善养阴生津、退虚热，为治胃阴不足之佳品，兼虚热证尤宜。且能滋肾阴降火、养肝明目、强筋骨。鲜用药力较强。功效优于石斛。

【用法用量】　煎服，6～12g，鲜用 15～30g。干品入汤剂宜先煎。

【使用注意】　本品甘补助湿，故湿温尚未化燥者忌服。

龟　甲
Guijia

【来源】　为龟科动物乌龟 *Chinemys reevesii*（Gray）的背甲及腹甲。

【处方用名】　生龟板、下甲、败龟板、烫龟板、炒龟板、玄武板、炙龟甲、醋炙龟板、酥龟板。

【性味归经】　咸、甘，微寒。归肝、肾、心经。

【功效应用】

1. 滋阴潜阳　用于肝肾阴虚内热证。本品长于滋补肾阴，故适用于阴虚阳亢、阴虚内热、阴虚风动诸证。兼能潜阳，对阴虚阳亢之头晕目眩之证，常与滋阴潜阳之品配伍使用；阴虚内热，骨蒸潮热，盗汗遗精者，宜与滋阴降火之品配伍；阴虚风动，手足蠕动者，常与滋阴养液之品配伍，以柔肝息风。

2. 益肾强骨　用于肝肾阴虚，筋骨痿弱，腰膝酸软，步履乏力及小儿鸡胸龟背，囟门不合等。常与熟地、知母、黄柏、牛膝等药同用。

3. 养血补心　用于阴血亏虚之惊悸、失眠、健忘。本品养血安神，心肾双补。

4. 固经止崩　用于阴虚血热，冲任不固之崩漏、月经过多等证。

【性能特点】　本品甘能滋补，质重镇潜，入肝肾心经。为滋阴益肾、养血补心之佳品。治阴虚内热，用之能滋补肝肾而退虚热；治热病伤阴、虚风内动，用之能滋肾阴、潜降肝阳而息风；治肾虚骨痿、小儿囟门不合，用之能益肾滋阴养血而强壮筋骨；治心虚惊悸、失眠健忘，用之能养血补心而安神智。且性寒清热，还能补肾阴而固经止血，故对阴虚血热的崩漏或月经过多尤为多用。

【用法用量】　煎服，9～24g。宜捣碎先煎。

【使用注意】　本品甘寒，故脾胃虚寒者忌服。又据古籍记载，本品能软坚祛瘀治难产，故孕妇慎服。

鳖　甲
Biejia

【来源】　为鳖科动物鳖 *Trionyx sinensis* Wiegmann 的背甲。

【处方用名】上甲、团鱼甲、砂烫鳖甲、醋炙鳖甲。

【性味归经】咸，微寒。归肝、肾经。

【功效应用】

1. 滋阴潜阳，退热除蒸　用于肝肾阴虚内热证。本品能滋养肝肾之阴，多用于肝肾阴虚所致阴虚内热、阴虚风动、阴虚阳亢诸证。对温病后期、阴液耗伤、邪伏阴分、夜热早凉、热退无汗者，常与清热凉血、养阴生津、清虚热之品配伍。

2. 软坚散结　用于癥瘕积聚。本品还长于软坚散结，适用于肝脾大、癥瘕积聚。

【性能特点】本品咸软走肾，质重镇潜，寒可清泄，入肝肾经。既善滋阴清热、潜阳息风，为治阴虚发热、阴虚阳亢、阴虚动风之要药；又善软坚散结，为治癥瘕积聚、久疟疟母之常品。

【用法用量】煎服，9~24g。宜捣碎先煎。滋阴潜阳宜生用；软坚散结宜醋炙用。

【使用注意】本品性寒质重，故脾胃虚寒，食少便溏者及孕妇均慎服。

哈蟆油
Hamayou

【来源】为蛙科动物中国林蛙 *Rana temporaria chensinensis* David 雌蛙的输卵管，经采制干燥而得。

【处方用名】哈士蟆油、田鸡油、林蛙油、哈什蟆油。

【性味归经】甘、咸，平。归肺、肾经。

【功效应用】

1. 补肾益精　用于阴虚体弱，病后失调，神疲乏力，精神不足，心悸失眠。可单用或配伍枸杞子、党参、阿胶、黄芪等药同用。

2. 养阴润肺　用于肺虚痨嗽咳血，盗汗不止。本品可养阴润肺止咳，常与冰糖同用。

【性能特点】本品甘咸补益，性平不偏，可以强身健体。善补肾益精、养阴润肺，用治肝肾不足、阴虚体弱、病后失调、神疲乏力、心悸失眠、头昏眼花、视力减退、肢软无力或肺虚痨嗽咳血、盗汗不止等证。本药是一味名贵滋补药，被称作为"动物人参"。

【用法用量】煎服，5~15g。用水浸泡，炖汤加糖调服，或作丸剂服。

【使用注意】本品甘咸滋腻，故外有表邪、内有痰湿者慎服；对严重糖尿病、肺胃虚寒及腹泻者也不宜服用。

> 📱 知识链接 ─────────────────────────────
>
> 哈蟆油是珍贵的滋补品，营养成分不亚于人参、燕窝、冬虫夏草等。用于肾虚精髓不足，眩晕耳鸣，健忘；病后或产后体虚气弱、多汗；阴虚肺燥，咳嗽咯血等。本品含蛋白质、糖类、脂肪、磷及维生素 A、B、C 等成分。可蒸食、煎汤或作丸服。

女贞子
Nüzhenzi

【来源】为木犀科植物女贞 *Ligustrum lucidum* Ait. 的干燥成熟果实。

【处方用名】女贞实、冬青子、熟女贞、酒炙女贞子。

【性味归经】甘、苦，凉。归肝、肾经。

【功效应用】

滋补肝肾，明目乌发 用于肝肾阴虚之目暗不明、须发早白、视力减退、腰酸耳鸣及阴虚发热、内热消渴证。常与墨旱莲、熟地、菟丝子、桑椹等滋阴清肝明目之品同用。

【性能特点】 本品甘凉清补，苦泄不腻，入肝肾经，为凉补之品。善滋补肝肾之阴，并以此而清虚热、明目、乌须发；可用治肝肾阴虚之目暗不明、须发早白及阴虚发热等证。

【用法用量】 煎服，6~12g；或入丸散。

【使用注意】 本品虽补而不腻，但性凉，故脾胃虚寒泄泻及阳虚者忌服。

知识链接

明代陈嘉谟曰：女贞子粥治慢性肝炎，花生女贞子茶治白癜风，女贞子脊骨汤治关节炎，女贞子黑芝麻瘦肉汤治早衰白发，女贞子枣茶可皮肤保健，女贞子酒可抗衰祛斑，女贞枸杞瘦肉汤适用于肝病恢复期。

实例分析 22-1

实例 患者，女，39岁。自述经常发作腹泻（排除饮食不洁的原因），有时五更泄泻，平时常感觉倦怠乏力，口渴，纳差。诊见：面白唇淡，大便稀溏，每日5~6次，小便清长，舌淡，苔薄腻，脉细缓。医生开出处方：党参20g，炒白术15g，茯苓12g，山药10g，芡实15g，补骨脂8g，肉豆蔻5g，吴茱萸5g，五味子3g，焦山楂6g，焦麦芽6g，藿香10g，炙甘草8g。每日1剂，服用7剂。

问题 1. 请分析患者主要病证。
   2. 请对处方进行分析。

答案解析

【附】 本章其他中药见表22-2。

表22-2 本章其他中药

类别	品名	来源	性味	功效	主治
补气药	饴糖	米麦粟或玉粟黍发酵糖化制成	甘，温	补脾益气，缓急止痛	劳倦伤脾，腹痛咳嗽
	蜂蜜	蜜蜂科昆虫中华蜜蜂所酿的蜜	甘，平	补中润燥，解毒止痛	脘腹虚痛，肺燥干咳
补阳药	核桃仁	胡桃科植物胡桃的成熟种子	甘，温	补肾温肺，润肠通便	阳痿腰酸，肠燥便秘
	海狗肾	海豹科动物斑海豹阴茎和睾丸	咸，热	温肾壮阳，益精补髓	阳痿精冷、腰膝酸软
	仙茅	石蒜科植物仙茅的根茎	辛，热	补肾强骨，祛湿止泻	筋骨痿软，阳痿冷泻
	韭菜子	百合科植物韭菜的成熟种子	辛，甘	温补肝肾，壮阳固精	肝肾亏虚，腰膝酸痛
	胡芦巴	豆科植物胡芦巴的成熟种子	苦，温	温肾助阳，祛寒止痛	肾阳不足，下元虚冷
	阳起石	硅酸盐类矿物角闪石族透闪石	咸，温	温肾壮阳，祛寒暖元	肾虚阳痿，早泄宫冷
补血药	龙眼肉	无患子科植物龙眼的假种皮	甘，温	补益心脾，养血安神	气血不足，失眠健忘
补阴药	南沙参	桔梗科植物杏叶沙参的根	甘，微	养阴清肺，化痰益气	肺热燥咳，气阴不足
	明党参	伞形科植物明党参的根	甘苦，寒	润肺化痰，养阴和胃	肺热咳嗽，呕吐反胃
	银耳	银耳科真菌银耳的子实体	甘，平	补肺益气，养阴润燥	病后体虚，肺虚久咳
	桑椹	桑科植物桑树的成熟果穗	甘，寒	滋阴补血，生津润肠	阴亏血虚，眩晕耳鸣
	墨旱莲	菊科植物鳢肠的全草	甘，酸	滋阴益肾，凉血止血	头晕目眩，须发早白
	黑芝麻	脂麻科植物脂麻的种子	甘，平	滋补肝肾，益精补血	头晕眼花，耳鸣便秘

目标检测

答案解析

一、单项选择题

1. 补阴药的性味是（　　）

    A. 甘温   B. 甘寒   C. 辛寒   D. 苦寒

2. 治疗气虚欲脱证，宜选用的药物是（　　）

    A. 太子参   B. 人参   C. 党参   D. 北沙参

3. 可用黄芪而不可用白术治疗的病证是（　　）

    A. 肺气虚自汗   B. 表虚自汗   C. 气虚胎动不安   D. 气虚水肿

4. 能养血调经，平肝止痛，敛阴止汗的药物是（　　）

    A. 当归   B. 甘草   C. 白芍   D. 续断

5. 能补肝肾，强筋骨，安胎的药物是（　　）

    A. 五加皮   B. 怀牛膝   C. 杜仲   D. 狗脊

6. 麦冬、北沙参均具有的功效是（　　）

    A. 补肝肾之阴   B. 清心肺之火   C. 泻肝胆之火   D. 养肺胃之阴

7. 既补血，又活血的药物是（　　）

    A. 熟地黄   B. 西洋参   C. 太子参   D. 当归

8. 治疗精血不足，视力减退者，宜选用的药物是（　　）

    A. 枸杞子   B. 墨旱莲   C. 黄精   D. 玉竹

9. 不具有润肠通便功效的药物是（　　）

    A. 麦冬   B. 肉苁蓉   C. 锁阳   D. 巴戟天

10. 治疗脾虚湿困泄泻宜首选（　　）

    A. 党参、山药   B. 白术、茯苓   C. 苍术、黄芪   D. 甘草、干姜

二、思考题

1. 试述人参、鹿茸的用量用法和使用注意。

2. 结合药性功效，说明甘草何以有"国老"之称？

3. 鹿茸、当归、黄芪、丹参均可治疗疮疡，其作用机制及应用有何不同？

4. 白术、续断、杜仲、桑寄生、砂仁、黄芩、苏梗均能安胎，怎样区别使用？

书网融合……

知识回顾   微课   习题

第二十三章　收涩药

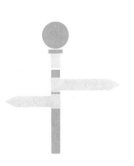

学习引导

滑脱证临床主要表现为自汗、盗汗、虚喘、久泻、遗精、遗尿、崩漏、带下不止等症状。本证的根源在于正气虚弱，而收涩药多属治标之品，其常与补虚药同用，以标本兼顾。如何合理配伍，实现"标本兼治"呢？

本单元主要介绍收涩药的含义及分类，学习16味常用收涩药的功效、适应证和使用注意。

学习目标

知识要求

1. **掌握**　收涩药的含义、功效、适应证、配伍方法、性能特点和使用注意；药物5味（五味子、乌梅、山茱萸、莲子、芡实）。

2. **熟悉**　药物6味（诃子、五倍子、肉豆蔻、罂粟壳、桑螵蛸、金樱子）。

3. **了解**　药物5味（麻黄根、浮小麦、赤石脂、覆盆子、海螵蛸）。

1. 含义　凡以收敛固涩为主要作用的药物，称为收涩药，又称固涩药。

2. 性能特点　本类药物多酸涩收敛，可收涩固脱。其药性有偏温或偏寒的不同。用其收敛固涩之性敛其耗散、固其滑脱，以治滑脱病证。各药归经因主治不同而互异。治久咳虚喘者，主归肺经；治久泻久痢者，主归大肠经；治遗精尿频者，主归肾经；治汗出者主归心肺经。

3. 分类、功效与适应证（表23-1）

表23-1　收涩药的分类、功效与适应证

分类	功效	适应证
固表止汗药	固表止汗	气虚自汗、阴虚盗汗
敛肺涩肠药	敛肺止咳，涩肠止泻	肺虚久咳、久泻久痢
固精缩尿止带药	固精缩尿止带	遗精、滑精、遗尿、尿频、带下

4. 配伍应用　收涩药为治标之品，只能暂时敛其耗散。而滑脱病证的根本原因是正气虚弱，故应用时须与相应的补虚药配伍同用，以标本兼顾。部分收涩药本身又具补虚之功，应加以注意。

（1）气虚自汗、阴虚盗汗者，则分别配伍补气固表药与滋阴除蒸药。

（2）肺肾虚损、久咳虚喘者，当配伍补肺益肾纳气药。

（3）脾肾阳虚之久泻、久痢者，当配伍温补脾肾药；气虚下陷者，当配伍补气升提药；脾胃虚弱者，当配伍补益脾胃药。

（4）肾虚遗精、滑精、遗尿、尿频者，当配伍补肾药。

（5）冲任不固、崩漏下血者，当配伍补肝肾、固冲任药。

总之，应根据具体证候，寻求根本，适当配伍，标本兼治，才能收到较好的疗效。

5. 使用注意

（1）收涩药性涩易敛邪，使用时应注意避免"闭门留寇"。

（2）凡表邪未解所致的汗出，或内有湿热所致的泻痢、带下，血热之出血以及郁热未清者，当以祛邪为主，不宜使用收涩药。

PPT

第一节　止汗药

麻黄根 [e]微课

Mahuanggen

【来源】为麻黄科植物草麻黄 *Ephedra sinica* Stapf 或中麻黄 *Ephedra intermedia* Schrenk et C. A. Mey. 的干燥根和根茎。

【处方用名】麻黄草根。

【性味归经】甘、涩，平。归心、肺经。

【功效应用】

固表止汗　用于自汗，盗汗。本品可内服，也可外用。治气虚自汗，常与黄芪、白术等配伍；治阴虚盗汗，可与生地黄、五味子、牡蛎等同用；治产后虚汗不止，常与当归、黄芪配伍，如麻黄根散。

此外，治虚汗，以本品配牡蛎，共研细末，外扑身上，也有止汗功效。

【性能特点】本品甘涩收敛，性平不偏，入心肺经，敛肺止汗作用较为显著，为临床止汗专品。可用于自汗、盗汗。

【用法用量】煎服，3~9g。内服外用均可。

【使用注意】本品功专收敛，故表邪未尽者忌用。

📖 **知识链接**

麻黄与麻黄根为同一植物的不同部位入药。麻黄以草质茎入药，主发汗，主治外感风寒无汗之表实证；麻黄根以根和根茎入药，主止汗，主治各种虚汗。两者一字之差，功效截然相反，所以临床配方应用要特别认真甄别，核对所选饮片与主治病证是否相符。

浮小麦

Fuxiaomai

【来源】为禾本科植物小麦 *Triticum aestivum* L. 干燥的未成熟的颖果。

【处方用名】浮麦、浮水麦。

【性味归经】甘，凉。归心经。

【功效应用】

1. 敛汗益气　用于自汗，盗汗。气虚自汗，阴虚盗汗，可单用炒焦研末，米汤调服；或配伍使用，以益卫固表止汗，或养阴敛汗。

2. 养阴除热　用于骨蒸劳热，阴虚发热等证。

【性能特点】本品甘补凉清，专入心经；甘能益气，凉可除热，善益气阴、养心除热而止汗，既可治疗阳虚自汗、阴虚盗汗，又可治疗骨蒸劳热，尤为汗出不止多用。

【用法用量】煎服，15～30g；研末服，3～5g。

【使用注意】本品表虚汗出者忌服。

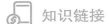 **知识链接**

1. 浮小麦：为小麦干燥的未成熟的颖果。新者性热，陈者性平，故临床以陈者为佳。尤其适合夏季高温天气，针对中老年妇女气虚、潮热汗出、心烦失眠等症状都有很好的调理效果。

2. 小麦：为小麦的干燥成熟颖果。性味甘，微寒。归心经。功效养心除烦，治心神不宁，烦躁失眠及妇人脏躁证。煎服，30～60g。

PPT

第二节　敛肺涩肠药

五味子
Wuweizi

【来源】为木兰科植物五味子 *Schisandra chinensis* (Turcz.) Baill. 的干燥成熟果实。

【处方用名】五味、北五味、南五味、炙五味子、醋五味子、酒五味子。

【性味归经】酸、甘，温。归肺、心、肾经。

【功效应用】

1. 收敛固涩　用于久咳虚喘，自汗盗汗，遗精遗尿，久泻不止等。治肺虚久咳，常与罂粟壳同用；治肺肾两虚之喘咳，常与山茱萸、熟地黄、山药等同用；治寒饮咳喘，常与麻黄、细辛、干姜等同用。治自汗盗汗，常与麻黄根、牡蛎等同用。治肾虚精关不固之遗精、滑精、遗尿尿频，常与覆盆子、菟丝子等同用。治脾肾虚寒之久泻不止，常与补骨脂、肉豆蔻等同用。

2. 益气生津　用于津伤口渴，内热消渴。本品甘以益气，酸能生津，最适于气阴两虚见口渴症状者，常与人参、麦冬等药同用，如生脉散。

3. 补肾宁心　用于心悸，失眠，多梦。本品既能补益心肾，又能宁心安神。常与酸枣仁、麦冬等药同用。

【性能特点】本品五味俱备，唯酸独胜，性温而不燥。有广泛的收敛固涩作用，上能敛肺止咳，下能滋肾阴而涩精，外能收敛止汗，内能涩肠止泻、益气而生津。故凡肺肾两虚、精气耗伤之证，皆可应用。还可益气生津、养心阴、补心肾，亦常用于津伤口渴及心悸、失眠等证。

【用法用量】煎服，2～6g；研末服，每次1～3g。

【使用注意】本品酸温涩敛，故表邪未解、内有实热，咳嗽初起及麻疹初发者慎服。

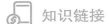 **知识链接**

五味子因皮肉甘酸，核中辛苦，全果皆有咸味，故以五味俱全而得其名。本品主要含木脂素、挥发

油、多糖、氨基酸、有机酸，具有调节免疫功能、抗溃疡、抗衰老、镇静、保肝、镇咳、兴奋子宫、呼吸兴奋等作用。

乌 梅
Wumei

【来源】 为蔷薇科植物梅 *Prunus mume*（Sieb.）Sieb. et Zucc. 的干燥近成熟果实。

【处方用名】 熏梅、乌梅肉、醋乌梅、蒸乌梅、乌梅炭。

【性味归经】 酸，涩，平。归肝、脾、肺、大肠经。

【功效应用】

1. 敛肺止咳 用于肺虚久咳。本品酸涩收敛，善敛肺气，又能生津，治咳嗽日久，见于干咳少痰或无痰、咳声低微证用之最宜，常与罂粟壳、五味子等敛肺止咳药同用。

2. 涩肠止泻 用于久泻久痢。为治久泻久痢常用药。

3. 安蛔止痛 用于蛔厥腹痛，呕吐。本品味酸，有安蛔止痛、和胃止呕之功，治蛔虫引起的腹痛、呕吐、四肢厥冷之蛔厥证，常为君药。

4. 生津止渴 用于虚热消渴。本品味酸生津，止烦渴。治虚热消渴，可单用煎服。

此外，本品炒炭后，涩重于酸，收敛力强，能固冲止漏，可用于崩漏不止、便血等。

【性能特点】 本品酸涩收敛，药性平和。上敛肺气以止咳，下涩大肠以止泻，治疗肺虚久咳、阴虚燥咳、久泻久痢者皆可选用。且味极酸，长于生津止渴、安蛔止痛、和胃止呕，为治蛔虫厥证之要药。

【用法用量】 煎服，6～12g。外用适量，捣烂或炒炭研末外敷。止泻止血宜炒炭用，生津安蛔当生用。

【使用注意】 本品酸涩收敛，故表邪未解及实热积滞者慎服。

📖 知识链接

1. 蛔厥：即蛕厥。症见腹部绞痛，四肢逆冷，痛甚则汗出，或吐涎沫，或吐蛔虫，时发时止，或伴有寒热，胃肠功能紊乱等证候。类似于胆道蛔虫或蛔虫性肠梗阻病。

2. 乌梅汤：有增进食欲、通便、保肝、解酒、解暑、抗衰老和消除疲倦等作用，但不宜大量与长期服用，因酸性物质会腐蚀肠胃，易损伤身体健康。尤其小孩、女性月经期间以及分娩前后忌服用。

诃 子
Hezi

【来源】 为使君子植物诃子 *Terminalia chebula* Retz. 或绒毛诃子 *Terminalia chebula* Retz. var. *tomentella* Kurt. 的干燥成熟果实。

【处方用名】 诃子肉、诃黎勒、大诃子、炙诃子、煨诃子。

【性味归经】 苦、酸、涩，平。归肺、大肠经。

【功效应用】

1. 涩肠止泻 用于久泻久痢，脱肛。本品苦酸涩，能涩肠止泻，可单用或与干姜、罂粟壳、陈皮等同用。

2. 敛肺止咳 用于肺虚喘咳，久嗽不止。可与人参、五味子等同用。

3. 降火利咽 用于咽痛音哑。本品既能下气止咳，又能清肺利咽开音。治久咳失音，咽喉肿痛常与桔梗、甘草、冰片等同用。

【性能特点】本品苦降酸涩，平而偏凉，既能入肺而敛肺止咳、下气降火、利咽开音；又入大肠而有涩肠止泻之效，为肺虚久咳、久咳失音及久泻久痢之常用药。

【用法用量】煎服，3～10g。涩肠止泻宜煨用，敛肺清热、利咽开音宜生用。

【使用注意】本品收涩，故外有表邪，内有湿热积滞者忌服。

🔲 知识链接

　　1. 藏青果：又名西青果，为诃子的干燥幼果。呈扁长卵形，略似橄榄，外表黑褐色。有清热生津、利咽解毒之功，用于慢性咽喉炎、声音嘶哑等病。

　　2. 诃子也是最常用的藏药。在藏药学经典著作《晶珠本草》里，被称为"藏药之王"。能治疗多种疾病，是很好的保健食品，其汁有利咽、润肺、降暑、健脾胃之功。

五倍子
Wubeizi

【来源】为漆树科植物盐肤木 *Rhus chinensis* Mill. 、青麸杨 *Rhus potaninii* Maxim. 或红麸杨 *Rhus punjabensis* Stew. var. *sinica*（Diels）Rehd. et Wils. 叶上的虫瘿，主要由五倍子蚜 *Melaphis chinensis*（Bell）Baker 寄生而形成。

【处方用名】五倍、五棓子、百虫仓、炒五倍子。

【性味归经】酸、涩，寒。归肺、大肠、肾经。

【功效应用】

1. 敛肺降火　用于肺虚久咳或肺热咳嗽。

2. 涩肠止泻　用于久泻久痢。可与诃子、五味子同用。

3. 固精止遗　用于遗精、滑精。常与龙骨、茯苓等药同用。

4. 敛汗止血　用于自汗，盗汗，或崩漏下血。

5. 收湿敛疮　用于痈肿疮毒，皮肤湿烂。

【性能特点】本品酸涩收敛，寒可清降，有敛肺止咳、涩肠止泻、固精止遗、敛汗止血之功，广泛用于肺虚久咳、出血不止等、遗精久泻等滑脱不禁证。且涩中有清，又能清热降火，滑脱诸证兼有热者尤宜。外用还能收湿敛疮，且有消肿解毒之效，可用湿疮流水、溃疡不敛等。

【用法用量】煎服，3～6g；入丸散服，每次数1～1.5g。外用适量，研末外敷或煎汤熏洗。

【使用注意】本品酸涩收敛，故外感咳嗽、湿热泻痢者忌服。

🔲 知识链接

　　五倍子为虫瘿类药材，商品分肚倍与角倍，除药用外，还可做染料使用。市售的五倍子蜂蜜属于中药蜜种，有解毒、止腹泻、杀菌及收敛作用，特别适用于患有虚汗、肺虚、肾虚、久泻久痢、痔血、便血等人群，常作食疗保健之用。

罂粟壳
Yingsuqiao

【来源】为罂粟科植物罂粟 *Papaver somniferum* L. 的干燥成熟果壳。

【处方用名】米壳、御米壳、粟壳、炙粟壳。

【性味归经】酸、涩，平；有毒。归肺、大肠、肾经。

【功效应用】

1. 涩肠止泻 用于久泻久痢。宜用于久泻久痢而无邪滞者。

2. 敛肺止咳 用于肺虚久咳不止。可单用蜜炙研末冲服，或配乌梅等药同用。

3. 止痛 用于胃痛，腹痛及筋骨疼痛。可单用或配入复方中使用。

【性能特点】本品酸涩收敛。既善敛肺止咳，又能涩肠止泻，还有良好的止痛之功。

【用法用量】煎服，3~6g；或入丸散。止咳宜蜜炙用，止泻止痛宜醋炒用，并可降低其致吐的副作用。

【使用注意】本品有成瘾性，不宜过量或长期服用；咳嗽及泻痢初起不宜用；孕妇及儿童禁用；运动员慎用。

知识链接

1. 罂粟壳主要含吗啡、可待因、那可汀、罂粟碱、罂粟壳碱等生物碱，尚含多糖等。本品有镇痛、催眠、镇咳、呼吸抑制、止泻等作用，长期服用具有成瘾性。

2. 麻醉药品是指连续使用后易产生身体依赖性、能成瘾癖的药品。罂粟壳属于麻醉药品管制品种，必须按照麻醉药品进行管理使用。

肉豆蔻
Roudoukou

【来源】为肉豆蔻科植物肉豆蔻 *Myristica fragrans* Houtt. 的干燥种仁。

【处方用名】肉豆蔻、肉果、玉果、肉蔻、煨肉豆蔻。

【性味归经】辛，温。归脾、胃、大肠经。

【功效应用】

1. 涩肠止泻 用于脾胃虚寒，久泻不止。本品能暖脾胃，固大肠，止泻痢。

2. 温中行气 用于胃寒胀痛，食少呕吐。常与木香、干姜、豆蔻等药同用。

【性能特点】本品辛香温燥而涩，有涩而不滞气、行而不破气的特点。能暖脾胃，降浊气，固大肠，止泻痢；为治疗脾胃虚寒之久泻久痢或五更泄泻之要药。

【用法用量】煎服，3~10g。温中止泻宜煨用。

【使用注意】本品温中固涩，故湿热泻痢者忌服。

知识链接

1. 肉豆蔻衣：为肉豆蔻的假种皮，气香，味香而微苦，有芳香健胃和中之功效。主治脘腹胀满，不思饮食，吐泻。

2. 肉豆蔻为药食两用之品，含蛋白质、糖及维生素等营养成分，可作调味料，去异味、增辛香。但用量过大可引起大脑兴奋及致幻、昏迷、中毒或致癌等毒副作用。

赤石脂
Chishizhi

【来源】　为硅酸盐类矿物多水高岭石族多水高岭石，主含四水硅酸铝$[Al_4(Si_4O_{10})(OH)_8 \cdot 4H_2O]$。

【处方用名】　石脂、赤石土、红高岭土、煅石脂。

【性味归经】　甘、涩，温。归大肠、胃经。

【功效应用】

1. 涩肠止泻　用于久泻，久痢。

2. 收敛止血　用于崩漏带下，便血。

3. 敛疮生肌　用于疮疡久溃。

【性能特点】　本品酸涩收敛，甘温调中，质重沉降，专固下焦，为涩肠止泻、收敛止血之品。常与禹余粮相须用，治下焦不固之久泻久痢、便血、崩漏带下等证。外用能敛疮生肌。

【用法用量】　煎服，9～12g，先煎。外用适量，研细末撒患处或调敷。

【使用注意】　孕妇慎服。畏肉桂。

即学即练23-1

既能涩肠止泻，又能敛疮生肌，不宜与肉桂同用的药材是（　　　　）

答案解析　A. 乌梅　　　　　B. 五倍子　　　　　C. 肉豆蔻　　　　　D. 赤石脂

PPT

第三节　固精缩尿止带药

山茱萸
Shanzhuyu

【来源】　为山茱萸科植物山茱萸 *Cornus officinalis* Sieb. et Zucc. 的干燥成熟果肉。

【处方用名】　山萸肉、净萸肉、药枣、枣皮、石枣、酒炙山萸、蒸山萸、制山萸。

【性味归经】　酸、涩、微温。归肝、肾经。

【功效应用】

1. 补益肝肾　用于肝肾亏虚所致眩晕耳鸣、腰膝酸软或冷痛。本品补益肝肾，既能益精，又可助阳，为平补阴阳之要药，如六味地黄丸。

2. 收涩固脱　用于阳痿遗精，遗尿尿频，崩漏带下，大汗虚脱，内热消渴。本品既能补益，又能固涩，善治上述肾虚不固诸证，常为方中主药，可与黄芪、白术、五味子等同用。

【性能特点】　本品酸涩收敛，温而不燥，补而不峻，既能补肝肾，又能温肾阳，且在补益中又善固肾涩精，用治肝肾亏虚之滑脱之证，为阴阳双补、补敛并俱之佳品。凡肝肾不足之证，不论有无滑脱之证，均常使用。

【用法用量】　煎服，6～12g。大量可用至30g。

【使用注意】　本品温补收涩，故命门火炽，素有湿热及小便不利者慎服。

覆盆子

Fupenzi

【来源】 为蔷薇科植物华东覆盆子 *Rubus chingii* Hu 未成熟的干燥果实。

【处方用名】 覆盆、复盆子、酒蒸覆盆子。

【性味归经】 甘、酸，温。归肝、肾、膀胱经。

【功效应用】

1. 益肾固精缩尿　用于肾虚不固之遗精滑精，遗尿尿频。

2. 养肝明目　用于肝肾不足，目暗不明。

【性能特点】 本品酸敛甘补，微温质润。既能固精缩尿，又能补肾助阳、滋养肝肾、明目，为涩敛兼补阴阳之品。适用于肾虚所致的遗精滑精、遗尿尿频，肝肾不足之目暗不明等证。

【用法用量】 煎服，6~12g；或入丸散。

【使用注意】 本品性温固涩，故肾虚有火之小便短涩者忌服。

桑螵蛸

Sangpiaoxiao

【来源】 为螳螂科昆虫大刀螂 *Tenodera sinensis* Saussure、小刀螂 *Statilia maculata*（Thunberg）或巨斧螳螂 *Hierodula patellifera*（Serville）的干燥卵鞘。

【处方用名】 桑蛸、螳螂子、螳螂卵、盐桑螵蛸。

【性味归经】 甘、咸，平。归肝、肾经。

【功效应用】

1. 固精缩尿　用于遗精滑精，遗尿尿频。本品补肾收敛之功较强，为治疗肾虚遗尿、遗精之良药。治小儿遗尿，可单用为末，米汤送服。

2. 补肾助阳　用于肾虚阳痿。常与补阳药同用。

【性能特点】 本品甘咸入肾，平而偏温。重在补肾助阳、固涩下焦，为补肾助阳、固精缩尿之良药，而尤以遗尿尿频最为常用，又可用于肾虚阳痿。

【用法用量】 煎服，5~10g；或入丸散。

【使用注意】 本品助阳固涩，故阴虚火旺之遗精及膀胱湿热所致尿频者忌服。

海螵蛸

Haipiaoxiao

【来源】 为乌贼科动物无针乌贼 *Sepiella maindroni* deRochebrune 或金乌贼 *Sepia esculenta* Hoyle 的干燥内壳。

【处方用名】 乌贼骨、乌鲗骨、墨鱼骨、煅乌贼骨、炙乌贼骨、醋乌贼骨。

【性味归经】 咸、涩，温。归肝、肾经。

【功效应用】

1. 涩精止带　用于遗精，带下。常与补肾固精药共用，治男子遗精、妇女赤白带下。

2. 收敛止血　用于崩漏下血，吐血，便血，创伤出血。治崩漏下血，常与茜草、棕榈炭等同用，如固冲汤；治吐血便血，常与白及等份为末服，如乌及散；治创伤出血，可单用本品研末外敷。

3. 制酸止痛　用于胃痛吐酸。本品有制酸作用，可缓解因胃酸过多所致的胃痛。单用或与浙贝母等同用。

4. 收湿敛疮 用于湿疮、湿疹、溃疡不敛。

【性能特点】本品咸入血分，温涩收敛，功长收涩，尤善止血止带，治崩漏带下效佳，为妇科之良药。此外，内服又善制酸止痛，外用又能收湿敛疮。

【用法用量】煎服，5~10g；研末吞服，每次1.5~3g。外用适量，研末撒敷或调敷。

【使用注意】本品能伤阴助热，故阴虚内热者忌服，大便秘结者慎服。

金樱子
Jinyingzi

【来源】为蔷薇科植物金樱子 *Rosa laevigata* Michx. 的干燥成熟果实。

【处方用名】金英子、金樱子肉、炒金樱子、盐金樱子。

【性味归经】酸、甘、涩，平。归肾、膀胱、大肠经。

【功效应用】

1. 固精缩尿 用于肾虚遗精滑精，遗尿尿频。可单用熬膏或常与芡实相须为用。

2. 固崩止带 用于崩漏带下。

3. 涩肠止泻 用于久泻，久痢。

【性能特点】本品酸涩收敛。功专固涩，有固精缩尿，固崩止带，涩肠止泻之功，适用于肾虚下焦不固之遗精滑精，遗尿尿频，白带过多，以及久泻久痢等证。

【用法用量】煎服，6~12g；或入丸散。

【使用注意】本品功专收敛，凡有实火、实邪者忌服。

莲 子
Lianzi

【来源】为睡莲科植物莲 *Nelumbo nucifera* Gaertn. 的干燥成熟种子。

【处方用名】莲实、藕实、莲子肉、白莲肉、湘莲肉。

【性味归经】甘、涩，平。归脾、肾、心经。

【功效应用】

1. 益肾固精，止带 用于肾虚遗精，遗尿，带下。本品能补肾固肾，但药力和缓，须配伍其他补肾健脾药同用。

2. 补脾止泻 用于脾虚泄泻。本品能补脾涩肠，善治脾虚所致慢性腹泻者。

3. 养心安神 用于心悸，失眠。本品能养心血、益肾气、交通心肾，治心肾不交虚烦失眠者，常与酸枣仁、茯神、远志等药同用。

【性能特点】本品味甘补涩敛，平而不偏，补虚与固涩之功兼备，性平力缓，为药食两用之佳品。入脾、肾、心三经，既善补心脾肾之虚，又能涩肠固精、止带，用治脾虚久泻，肾虚遗精滑精及心肾不交之虚烦失眠，有标本兼治之效。

【用法用量】煎服，6~15g，去心打碎用。

【使用注意】本品甘涩，故便秘或湿热泻痢者慎服。

 知识链接 ————————————————————————————————

　　莲子是药食两用之品，含有丰富的蛋白质、淀粉、茶叶碱、多糖、脂肪、烟酸、钾、钙、镁等营养元素。具有收敛、镇静、防癌抗癌、降血压、强心安神、滋养补虚、抗衰老等作用。莲一身均是宝，莲子心有清心安神、交通心肾、涩精止血的功效；荷叶有清暑利湿、升阳止血的功效；莲须有固肾涩精的功效；莲房有止血化瘀的功效。

▶▶ 实例分析 23-1

实例 患者，男，30岁。近来常遗精滑精，且已慢性腹泻1个多月，晚上失眠，自觉心悸，舌淡红，苔白腻，脉细。该男子想用食疗来调理。

问题 要缓解以上症状可以选用本章中哪味中药？

答案解析

芡 实
Qianshi

【来源】 为睡莲科植物芡 *Euryale ferox* Salisb. 的干燥成熟种仁。

【处方用名】 芡实米、鸡头米、南芡实、麸炒芡实。

【性味归经】 甘、涩，平。归脾、肾经。

【功效应用】

1. 益肾固精 用于肾虚遗精滑精、遗尿尿频。常与金樱子、莲子等配伍。

2. 补脾止泻 用于脾虚久泻。常与白术、茯苓、白扁豆等同用。

3. 除湿止带 用于带下病。治脾肾两虚之带下，常与苍术、白术等同用；治湿热带下，常与黄柏、车前子等同用。

【性能特点】 本品味甘补益，涩能收敛，性质平和，为药食两用之佳品。其脾肾双补，能固精止遗、涩肠止泻，又可除湿止带。

【用法用量】 煎服，9~15g；或入丸散。

【使用注意】 本品甘涩，故便秘或湿热泻痢者忌用。

【附】 本章其他中药见表23-2。

表23-2 本章其他中药

类别	品名	来源	性味	功效	主治
止汗药	糯稻根	禾本科植物糯稻的须根	甘，平	止汗退热，益胃生津	自汗盗汗、虚热不退
敛肺涩肠药	石榴皮	石榴科植物石榴的果皮	酸涩，温	涩肠止泻，杀虫	久泻久痢，脱肛虫积
	禹余粮	斜方晶系褐铁矿的矿石	甘涩，平	涩肠止泻，收敛止血	久泻久痢，崩漏带下

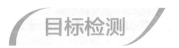
目标检测

答案解析

一、单项选择题

1. 有涩肠敛肺作用的药物是（　　）

　　A. 罂粟壳、肉豆蔻　　　　B. 山茱萸、覆盆子　　　　C. 五味子、莲子　　　　D. 乌梅、五倍子

2. 金樱子和桑螵蛸的共同功效是（　　）

　　A. 补肝肾　　　　　　　　B. 涩肠止泻　　　　　　　C. 益脾止泻　　　　　　　D. 固精缩尿

3. 下列是五味子的适应证的是（　　）

A. 肺燥咳嗽   B. 肺寒咳嗽   C. 肺虚咳嗽   D. 外感咳嗽

4. 为治疗蛔厥腹痛之要药的是 （   ）

     A. 五味子   B. 金樱子   C. 肉豆蔻   D. 乌梅

5. 治疗气虚自汗，骨蒸劳热的药物是 （   ）

     A. 浮小麦   B. 白芍   C. 麻黄根   D. 赤石脂

6. 治滑脱不禁之证时，收涩药常配伍 （   ）

     A. 清热药   B. 解表药   C. 补益药   D. 理气药

7. 五倍子除敛肺止咳还能 （   ）

     A. 止痛   B. 止泻   C. 止渴   D. 止汗

8. 山茱萸除收敛固脱外还能 （   ）

     A. 养心安神   B. 除湿止带   C. 补益肝肾   D. 温中行气

9. 善固精缩尿、益肾明目的是 （   ）

     A. 诃子   B. 芡实   C. 覆盆子   D. 浮小麦

10. 具有养心安神功效的药物是 （   ）

     A. 海螵蛸   B. 桑螵蛸   C. 莲子肉   D. 乌梅

二、思考题

1. 比较敛肺涩肠药五味子、乌梅、五倍子、罂粟壳、诃子临床应用的异同。

2. 比较固精缩尿止带药莲子、芡实临床应用的异同。

书网融合……

        知识回顾   微课   习题

第二十四章　涌吐药

PPT

学习引导

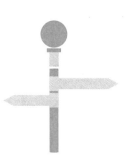

涌吐法是中医传统治法，是利用药物的催吐作用，去除留在咽喉、胸膈、胃脘的痰涎、宿食和毒物等有形实邪，以达治疗目的的一种方法。但因为涌吐药作用峻猛，患者用药后反应强烈、痛苦，故现今临床已很少应用。

本单元主要介绍涌吐药的含义，学习3味涌吐药的功效、适应证和使用注意。

学习目标

知识要求

1. **掌握** 涌吐药的含义、功效、适应证；药物1味（常山）。

2. **了解** 药物2味（胆矾、瓜蒂）。

1. 含义 凡以促使呕吐为主要作用的药物，称为涌吐药，又称催吐药。

2. 功效与适应证 本类药物具有涌吐毒物、宿食、痰涎等作用。适用于误食毒物、停留胃中、未被吸收，或宿食停滞不化、尚未入肠、脘部胀痛，或痰涎壅盛、阻于胸膈或咽喉、呼吸喘促，以及癫痫发狂等证。

3. 使用注意 🅴微课

（1）体质虚弱者及妇女胎前产后均当忌用。

（2）注意用法用量，一般宜以小量渐增的方法，防其中毒或涌吐太过；若呕吐不止，当采取措施及时解救。

（3）中病则止，不可连服、久服。

（4）涌吐时，应将病人头偏向一侧，以防呕吐物呛入气道而致窒息。

（5）催吐之后，要注意调理胃气，糜粥自养，禁油腻、油炸等不易消化之品。

（6）因本类药物作用峻猛，药后患者反应强烈、痛苦，故现今临床已经很少应用。

常　山
Changshan

【来源】 为虎耳草科植物常山 *Dichroa febrifuga* Lour. 的干燥根。

【处方用名】 黄常山、鸡骨常山、炒常山。

【性味归经】 苦、辛，寒；有毒。归肺、肝、心经。

【功效应用】

1. **涌吐痰涎** 用于胸中痰饮。本品性善上行，有涌吐作用，配甘草，水煎和蜜温服，以涌吐胸中痰涎、积饮。

2. **截疟** 用于疟疾。本品适用于各种疟疾，尤以治间日疟和三日疟效果明显。

【性能特点】 本品辛开苦泄，宣可去壅，善开痰结。能涌吐胸中、胁下痰水，用于胸中痰饮壅聚等证。又能苦燥痰湿，有祛痰截疟之功，适用于痰湿内蕴、疟邪内伏所致的多种疟疾，为治疟疾寒热之要药。

【用法用量】 煎服，5～9g。涌吐多生用，截疟宜酒炒用。治疗疟疾宜在寒热发作前半天或2小时服用。

【使用注意】 本品有毒而涌吐，易损伤正气，故用量不宜过大，孕妇及体虚者忌服。

 知识链接

常山具有强烈的致吐作用，可致肝、肾的病理损害。中毒症状主要表现为恶心呕吐、腹痛腹泻、便血；严重时能破坏毛细血管而导致胃肠黏膜充血或出血；并能引起心悸、心律不齐、发绀及血压下降，最终可因循环衰竭而死亡。

胆 矾
Danfan

【来源】 为天然的硫酸盐类矿物胆矾的晶体，或为人工制成的含水硫酸铜（$CuSO_4 \cdot 5H_2O$）。

【处方用名】 云胆矾、石胆、石矾、蓝矾、鸭嘴胆矾。

【性味归经】 酸、涩、辛，寒；有毒。归肝、胆经。

【功效应用】

1. **涌吐痰食** 用于风痰壅塞，喉痹，癫痫，误食毒物。本品有强烈的涌吐作用，可单用，温水化服，以催吐排毒。

2. **解毒收湿** 用于风眼赤烂，口疮，牙疳。本品小量外用，有解毒收湿作用。

3. **祛腐蚀疮** 用于肿毒不溃，胬肉疼痛。本品外用治肿毒不溃，可将本品与雀屎同用，研末点疮；治胬肉疼痛，可单用本品煅研，外敷患处。

【性能特点】 本品辛散酸涌，涌吐之功甚捷，能引涎外出而开闭塞，凡风痰所致的癫痫惊狂、风热痰涎壅盛之喉痹阻塞以及误食毒物等，皆可以本品催吐而取效。本品外用又能解毒收湿、祛腐蚀疮。

【用法用量】 温水化服，0.3～0.6g。外用适量，研末撒或调敷；或以水溶化后外洗。

【使用注意】 本品体虚者忌服。

瓜 蒂
Guadi

【来源】 为葫芦科植物甜瓜 *Cucumis melo* L. 的干燥果蒂。

【处方用名】 苦丁香、甜瓜蒂、香瓜蒂、陈瓜蒂。

【性味归经】 苦，寒；有毒。归胃经。

【功效应用】

1. **涌吐痰食** 用于痰热郁于胸中，上犯清窍之癫痫及宿食停滞于胃所致的多种病证。

2. 祛湿退黄 用于湿热黄疸。可单用研末吹鼻，使黄水出鼻，或研末煎汤去渣顿服。

【性能特点】 本品苦泄寒清，力猛有毒。既善涌吐，用于痰热郁积胸中之癫痫惊狂，或宿食、毒物停聚胃脘而致的胸脘痞硬等证。又能行水湿、退黄疸，用于湿热黄疸。

【用法用量】 煎服，2.5～5g；入丸散，每次0.3～1g。外用适量，研末吹鼻，待鼻中流出黄水即停药。

【使用注意】 本品作用强烈，易损伤正气，故孕妇、体虚、失血及上部无实邪者忌服。

即学即练 24-1

胆矾与常山的共同功效是（　　　）

答案解析　　A. 截疟　　　　　B. 涌吐痰涎　　　　　C. 解毒收湿　　　　　D. 祛腐蚀疮

 实例分析 24-1

实例 患者，男，48岁。家住在较偏远的山区农村，身体强壮，在家务农。一日，不小心误食了有毒食品，在120救护车到来之前，村医先用中药胆矾给患者进行催吐排毒处理。

问题 1. 村医使用中药胆矾给患者催吐排毒，应注意哪些事项？

　　　　2. 胆矾使用多少量？如何给患者服用？

答案解析

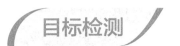 **目标检测**

答案解析

一、单项选择题

1. 具有涌吐痰饮、截疟功效的药物是（　　　）

　　A. 常山　　　　　　B. 胆矾　　　　　　C. 瓜蒂　　　　　　D. 皂矾

2. 具有涌吐痰饮、祛湿退黄功效的药物是（　　　）

　　A. 常山　　　　　　B. 胆矾　　　　　　C. 瓜蒂　　　　　　D. 藜芦

3. 具有涌吐痰食、祛腐蚀疮功效的药物（　　　）

　　A. 常山　　　　　　B. 胆矾　　　　　　C. 瓜蒂　　　　　　D. 皂荚

4. 胆矾作内服使用，其用法是（　　　）

　　A. 先煎　　　　　　B. 后下　　　　　　C. 包煎　　　　　　D. 温水化服

5. 瓜蒂入丸散，常用剂量是（　　　）

　　A. 1～3g　　　　　B. 3～6g　　　　　C. 0.3～1g　　　　D. 2～5g

二、多项选择题

1. 胆矾常用于治疗（　　　）

　　A. 口疮　　　　　　B. 癫痫　　　　　　C. 误食毒物

　　D. 黄疸　　　　　　E. 风眼赤烂

2. 瓜蒂的功效是（　　　）

A. 截疟　　　　　　B. 涌吐痰湿　　　　　　C. 解毒收湿

D. 祛腐蚀疮　　　　E. 祛湿退黄

书网融合……

知识回顾　　　　　微课　　　　　习题

PPT

第二十五章　解毒杀虫燥湿止痒药

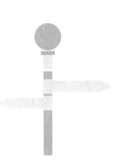

学习引导

湿疮、疥癣、梅毒、麻风等是临床常见的皮肤疾病。一些中药具有解毒杀虫、燥湿止痒等功效，是这些常见皮肤疾病的"克星"。这些皮肤科常用的中药有毒性吗？如何正确使用？

本单元主要介绍解毒杀虫燥湿止痒药的含义，学习6味常用药的功效、适应证和使用注意。

学习目标

知识要求

1. **掌握**　解毒杀虫燥湿止痒药的含义、功效、适应证、用法与使用注意；药物2味（雄黄、炉甘石）。

2. **熟悉**　药物1味（硫黄）。

3. **了解**　药物3味（白矾、蛇床子、硼砂）。

1. **含义**　凡以解毒疗疮，攻毒杀虫，燥湿止痒为主要作用的药物，称为解毒杀虫燥湿止痒药。

2. **功效与适应证**　本类药物具有解毒疗疮、攻毒杀虫、燥湿止痒的作用，主要适用于疥癣、湿疹、痈疮疔毒、麻风、梅毒、毒蛇咬伤等病证。

3. **用法**　本类药物以外用为主，兼可内服。外用方法分别有：研末外撒，或用香油或茶水调敷，或制成软膏涂抹，或作为药捻、栓剂栓塞，或煎汤洗渍及热敷等。

4. **使用注意**　具有毒性的药物，应严格按照剂量服用，且不宜长期服用，以免蓄积中毒；注意用法（包括炮制）。

雄　黄　🅔微课

Xionghuang

【来源】 为硫化物类矿物雄黄族雄黄，主含二硫化二砷（As_2S_2）。

【处方用名】 明雄黄、雄精、腰黄、石黄、飞雄黄。

【性味归经】 辛，温；有毒。归肝、大肠经。

【功效应用】

1. **解毒**　用于痈肿疔疮，湿疹疥癣，蛇虫咬伤。本品温燥有毒，有较强的解毒作用，并能止痒。

2. **杀虫**　用于虫积腹痛。

3. 燥湿祛痰、截疟 用于哮喘、惊痫、疟疾等。

【性能特点】本品辛温，性燥有毒，既能以毒攻毒而有解毒杀虫之效，又具燥湿祛痰之功，且药力颇强，外用治疮痈、疥癣、虫蛇咬伤等；内服治虫积腹痛、哮喘。此外，内服还能截疟、燥湿祛痰、定惊，用于哮喘、疟疾、惊痫等。

【用法用量】入丸散服，每次 0.05 ~ 0.1g。外用适量，熏涂患处，或香油调敷。

【使用注意】本品内服宜慎，不可久服，孕妇禁服。切忌火煅，因煅烧后即分解为三氧化二砷（As_2O_3），即砒霜，有剧毒。外用涂擦本品能从皮肤吸收，故不能大面积及长期持续使用，以免中毒。

即学即练 25 – 1

雄黄性温，有毒，其功效不包括（　　　）

A. 解毒　　　　B. 助阳　　　　C. 截疟　　　　D. 杀虫

答案解析

硫 黄
Liuhuang

【来源】为自然元素类矿物硫族自然硫或用含硫矿物经加工制得。

【处方用名】石硫黄、黄硇砂、制硫黄、鱼子黄。

【性味归经】酸，温；有毒。归肾、大肠经。

【功效应用】

1. 解毒杀虫止痒 用于疥癣，湿疹，阴疽疮疡，顽癣瘙痒。本品性温而燥，外用有解毒杀虫，燥湿止痒功效。

2. 补火助阳通便 用于阳痿，虚喘冷哮，虚寒便秘。硫黄乃纯阳之品，入肾经大补命门之火而助元阳，内服可用于肾阳衰微，下元虚冷诸证。症见肾虚阳痿、肾虚喘促、虚冷便秘、冷泻腹痛等。

【性能特点】本品酸温有毒，归肾、大肠经，外用能解毒杀虫止痒，治疥癣、秃疮、湿疹，尤为治疥疮之要药。内服能补火助阳、温阳通便，用于肾阳不足、命门火衰所致的寒喘、阳痿、便秘等。

【用法用量】炮制后入丸散，1.5 ~ 3g。外用适量，研末油调涂搽，或烧烟熏。

【使用注意】本品性温有毒，故孕妇及阴虚火旺者慎服。畏芒硝、玄明粉。

知识链接

1. 疥癣，是"疥"与"癣"的合称。疥与癣，亦特指疥。疥癣病是由于疥癣螨虫的寄生引起的皮炎。是由蚧螨和痒螨引起的高度接触性传染的一种体外寄生虫病，又称螨病、生癞、石灰脚、干爪病等。根据寄生部位不同，分为身癣和耳癣。按临床病损特点不同，有松皮癣、吹花癣、圆癣、蛇皮癣、牛皮癣、鹅掌风、奶癣、股癣等等。

2. 硫黄熏：药材及食物经硫黄熏后能起到干燥、杀虫、增白、防腐的作用。硫黄熏后，其二氧化硫残留在药材、食物里，会破坏人体消化道、呼吸系统和肝肾功能等器官。目前已经被国家药品管理局明令禁止使用。

白 矾
Baifan

【来源】为硫酸盐类矿物明矾石经加工提炼制成，主含含水硫酸铝钾［$KAl(SO_4)_2 \cdot 12H_2O$］；煅后名枯矾。

【处方用名】生矾、明矾、矾石、枯矾、煅白矾。

【性味归经】酸、涩,寒。归肺、脾、肝、大肠经。

【功效应用】

1. 解毒杀虫,燥湿止痒 用于湿疹瘙痒,疮疡疥癣。本品性燥酸涩,外用善燥湿止痒,尤宜治疮面湿烂或瘙痒者。为治疗痔疮、脱肛的常用药。

2. 止血止泻 用于吐衄下血,便血,崩漏下血。

3. 祛除风痰 用于痰厥、癫狂痫证。

【性能特点】本品酸涩,收敛力强;性寒清泄。外用解毒杀虫、收湿止痒,为皮肤科常用之品。内服收敛止血、涩肠止泻、清热消痰。此外,还能祛湿热而退黄疸。

【用法用量】入丸散,0.6~1.5g。外用适量,研末撒敷;或化水洗患处。

【使用注意】本品酸寒收敛性强,故体虚胃弱及无湿热痰火者慎服。

 知识链接

1. 白矾当作食品添加剂,被人食用后,基本不能排出体外,它将永远沉积在人体内,过量摄入会影响人体对铁、钙等成分的吸收,从而导致贫血和骨质疏松。毒副作用主要表现为明矾可以杀死脑细胞,使人提前出现脑萎缩、痴呆等症状。

2. 白矾浓溶液对皮肤黏膜有明显刺激性,大剂量白矾内服可引起口腔、喉头烧伤,呕吐腹泻,虚脱甚至死亡。

蛇床子
Shechuangzi

【来源】为伞形科植物蛇床 *Cnidium monnieri*(L.) Cuss. 的干燥成熟果实。

【处方用名】蛇米、蛇床实、蛇常。

【性味归经】辛、苦,温;有小毒。归肾经。

【功效应用】

1. 燥湿祛风 用于寒湿带下,湿痹腰痛。

2. 杀虫止痒 用于阴部湿痒,湿疹,疥癣。本品辛苦温燥,有杀虫止痒、祛风燥湿诸作用,为皮肤及妇科病常用药。

3. 温肾壮阳 用于肾虚阳痿,宫冷不孕。本品温肾壮阳之功亦佳。

【性能特点】本品辛散能祛风,苦能燥湿,外用能祛风燥湿、杀虫止痒。内服可温肾壮阳。

【用法用量】煎服,3~10g。外用适量,煎汤熏洗,或研末敷。

【使用注意】本品性温,故下焦有湿热,或肾阴不足,相火易动以及精关不固者慎服。

炉甘石
Luganshi

【来源】为碳酸盐类矿物方解石族菱锌矿石,主含碳酸锌($ZnCO_3$)。

【处方用名】甘石。

【性味归经】甘,平。归肝、脾经。

【功效应用】

1. **解毒明目退翳**　用于目赤翳障，烂弦风眼兼收湿止泪止痒，为眼科外用之要药。

2. **收湿止痒敛疮**　用于溃疡不敛，皮肤湿疮。可与青黛、黄柏、煅石膏等研末外用。

【性能特点】　本品甘平无毒，药力和缓，刺激性小。既能解毒明目退翳，又能收湿止泪止痒，为眼科外用要药；还能收湿生肌敛疮。

【用法用量】　外用适量，水飞点眼；研末外撒或调敷。

【使用注意】　本品宜炮制后使用，专作外用，不作内服。

 知识链接

　　炉甘石主要含碳酸锌（$ZnCO_3$），另含铁、钙、镁、锰、钴的碳酸盐，煅炉甘石主要含氧化锌。研究表明，炉甘石能部分吸收创面分泌液，有中度防腐、保护、收敛、抑制局部葡萄球菌生长的作用。

硼　砂
Pengsha

【来源】　为天然硼酸盐类硼砂族矿物硼砂经提炼精制而成的结晶体，主含四硼酸钠。

【处方用名】　生硼砂、白硼砂、月石、西月石、煅硼砂。

【性味归经】　甘、咸，凉。归肺、胃经。

【功效应用】

1. **清热解毒**　用于咽喉肿痛，口舌生疮，目赤翳障。为五官科之常用药。

2. **清肺化痰**　用于治肺热咳嗽。

【性能特点】　本品甘咸凉，入肺、胃经。外用有清热解毒、消肿、防腐等功效，且局部刺激性小，为五官科外治常用之品。内服能清肺热而化痰浊，用治肺热咳嗽，但现代少用。

【用法用量】　入丸散服，每次 $1 \sim 3g$。外用适量，研末外撒或调敷；或外洗；或配制成眼剂外用。

【使用注意】　本品多作外用，内服宜慎。

▶▶ 实例分析 25 - 1

　　实例　患者5天前自觉手指缝间瘙痒，发现有几个小水疱，这几天水疱越长越多。检查两手指缝间有许多呈粟米样的丘疹和水疱，有抓痕和结痂，舌苔薄白腻，脉缓滑，精神欠佳。

　　问题　1. 根据本案例的症状分析病证。

　　　　　　2. 治疗可选用本章哪些中药？

答案解析

【附】本章其他中药见表 25 - 1。

表 25 - 1　本章其他中药

品名	来源	性味	功效	主治
蜂房	胡蜂科昆虫果马蜂等的巢	甘，平	攻毒杀虫，祛风止痛	疮疡肿毒，风湿痹痛
土荆皮	松科植物金钱松的根皮或树皮	辛温，有毒	疗癣止痒，杀虫	疥癣瘙痒
木槿皮	锦葵科植物木槿的茎皮或根皮	甘苦，寒	清热利湿，杀虫止痒	痢疾白带，湿疹体癣
大蒜	百合科植物大蒜的鳞茎	辛，温	解毒消肿，杀虫止痢	痈肿疮疡，疥癣痢疾
大风子	大风子科植物大风子的种子	辛热，有毒	祛风燥湿，攻毒杀虫	麻风疥癣，杨梅诸疮

目标检测

答案解析

一、单项选择题

1. 外用解毒杀虫止痒，内服补火助阳通便的药是（   ）

    A. 蛇床子 　　　　　　　B. 硫黄 　　　　　　　C. 炉甘石 　　　　　　D. 雄黄

2. 因煅后可生成剧毒物，入药忌火煅的是（   ）

    A. 雄黄 　　　　　　　　B. 硫黄 　　　　　　　C. 白矾 　　　　　　　D. 硼砂

3. 患者，男，31岁。患痈疽疔疮与疟疾，宜选用的药是（   ）

    A. 雄黄 　　　　　　　　B. 炉甘石 　　　　　　C. 硫黄 　　　　　　　D. 硼砂

4. 蛇床子有小毒，其功效除了燥湿祛风、杀虫止痒外，还有（   ）

    A. 敛疮生肌 　　　　　B. 温肾助阳 　　　　　C. 清热消痰 　　　　　D. 逐水通便

5. 具有解毒明目退翳之功效，为眼科外用之要药的是（   ）

    A. 蛇床子 　　　　　　　B. 硼砂 　　　　　　　C. 炉甘石 　　　　　　D. 白矾

6. 只能外用，不能内服的药包括（   ）

    A. 炉甘石 　　　　　　　B. 蛇床子 　　　　　　C. 硫黄 　　　　　　　D. 白矾

7. 雄黄有毒，其常用剂量为：

    A. 0.01～0.05g 　　　B. 0.5～1.0g 　　　　C. 0.1～0.5g 　　　　D. 0.05～0.1g

8. 外用可解毒杀虫，内服可清热消痰、止血止泻的药是（   ）

    A. 雄黄 　　　　　　　　B. 蛇床子 　　　　　　C. 硼砂 　　　　　　　D. 白矾

二、多项选择题

1. 除治疗皮肤瘙痒外，兼能温补肾阳的药包括（   ）

    A. 炉甘石 　　　　　　　B. 蛇床子 　　　　　　C. 硫黄

    D. 白矾 　　　　　　　　E. 雄黄

2. 关于炉甘石的描述，正确的包括（   ）

    A. 主含碳酸锌 　　　　B. 有小毒 　　　　　　C. 可用治湿疹

    D. 既可外用也可内服　E. 炮制后使用

三、思考题

1. 何谓解毒杀虫燥湿止痒药？适应证与使用注意是什么？

2. 雄黄、黄芪、连翘皆可用治痈肿疮毒，其药性、功效、适应证有何区别？

书网融合……

知识回顾　　　　　微课　　　　　习题

PPT

第二十六章　拔毒化腐生肌药

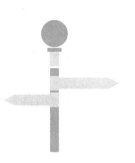

学习引导

临床上可见有的病人痈疽疮疡溃后脓出不畅，或者溃后腐肉不去，新肉难生，伤口难以生肌愈合。如果不小心伤口被感染，还会导致进一步恶化。一些有毒中药能以毒攻毒，拔毒化腐，生肌敛疮，可以有效地促进伤口的愈合。

本单元主要介绍拔毒化腐生肌药的含义，学习5味常用的拔毒化腐生肌药的功效、适应证和使用注意。

📖 学习目标

知识要求

1. **掌握**　拔毒化腐生肌药的含义、功效、适应证、配伍方法和使用注意；药物2味（升药、蟾酥）。

2. **熟悉**　药物1味（砒石）。

3. **了解**　药物2味（轻粉、铅丹）。

1. **含义**　凡以拔毒化腐，生肌敛疮为主要作用的药物，称为拔毒化腐生肌药。

2. **性能特点**　本类药物以辛味居多，性有寒热之异，多为矿石、重金属类药物，大多有剧毒，以外用为主。

3. **功效与适应证** 🔲微课

（1）拔毒化腐，生肌敛疮，适用于痈疽疮疡溃后脓出不畅，或溃后腐肉不去，新肉难生，伤口难以生肌愈合之证，以及癌肿、梅毒。

（2）某些药物兼能解毒明目退翳，可用于湿疹瘙痒，口舌生疮，咽喉肿痛，目赤翳障等病症。

4. **用法**　本类药物多具剧毒，其外用方法根据病情和用途而定，如研末外撒，加油调敷，或外用膏药敷贴。

5. **使用注意**

（1）应用时应严格控制剂量和用法。外用时亦不宜过量和持续使用。

（2）剧毒药物，不宜在头面部使用（如升药、轻粉、砒石等），以防中毒。

（3）制剂时严格遵守炮制及制剂法度，确保安全。

升 药

Shengyao

【来源】 为水银、火硝、明矾各等分混合升华而成，主含氧化汞（HgO）。红色者称"红升"，黄色者称"黄升"。

【处方用名】 升丹、三仙丹、小升丹。

【性味归经】 辛，热；有大毒。归肺、脾经。

【功效应用】

拔毒除脓，去腐生肌　用于痈疽溃后，脓出不畅，或腐肉不去，新肉难生。常配煅石膏研末外用。病情不同，其配伍比例有异。如升药与煅石膏的用量比为1:9者，称九一丹，拔毒力较轻而生肌力较强；比例为2:8者，称八二丹；比例为3:7者，称七三丹；比例为1:1者，称五五丹；比例为9:1者，称九转丹；随着升药用量的增加，则拔毒除脓之力逐渐增强。

【性能特点】 本品辛热有大毒，入肺、脾经。功专拔毒化腐排脓，为外科要药，有"仙丹"之称。主治痈疽溃后，脓出不畅；或腐肉不去，新肉难生，伤口难以愈合之证。唯毒性猛烈，故不可用纯品，每与煅石膏配用；且只供外用，不作内服。

【用法用量】 外用适量。不用纯品，多与煅石膏配伍研末外用。用时研极细粉末，干掺或调敷，或以药捻沾药粉使用。

【使用注意】 本品不作内服。其拔毒去腐力强，故不宜长期或大面积涂敷，腐肉已去或脓水已净者忌用。孕妇及体虚患者忌用。

 知识链接

氧化汞（HgO）为一种碱性氧化物，亮红色或橙红色鳞片状结晶或结晶性粉末，几乎不溶于水和乙醇，500℃时分解。有剧毒，有刺激性。氧化汞可以用于制取其他汞化合物，也用作催化剂、颜料、抗菌剂及汞电池中的电极材料。

▶▶ 实例分析 26−1

实例　患者，男，27岁。左大腿上部有一直径约8厘米左右的红肿区，高出皮肤，质软，局部灼热，压痛明显。肿处按之有凹陷，流黄脓水。肿痛流脓已有1个多月。拟外用"七三丹"治疗。

问题　说明"七三丹"的组成、功效、使用方法及使用注意事项。

答案解析

蟾 酥

Chansu

【来源】 为蟾蜍科动物中华大蟾蜍 *Bufo bufo gargarizans* Cantor 或黑眶蟾蜍 *Bufo melanostictus* Schneider 的干燥分泌物。

【处方用名】 蛤蟆酥、虫酥、癞蛤蟆酥、蟾酥粉、酒蟾酥、奶蟾酥。

【性味归经】 辛，温；有毒。归心经。

【功效应用】

1. 解毒止痛 用于恶疮，瘰疬，咽喉肿痛及各种牙痛。本品有良好的攻毒消肿止痛作用，外用、内服皆有良效。如六神丸。

2. 开窍醒神 用于痧胀腹痛，吐泻，神昏。本品善治夏伤暑湿秽浊不正之气及饮食不洁所致的痧胀腹痛、吐泻不止，甚则昏厥之证，常与丁香、苍术等配伍。

【性能特点】本品有毒，善以毒攻毒、消肿止痛，治恶疮、瘰疬、咽喉肿痛及各种牙痛，外用、内服皆有良效。又辛温走窜，能开窍醒神辟秽，为治痧胀腹痛、吐泻、神昏之佳品。近年可用蟾酥治疗各种癌肿。

【用法用量】入丸散用，0.015 ~ 0.03g。外用适量，研末调敷或入膏药。

【使用注意】本品有毒，内服切勿过量；外用不可入目；孕妇慎用。

轻　粉

Qingfen

【来源】为水银、白矾、食盐等经升华法制成的氯化亚汞（Hg_2Cl_2）。

【处方用名】腻粉、银粉、水银粉、汞粉、甘汞。

【性味归经】辛，寒；有大毒。归大肠经。

【功效应用】

1. 杀虫攻毒敛疮 外用治疥癣，梅毒，疮疡溃烂。

2. 祛痰消积，逐水通便 内服用于痰涎积滞，水肿鼓胀，二便不利。本品可与大黄、甘遂等同用，如舟车丸。

【性能特点】本品辛寒，性烈有毒，外用既善攻毒杀虫止痒，又能收湿敛疮，适用于疥癣、梅毒、疮疡溃烂等证。内服走而不守，能通利二便，用于水肿、臌胀、二便不利诸证。但本品毒性甚烈，外用为主，内服宜慎。

【用法用量】外用适量，研末调敷患处。内服每次 0.1 ~ 0.2g，一日 1 ~ 2 次，多入丸剂或装胶囊，服后漱口。

【使用注意】本品毒性强，外用不可大面积或长久涂敷；内服亦不可过量或久服，以防中毒。体弱者、孕妇及肝肾功能不全者忌服。服后要及时漱口，以免口腔糜烂或损伤牙齿。

即学即练 26 - 1

内服能通利二便的药物是（　　）

答案解析　A. 升药　　　　　B. 轻粉　　　　　C. 铅丹　　　　　D. 硫黄

砒　石

Pishi

【来源】为天然砷华矿石，或由毒砂（硫砷铁矿 FeAsS）、雄黄等含砷矿石加工制造而成。主含三氧化二砷（As_2O_3），又名信石，分"红信石"与"白信石"两种，药用以"红信石"为主。

【处方用名】信石、信砒、人言、白信、红信、白砒、红砒。

【性味归经】辛，大热；有大毒。归肺、脾、肝经。

【功效应用】

1. 蚀疮祛腐 外用治癣疮，瘰疬，牙疳，痔疮，溃疡腐肉不脱。外用有强烈的攻毒杀虫、蚀疮去腐作用。

2. 劫痰平喘　内服治寒痰哮喘久治不愈。每与淡豆豉为丸服，如紫金丹。

3. 截疟　用于疟疾，内服外用均有效。

【**性能特点**】本品乃大热大毒之品，外用攻毒杀虫、蚀疮祛腐，作用强烈，可用于瘰疬、疥癣、牙疳、痔疮、恶疮腐肉不脱等证。内服劫痰平喘、截疟，治寒痰哮喘、疟疾等。但本品毒性甚烈，无论内服或外用均应极其慎重，以防中毒。

【**用法用量**】入丸散服，每次 0.002～0.004g。外用适量，研末撒、调敷或入膏药中贴之。

【**使用注意**】本品有剧毒，内服宜慎，不能持续服用，孕妇忌服。不能作酒剂内服。外用也不可过量，以防局部吸收中毒。畏水银。

> **知识链接**
>
> 1. 三氧化二砷（As_2O_3），俗称砒霜，剧毒，用之宜慎。口服 5mg 以上即可中毒，20～30mg 可致死。砷剂还有致癌、致畸、致突变、使肝脏坏死等作用。本品必须主治医师处方签名盖章，才能限量配给。单独存放，专人专箱加锁，按毒药管理规定，严格保贮。
>
> 2. 临床报道，用砒石或经适当配伍治疗早期宫颈癌、肝癌、白血病、皮肤癌、神经性皮炎、皲裂疮、哮喘、肛瘘、牙痛等多种疾病，均取得良好疗效。

铅　丹

Qiandan

【**来源**】为纯铅经过加工炼制而成的氧化物，主含四氧化三铅（Pb_3O_4）。

【**处方用名**】黄丹、广丹、红丹、东丹、丹粉。

【**性味归经**】辛，微寒。有毒。归心、肝经。

【**功效应用**】

1. 拔毒生肌，杀虫止痒　外用治疮疡溃烂，湿疹湿疮。本品为外科之常用药，常与煅石膏研末外用，如桃红散。常与植物油熬制成膏药，或配入活血止痛、解毒生肌的药物，制成各种不同的膏药，以供外用。

2. 截疟　内服治疟疾。

【**性能特点**】本品辛寒，外用能拔毒生肌、杀虫止痒，适用于疮疡溃烂、湿疹湿疮等；内服截疟，可用于疟疾。因其有毒，现已极少内服，以外用为主，但不宜长期大面积使用。

【**用法用量**】外用适量，研末撒敷或调敷；或熬膏贴敷。入丸散服，每次 0.3～0.6g。

【**使用注意**】本品有毒，故外用不宜大面积或长期涂敷，内服宜慎，不可过量或持续服用，以防蓄积中毒。孕妇忌服。

> **知识链接**
>
> 1. 慢性铅中毒是一种由于铅的累积吸收而导致的非传染性慢性病。铅中毒早期较常见的症状表现为头昏、头痛、全身无力、食欲不振、上腹部胀闷、腹隐痛、便秘、记忆力减退、睡眠障碍、多梦等。
>
> 2. 铅丹被实验证明会损害人体造血系统、神经系统、消化系统及心血管系统。

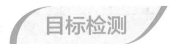

答案解析

一、单项选择题

1. 既可以拔毒生肌、杀虫止痒，又可以截疟的药物的是（　　　）

　　A. 轻粉　　　　　　　　B. 铅丹　　　　　　　　C. 明矾　　　　　　　　D. 砒石

2. 升药的功效是（　　　）

　　A. 杀虫止痒　　　　　　B. 生肌敛疮　　　　　　C. 拔毒化腐　　　　　　D. 消痈散结

3. 主治疥癣、梅毒、疮疡溃烂的药物是（　　　）

　　A. 轻粉　　　　　　　　B. 炉甘石　　　　　　　C. 升药　　　　　　　　D. 硼砂

二、思考题

1. 试述拔毒化腐生肌药的含义、适应证、使用方法及使用注意。

2. 试比较升药与砒石在功效和适应证方面的异同。

3. 升药与煅石膏按比例配伍应用有几种情况？各自的适应证是什么？

书网融合……

　　知识回顾　　　　　　　微课　　　　　　　　习题

参考文献

［1］国家药典委员会．中华人民共和国药典（2020 年版）一部［M］．北京：中国医药科技出版社，2020．

［2］林春明，郭宝云．中医药学概论［M］．北京：人民卫生出版社，2012．

［3］陈信云．中药学［M］.3 版．北京：中国医药科技出版社，2017．

［4］胡小勤，黄丽萍．中药学［M］．西安：西安交通大学出版社，2014．

［5］吕广振．中药学［M］．济南：山东科学技术出版社，2012．

［6］常章富，郭忻．中药学［M］.7 版．北京：中国医药科技出版社，2015．

［7］王书林．中药学基础［M］．北京：中国医药科技出版社，2011．

［8］方泰惠，吴清和．中药药理学［M］．北京：科学出版社，2011．

［9］蔡翠芳．中药炮制技术［M］.2 版．北京：中国医药科技出版社，2013．

［10］李冀．方剂学［M］.3 版．北京：中国中医药出版社，2012．

［11］华强，刘芳，刘梅．中药学专业知识（二）［M］．北京：人民卫生出版社，2019．

［12］龙凤来，赵珍东．实用中药学［M］．重庆：重庆大学出版社，2016．

［13］祁公任，陈涛．现代实用临床中药学［M］.3 版．北京：化学工业出版社，2018．

［14］胡琼力，刘初容，梁东辉．实用临床中药学［M］.2 版．河南：河南科学技术出版社，2020．

［15］邹德华.400 味中药超快速记忆法［M］．北京：中国医药科技出版社，2018．